一看就懂的醫學專科

彩色圖鑑

人體內部的構造。

部位有不同的專科。

頭

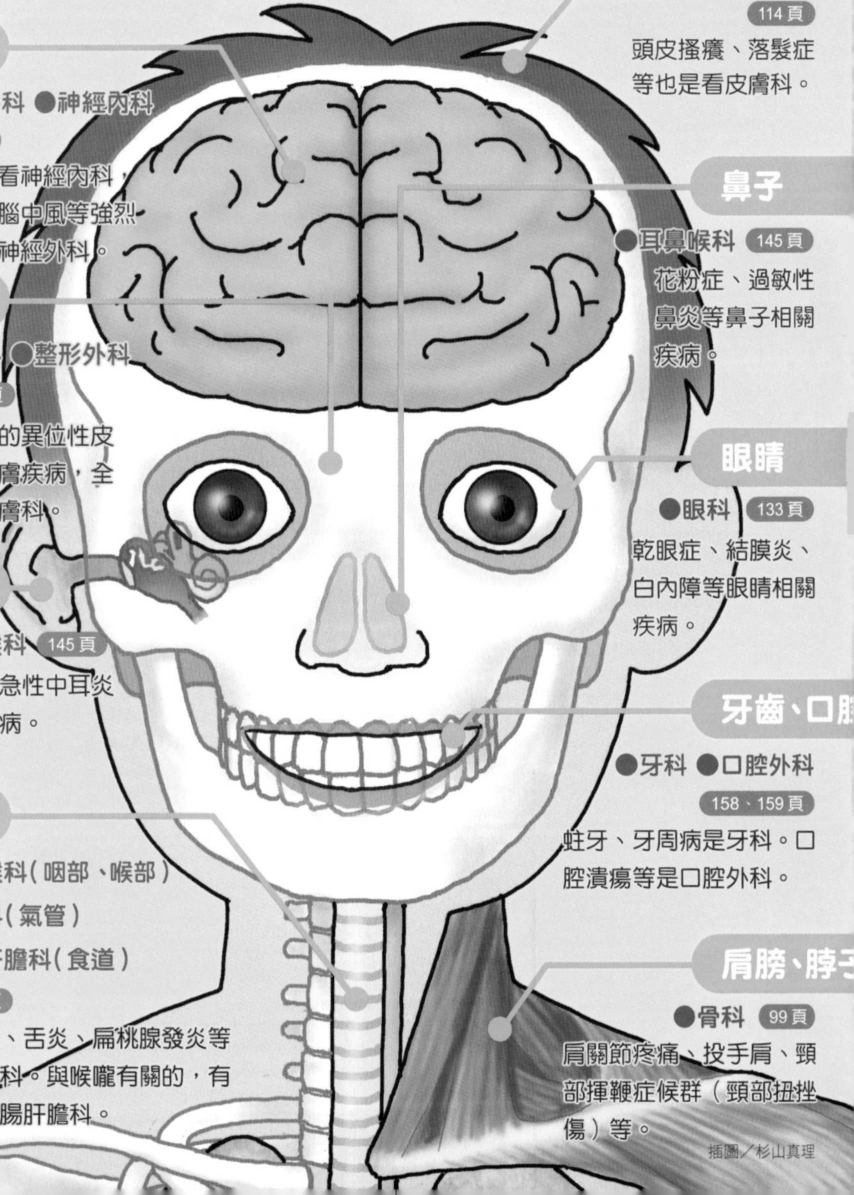

頭髮
●皮膚科 114頁
頭皮搔癢、落髮症等也是看皮膚科。

腦
●神經外科 ●神經內科 26、83頁
輕微頭痛看神經內科，腦出血、腦中風等強烈疼痛，看神經外科。

鼻子
●耳鼻喉科 145頁
花粉症、過敏性鼻炎等鼻子相關疾病。

臉
●皮膚科 ●整形外科 114、102頁
包括臉部的異位性皮膚炎等皮膚疾病，全都是看皮膚科。

眼睛
●眼科 133頁
乾眼症、結膜炎、白內障等眼睛相關疾病。

耳朵
●耳鼻喉科 145頁
外耳炎、急性中耳炎等耳朵疾病。

牙齒、口腔
●牙科 ●口腔外科 158、159頁
蛀牙、牙周病是牙科。口腔潰瘍等是口腔外科。

喉嚨
●耳鼻喉科（咽部、喉部）
●胸腔科（氣管）
●胃腸肝膽科（食道）
14、145頁
口腔潰瘍、舌炎、扁桃腺發炎等是耳鼻喉科。與喉嚨有關的，有時屬於胃腸肝膽科。

肩膀、脖子
●骨科 99頁
肩關節疼痛、投手肩、頸部揮鞭症候群（頸部扭挫傷）等。

插圖／杉山真理

醫療發展日新月異，在複雜的人體構造與功能研究上有了突飛猛進的成果之後，開始出現內科、外科等各種不同的醫學專科。

背部

腰

●骨科 99頁

椎間盤突出、閃到腰是看骨科或神經外科。心肌梗塞、急性脊髓炎等內科疾病，有時也會造成腰背疼痛。

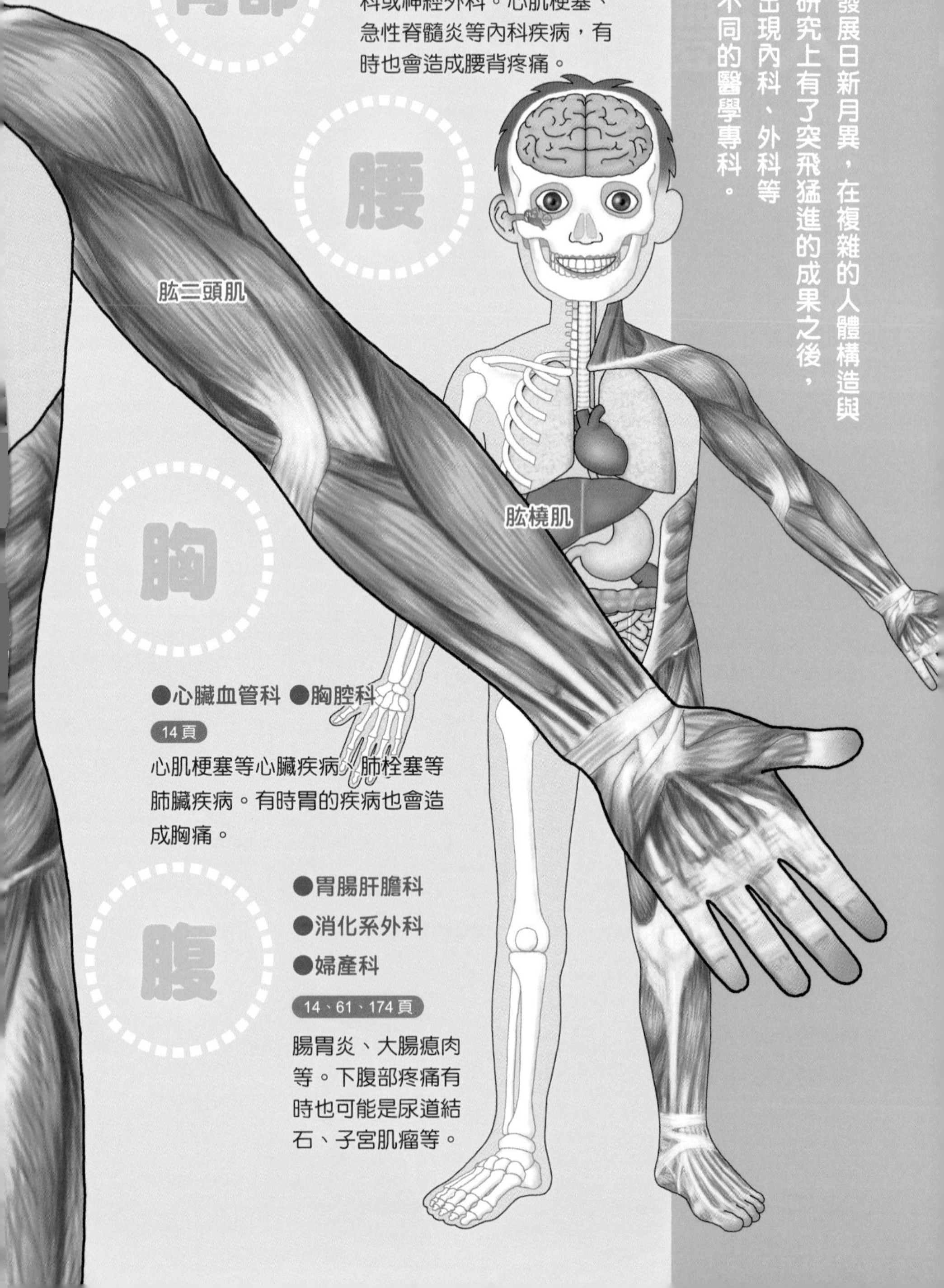

胸

●心臟血管科 ●胸腔科

14頁

心肌梗塞等心臟疾病、肺栓塞等肺臟疾病。有時胃的疾病也會造成胸痛。

腹

●胃腸肝膽科

●消化系外科

●婦產科

14、61、174頁

腸胃炎、大腸瘜肉等。下腹部疼痛有時也可能是尿道結石、子宮肌瘤等。

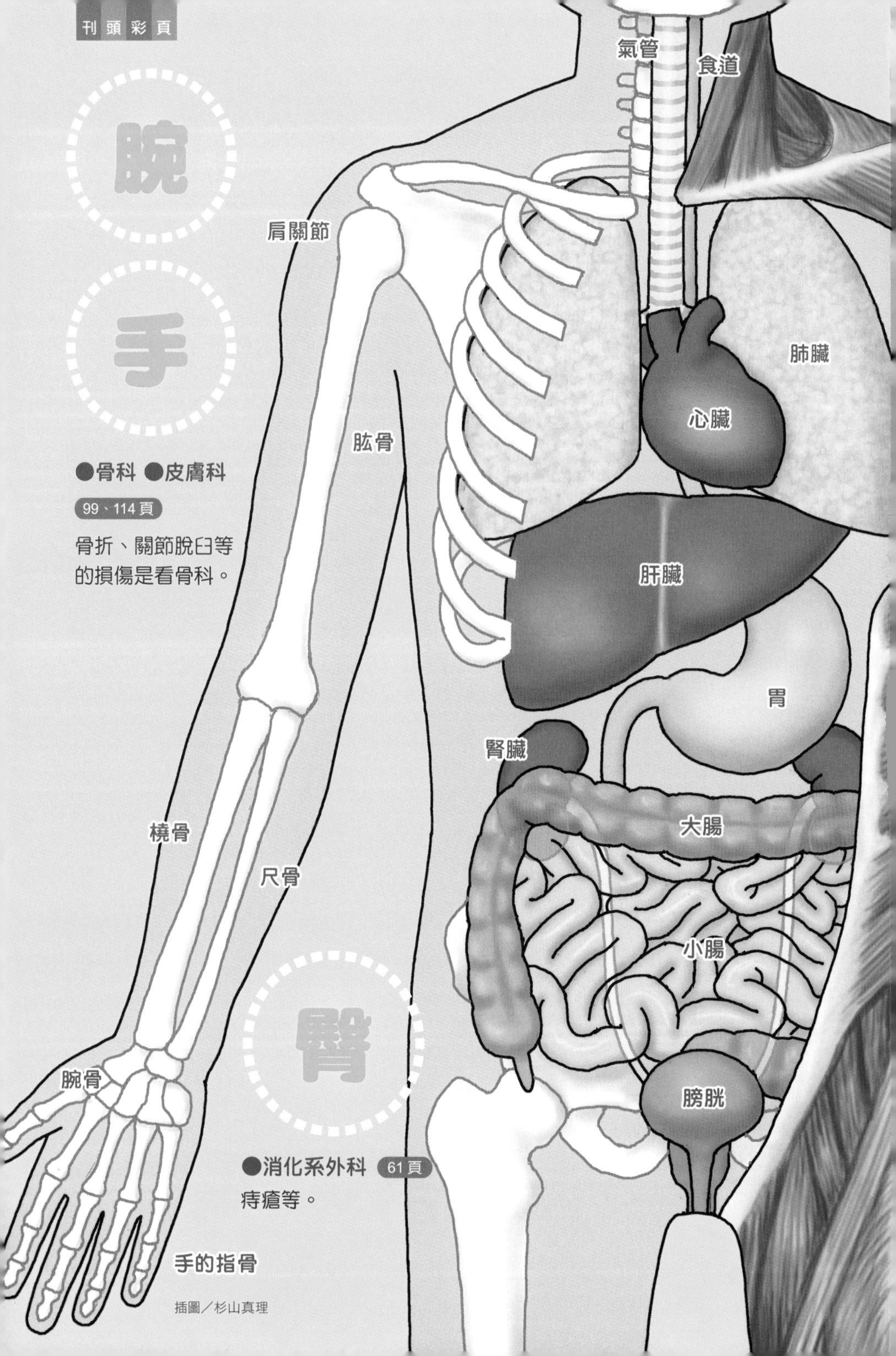
氣管
食道
肩關節
肺臟
心臟
肱骨
肝臟
胃
腎臟
大腸
橈骨
尺骨
小腸
腕骨
膀胱
手的指骨

腕手

●骨科 ●皮膚科

99、114頁

骨折、關節脫臼等的損傷是看骨科。

臀

●消化系外科 61頁

痔瘡等。

插圖／杉山真理

腿 腳

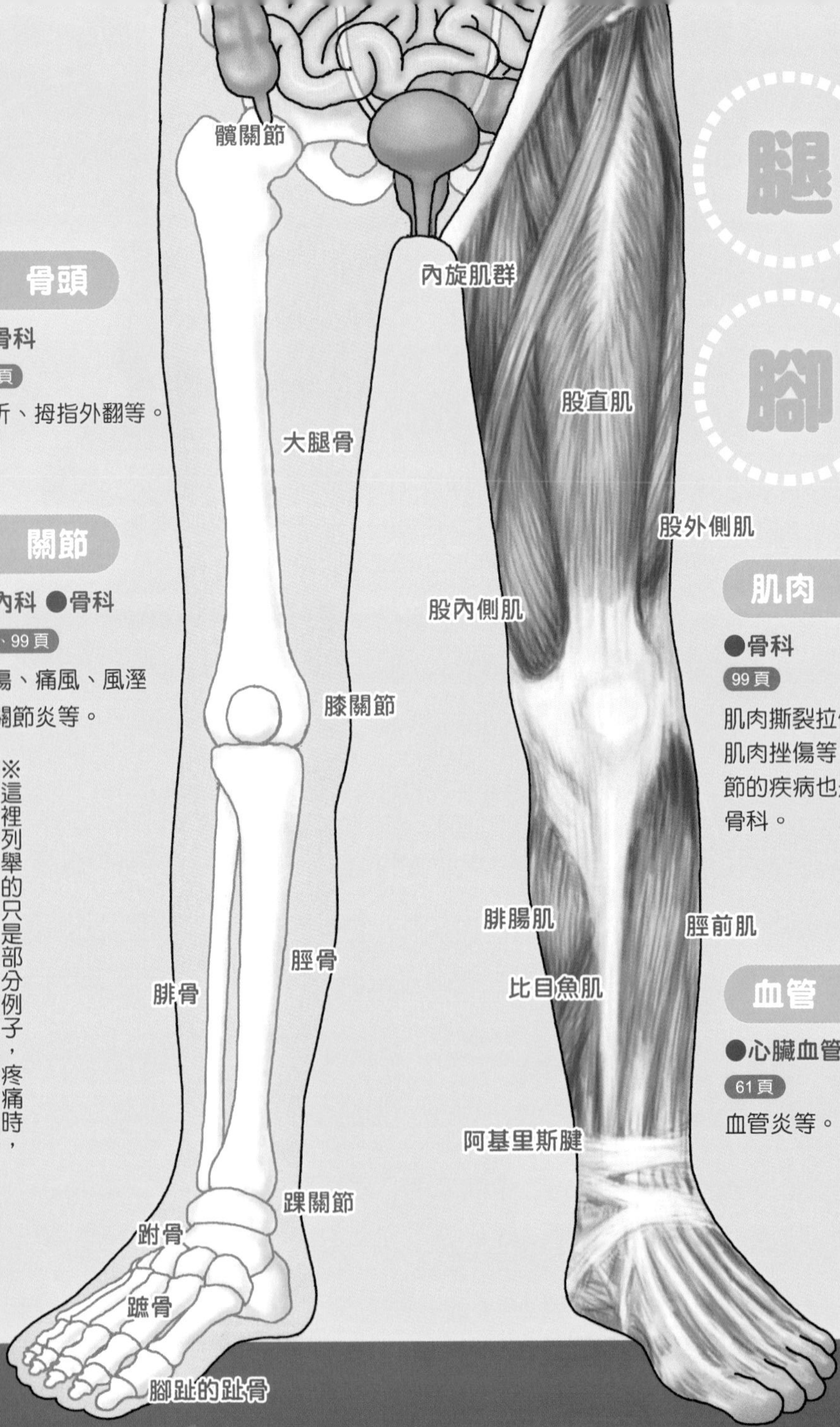

髖關節
內旋肌群
大腿骨
股直肌
股外側肌
股內側肌
膝關節
腓腸肌
脛前肌
脛骨
腓骨
比目魚肌
阿基里斯腱
踝關節
跗骨
蹠骨
腳趾的趾骨

骨頭

●骨科

99頁

骨折、拇指外翻等。

關節

●內科 ●骨科

14、99頁

挫傷、痛風、風溼性關節炎等。

※這裡列舉的只是部分例子，疼痛時，請務必盡速就醫治療。

肌肉

●骨科

99頁

肌肉撕裂拉傷、肌肉挫傷等。關節的疾病也是看骨科。

血管

●心臟血管外科

61頁

血管炎等。

插圖／杉山真理

腳上出現疼痛或浮腫等症狀時，有時也可能是血管疾病或內臟問題。

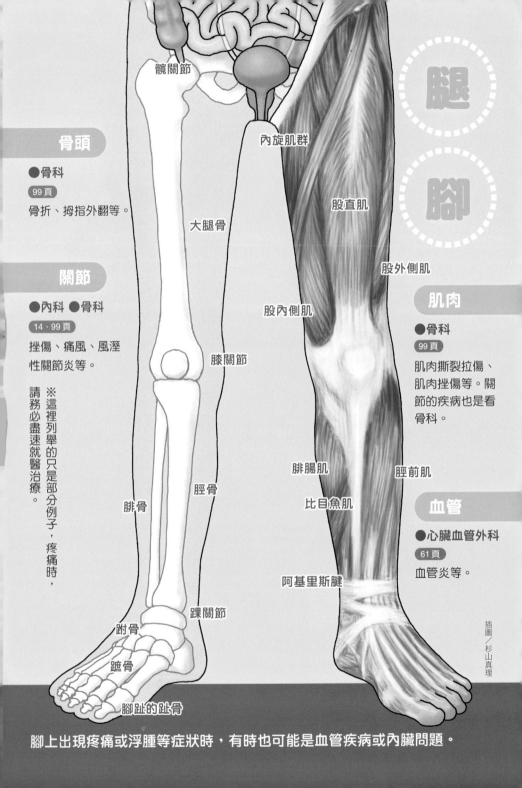

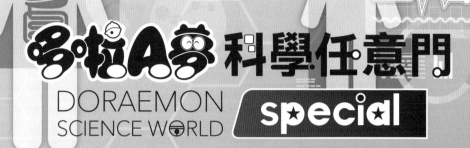

哆啦A夢科學任意門

DORAEMON
SCIENCE WORLD

special

萬能醫生手提包

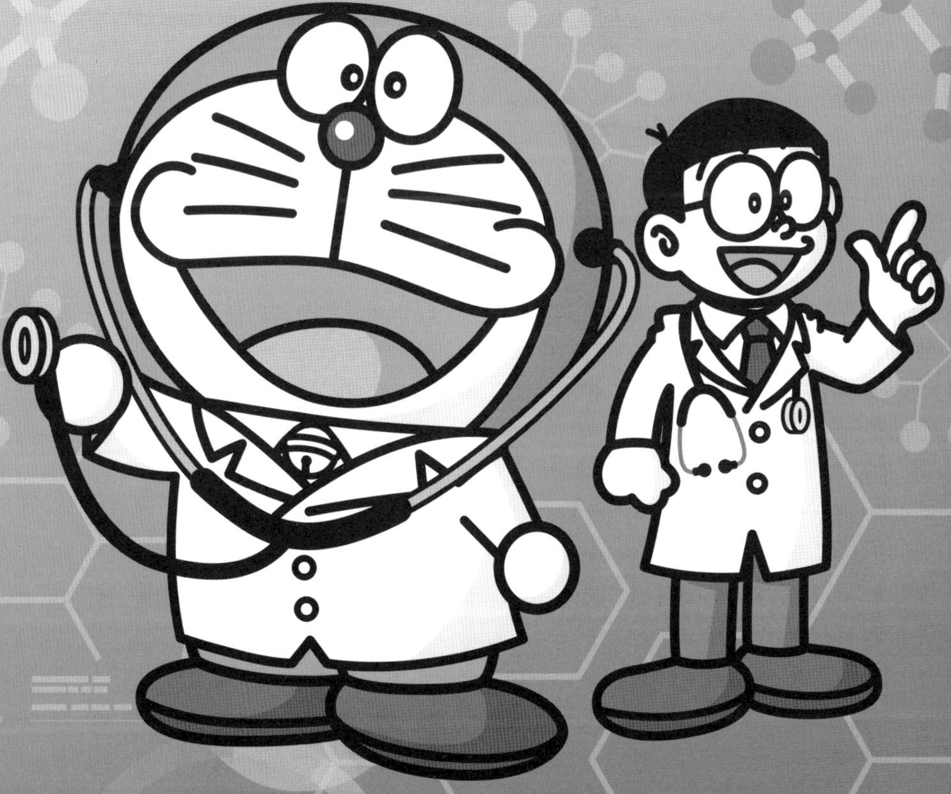

哆啦A夢科學任意門

萬能醫生手提包

目錄

內科 2

小兒科

骨科

皮膚科

眼科

＊本書有重複收錄「哆啦A夢科學任意門」、「哆啦A夢知識大探索」系列中刊載過的漫畫作品。

關於本書

近年來，我們經常在日常生活中注意到與醫療有關的消息。在我們積極追求健康生活的同時，卻很少考慮到醫院、醫生、護理師。可是一旦生病或受傷，就會手忙腳亂，不知道該去醫院看哪一科。本書採用簡單明瞭的方式，介紹醫院各專科、次專科（醫學上各種專業領域的分類）的基本服務內容，希望中低年級的小學生都能看懂，並藉由本書的介紹，學到包括所有內科、處理病毒相關的感染科、各位最熟悉的小兒科和受傷時去的外科、骨科、皮膚科、眼科、耳鼻喉科、牙科、婦產科，以及進行各種檢查的醫學影像科（或稱放射科、放射線科）等醫院常見專科負責的任務。

此外，讀者們也可以透過本書學到這些專科是如何發展而來，還有它們的歷史和最先進的研究。期許本書能夠幫助各位活得更健康，並引起各位對醫學的好奇與興趣。

※書中沒有特別標示的內容，均為二〇二二年一月的資料。
※本書有重複收錄「哆啦A夢科學任意門」、「哆啦A夢知識大探索」系列中刊載過的漫畫作品。

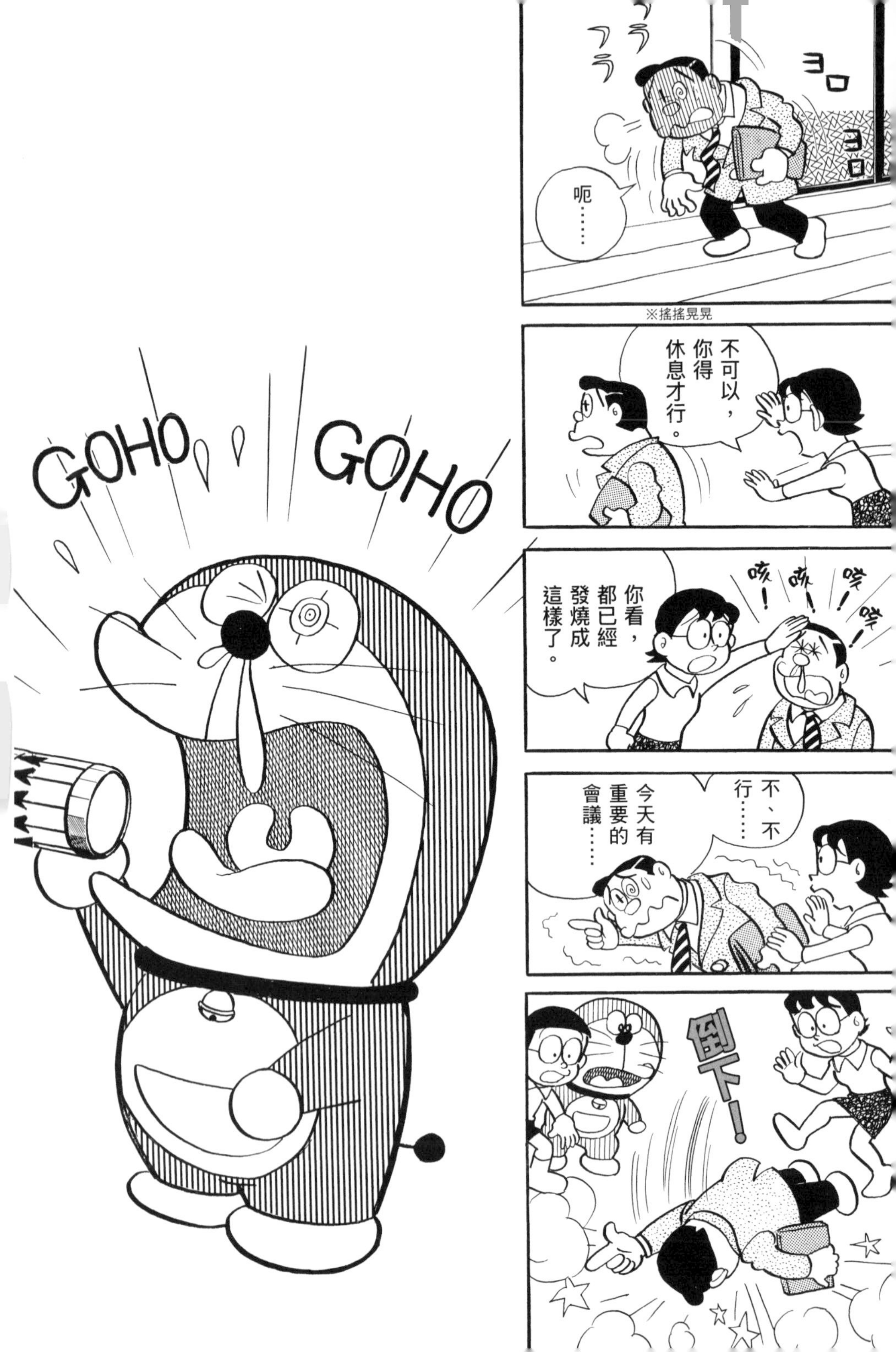

フラフラ
ヨロ ヨロ
呃……
※搖搖晃晃
不可以，你得休息才行。
咳！咳！咳！咳！
你看，都已經發燒成這樣了。
不、不行……
今天有重要的會議……
倒下！
GOHO GOHO

把感冒傳給你

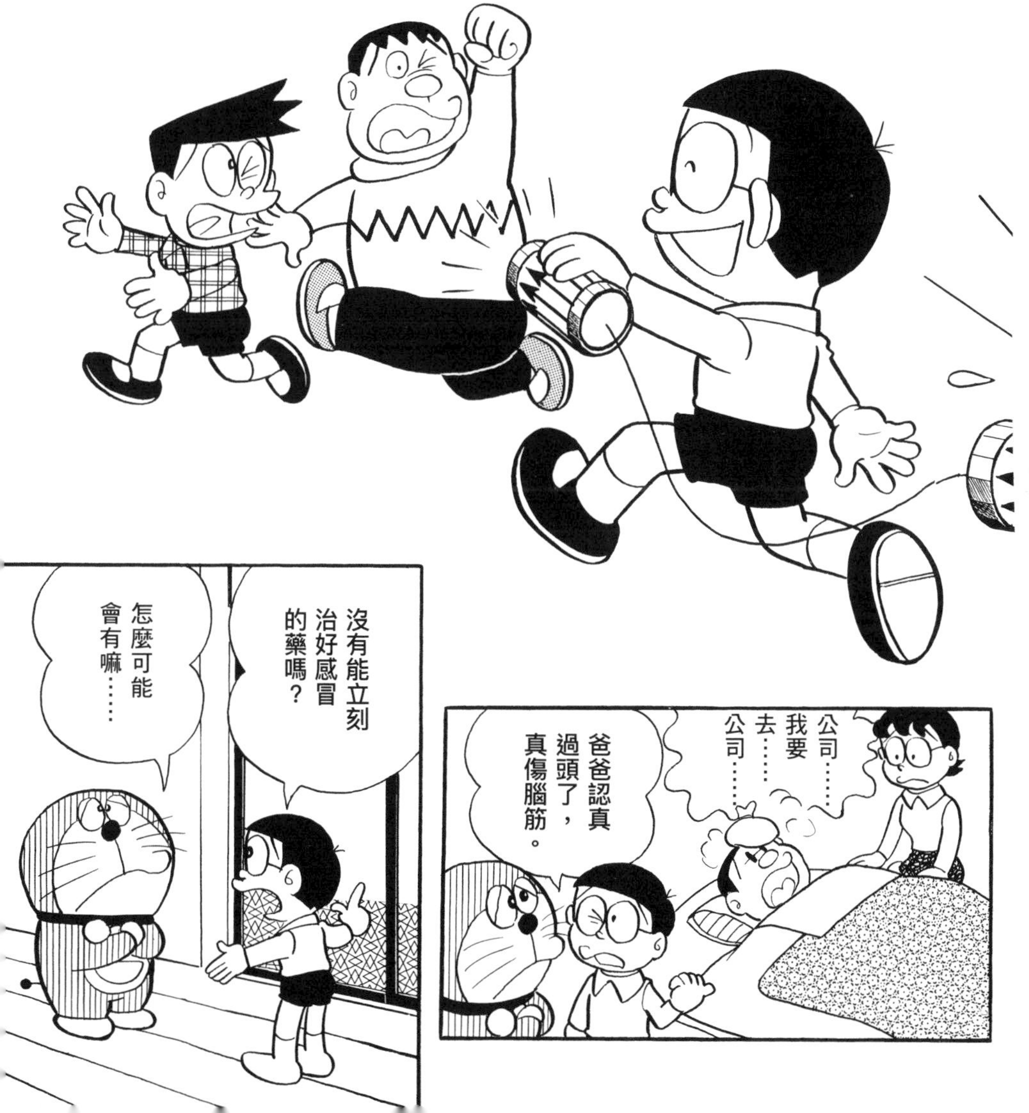

公司……我要去……公司……
爸爸認真過頭了，真傷腦筋。
沒有能立刻治好感冒的藥嗎？
怎麼可能會有嘛……

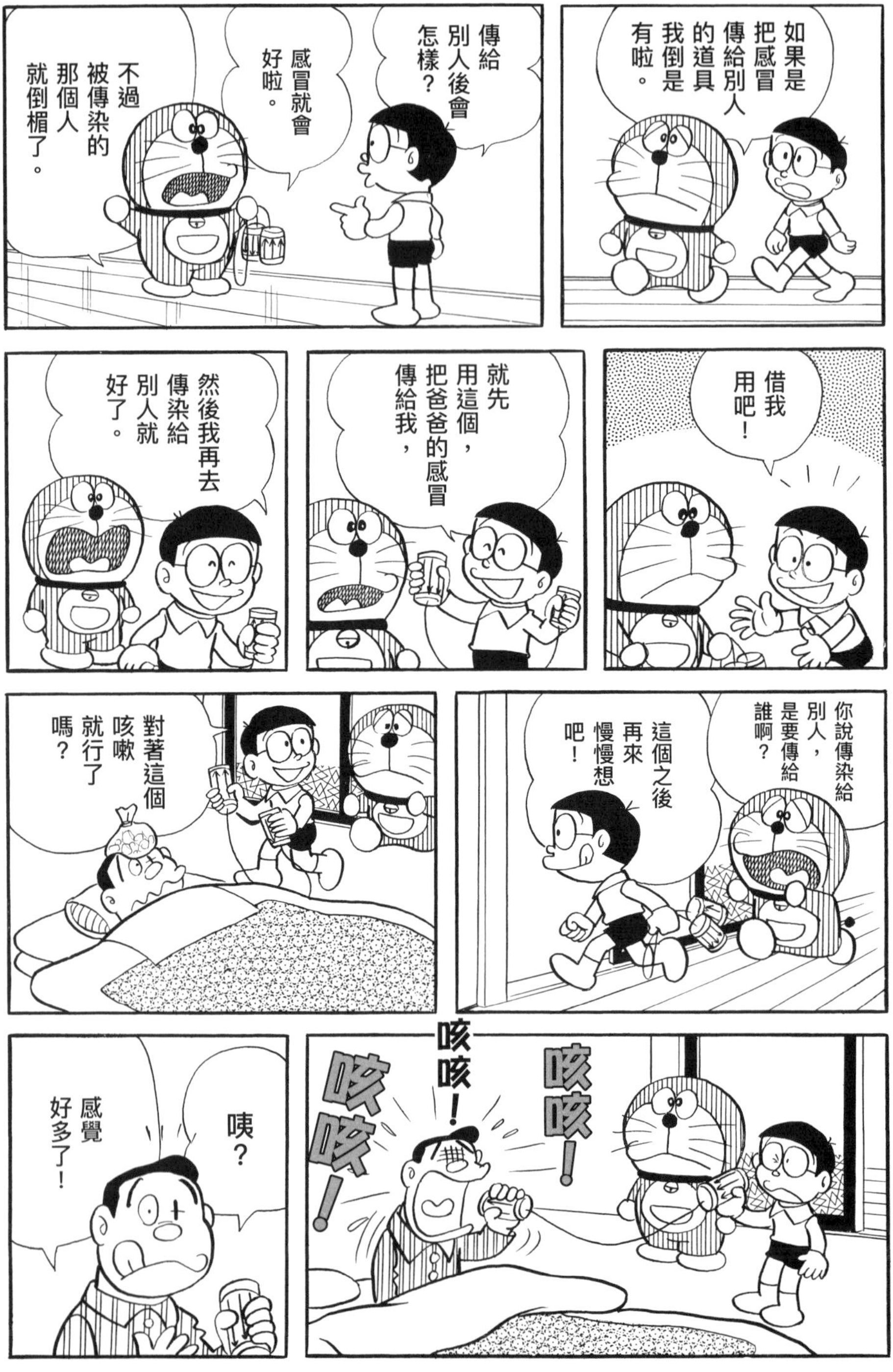
如果是把感冒傳給別人的道具我倒是有啦。
傳給別人後會怎樣？
感冒就會好啦。
不過被傳染的那個人就倒楣了。
借我用吧！
就先用這個，把爸爸的感冒傳給我，
然後我再去傳染給別人就好了。
你說傳染給別人，是要傳給誰啊？
這個之後再來慢慢想吧！
對著這個咳嗽就行了嗎？
咳咳！
咳咳！
咳咳！
咦？
感覺好多了！

萬能醫生手提包Q&A

Q 反正進到胃裡都一樣，所以吃藥可以配果汁。這是真的嗎？

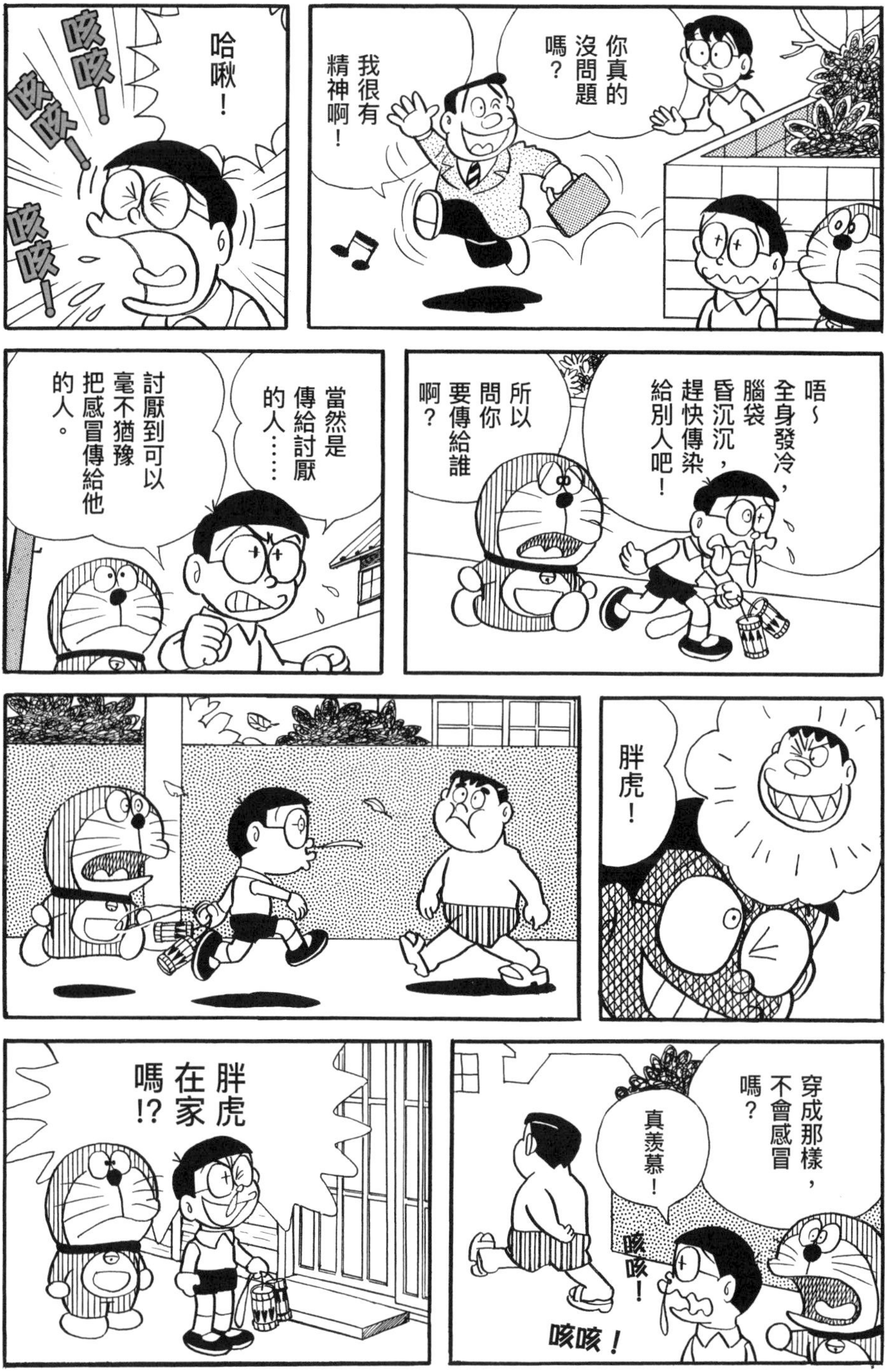
你真的沒問題嗎？
我很有精神啊！
哈啾！
咳咳！
咳咳！
咳咳！
唔～全身發冷，腦袋昏沉沉，趕快傳染給別人吧！
所以問你要傳給誰啊？
當然是傳給討厭的人……
討厭到可以毫不猶豫把感冒傳給他的人。
胖虎！
穿成那樣，不會感冒嗎？
真羨慕！
咳咳！
咳咳！
胖虎在家嗎!?

A 不是。果汁的成分與藥物結合，可能會抑制藥物作用或造成不良影響。

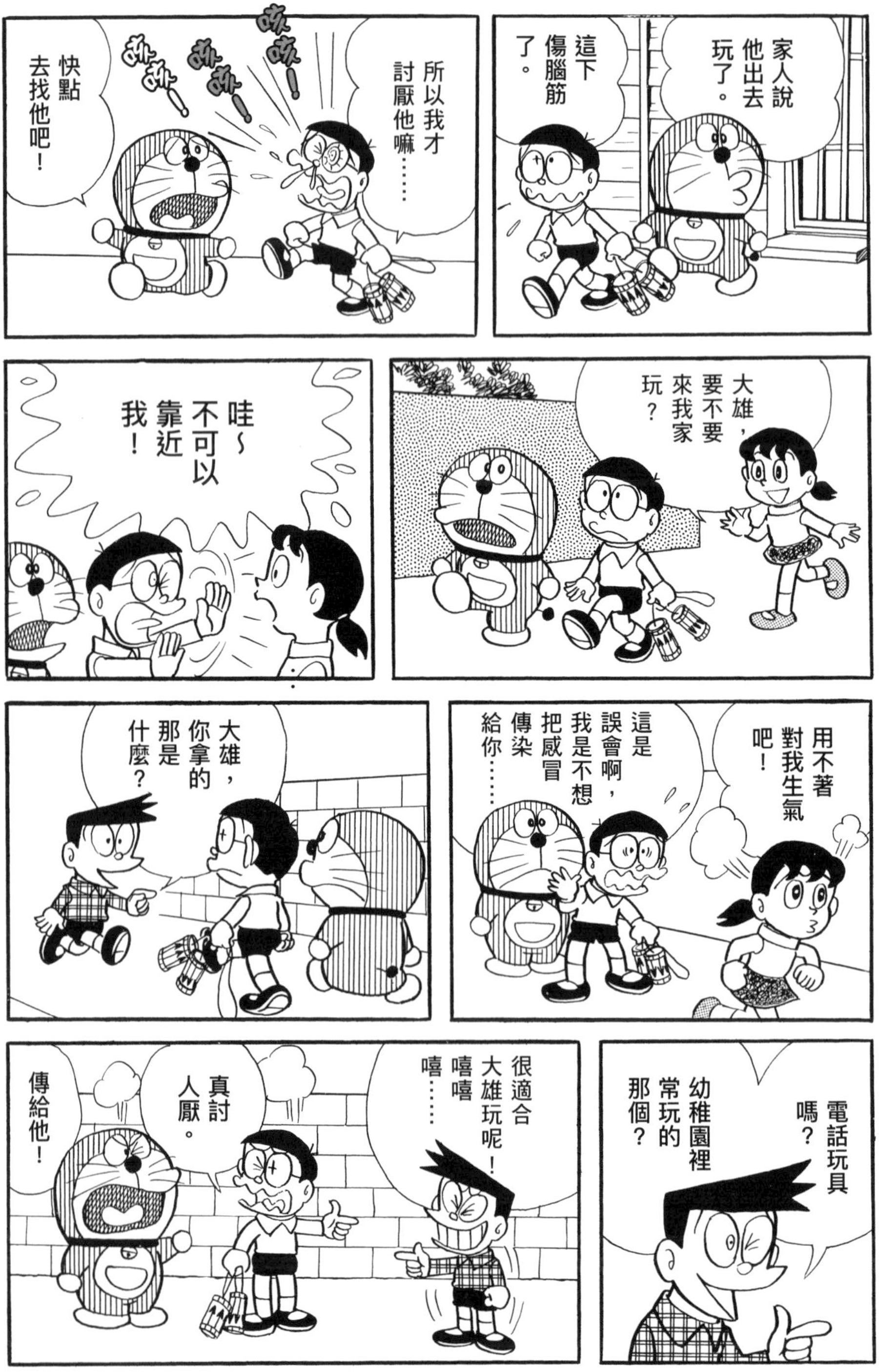
家人說他出去玩了。
這下傷腦筋了。
所以我才討厭他嘛……
咳咳！
咳咳！
咳咳！
快點去找他吧！
大雄，要不要來我家玩？
哇～不可以靠近我！
用不著對我生氣吧！
這是誤會啊，我是不想把感冒傳染給你……
大雄，你拿的那是什麼？
電話玩具嗎？
幼稚園裡常玩的那個？
很適合大雄玩呢！嘻嘻嘻……
真討人厭。
傳給他！

萬能醫生手提包Q&A

Q 日本修建大佛佛像，是為了祈求生病康復。這是真的嗎？

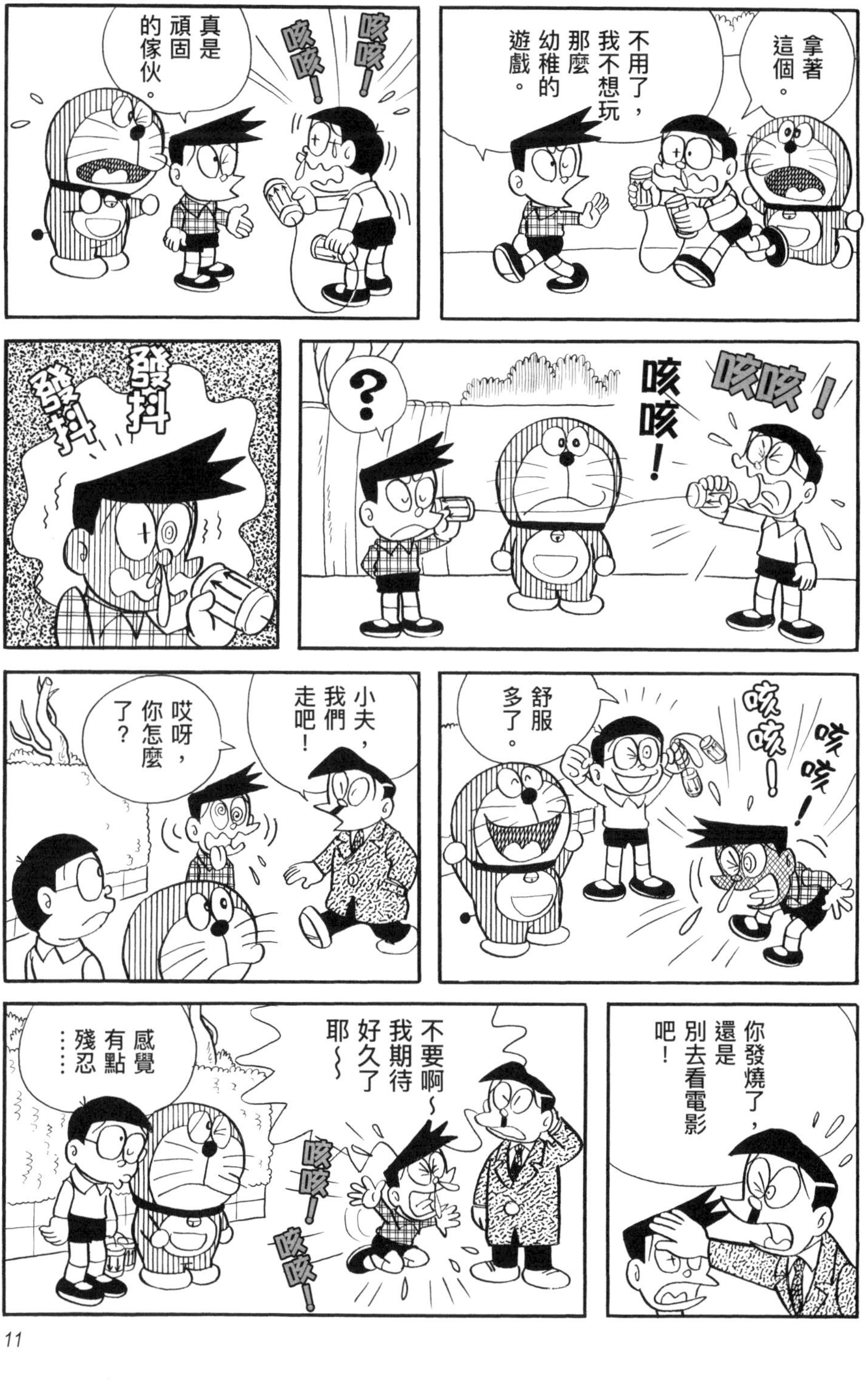
拿著這個。
不用了，我不想玩那麼幼稚的遊戲。
咳咳！
咳咳！
真是頑固的傢伙。
咳咳！
咳咳！
?
發抖
發抖
舒服多了。
咳咳！
咳咳！
小夫，我們走吧！
哎呀，你怎麼了？
你發燒了，還是別去看電影吧！
不要啊~我期待好久了耶~~
咳咳！
咳咳！
感覺有點殘忍……

A 真的。奈良大佛就是為了平息當時流行的傳染病（水痘）而打造的。

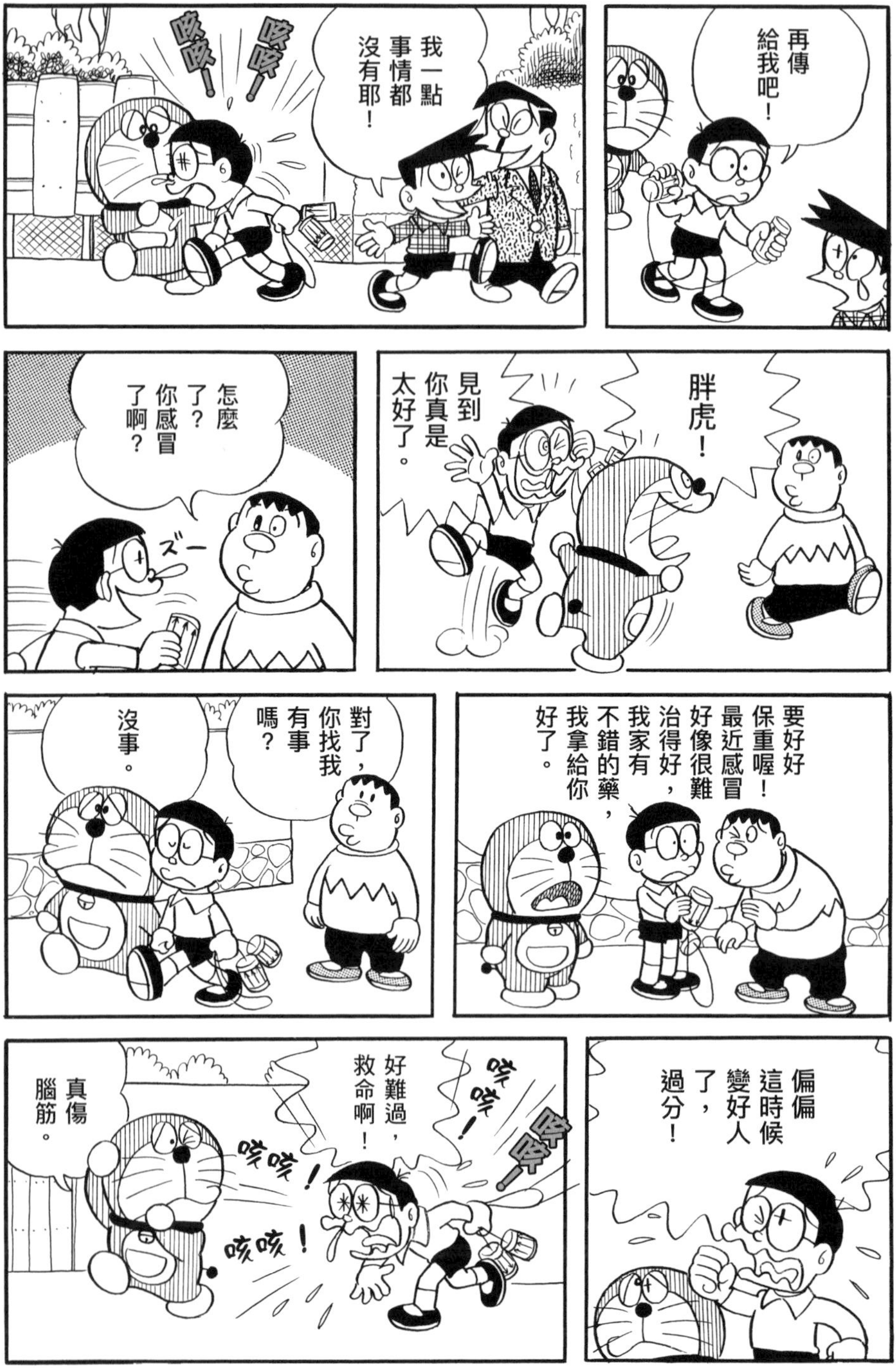
再傳給我吧！
咳咳！
咳咳！
我一點事情都沒有耶！
胖虎！
見到你真是太好了。
怎麼了？你感冒了啊？
ズー
要好好保重喔！最近感冒好像很難治得好，我家有不錯的藥，我拿給你好了。
對了，你找我有事嗎？
沒事。
偏偏這時候變好人了，過分！
咳咳！
好難過，救命啊！
咳咳！
咳咳！
咳咳！
真傷腦筋。

萬能醫生手提包Q&A

Q 製作預防流行性感冒的疫苗，需要下列何者？①寒天 ②雞蛋 ③實驗小鼠

A ②雞蛋。利用雞蛋製造出病毒，再製作成疫苗。

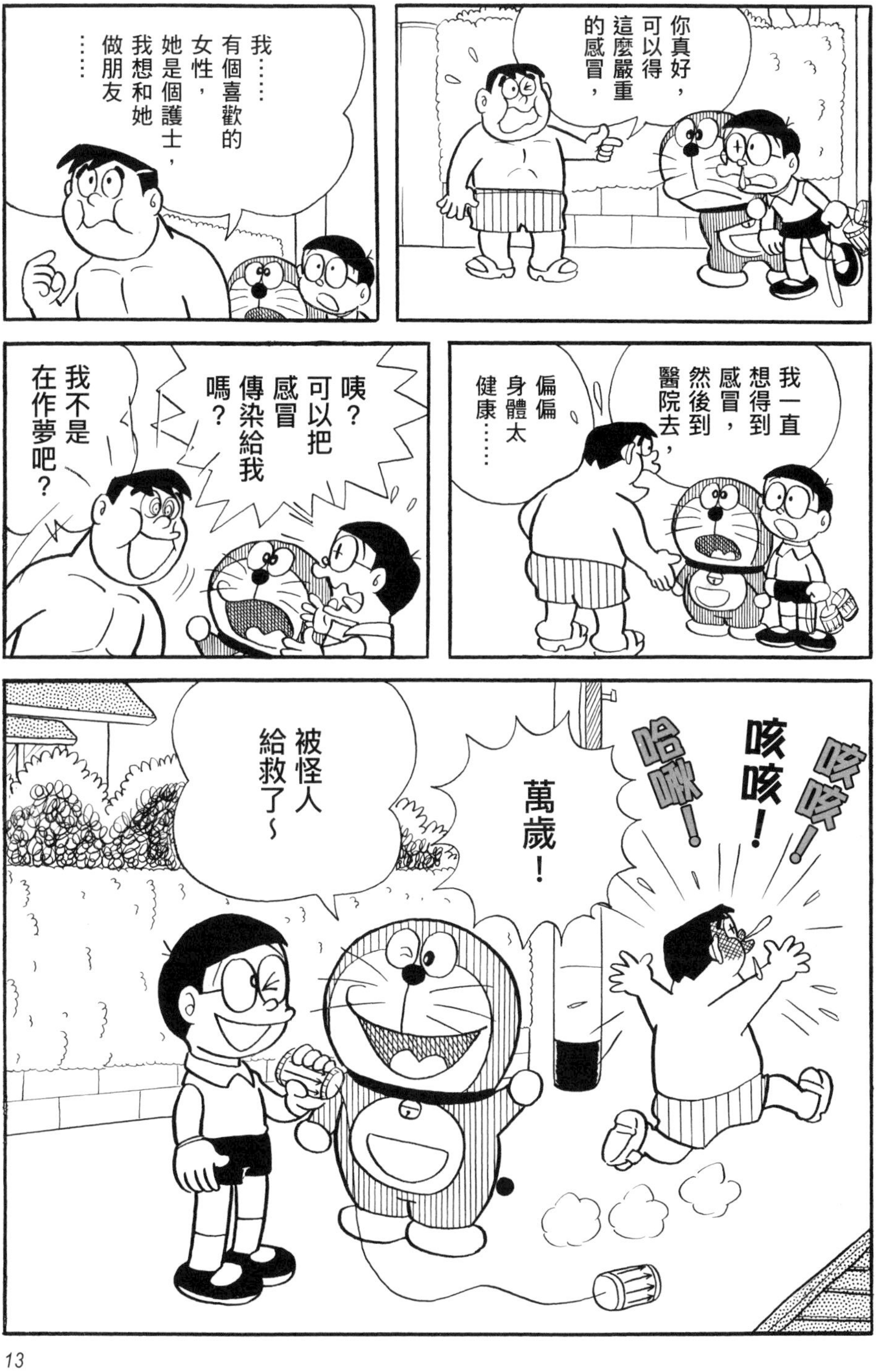
你真好，可以得這麼嚴重的感冒，
我……有個喜歡的女性，她是個護士，我想和她做朋友……
我一直想得到感冒，然後到醫院去，
偏偏身體太健康……
咦？可以把感冒傳染給我嗎？
我不是在作夢吧？
咳咳！
咳咳！
哈啾！
萬歲！
被怪人給救了~

內科1 用藥治病的醫學專科

肚子痛、頭痛、發燒……一旦生病，最先去的科別

內科是負責照護內臟疾病的醫學專科，主要使用藥物治病，不開刀。當身體出現異狀或不適時，通常最先選擇的就是內科。因此，內科的病人類型涵蓋最廣，內科醫生的人數也是各科當中最多的。

內科底下有許多的次專科，因此內科有時也是協助病患找到正確次專科的一個窗口。

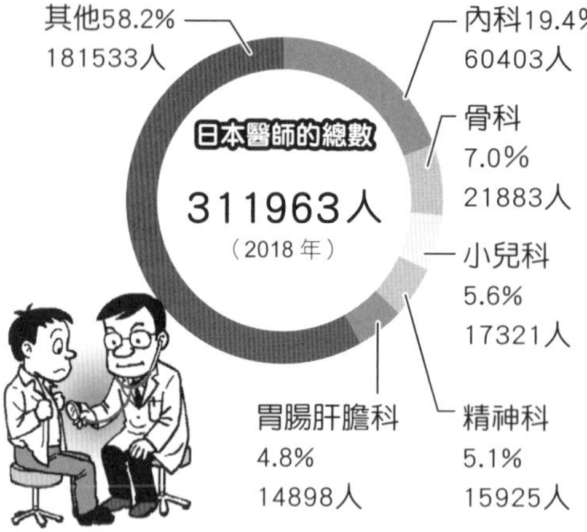
日本醫師的總數
311963人
（2018年）
內科19.4%
60403人
骨科
7.0%
21883人
小兒科
5.6%
17321人
精神科
5.1%
15925人
胃腸肝膽科
4.8%
14898人
其他58.2%
181533人

插圖／杉山真理

內科進行哪些診療？

想要找出罹患的疾病，首先要經過醫生診斷。診斷包括詢問症狀和過去病史等的「問診」；觀察臉色與患部的「視診」；以手觸摸身體查看病況的「觸診」；以手指或是叩診器叩擊胸背等，根據聲音檢查內臟狀態的「叩診」；用聽診器聽體內聲響的「聽診」；篩檢血液以及尿液的「臨床檢查」等。除了這些，現在還有很多可以用來了解體內狀況的輔助裝置。

「藥物」是什麼？

人體內原本就存在「治癒疾病的力量」，而藥物就是用來協助那種力量，而且當那股力量不足時，也是被用來代替作戰的助力。

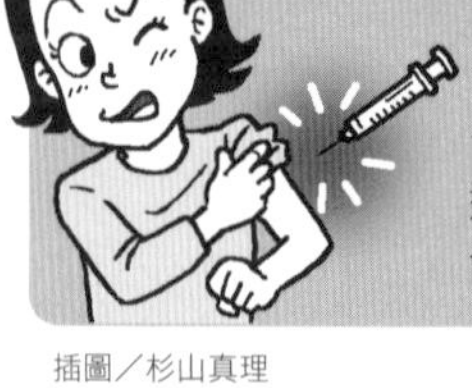

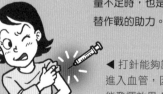

◀打針能夠讓藥物直接進入血管，因此很快就能發揮效果！

插圖／杉山真理

何時、如何開始的？內科的歷史與發展

原始社會相信生病是惡靈作祟，治病的人稱為巫醫或薩滿，治病是巫師的工作。他們吟誦咒語，使用具有神祕力量的藥物驅除病人或傷者體內的惡靈。

到了美索不達米亞、埃及等古文明時代，人類才懂得使用語言和文字將醫藥知識一代又一代傳承下來，從一個地區流傳到另一個地區。

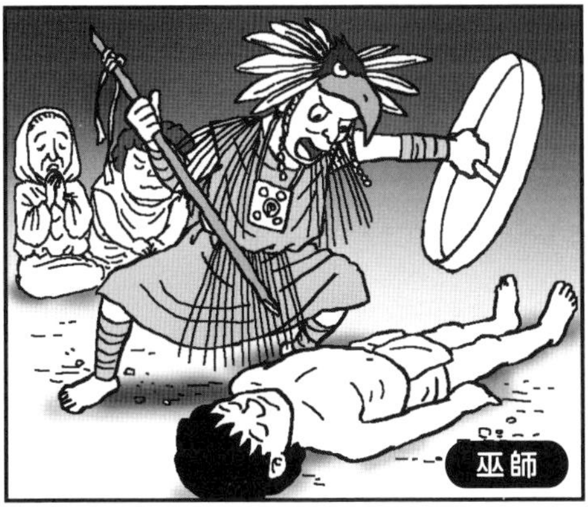

插圖／杉山真理

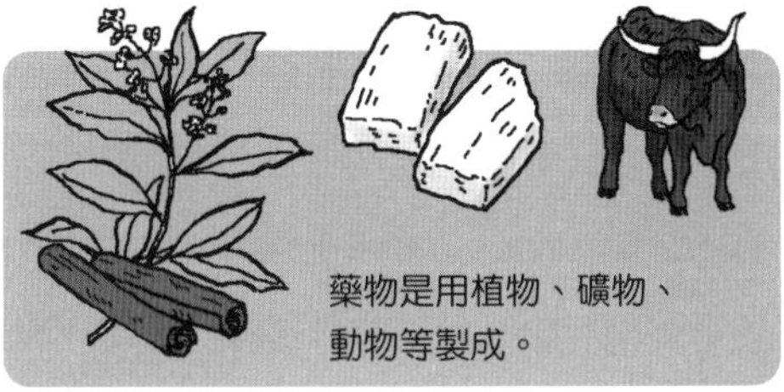

藥物是用植物、礦物、動物等製成。

「醫神」與「醫學之父」

希臘神話中出現的阿斯克勒庇俄斯，在學會醫術後，甚至能夠讓死人復活，因此他在死後成為「醫神」。

後來古希臘的希波克拉底，在供奉阿斯克勒庇俄斯的神殿學習治病，他不是採用一般盛行的咒語治病，而是投入科學研究，因此他現在被稱為「醫學之父」。古羅馬時代的蓋倫也因為留下許多藥物的使用方式而廣為人知。

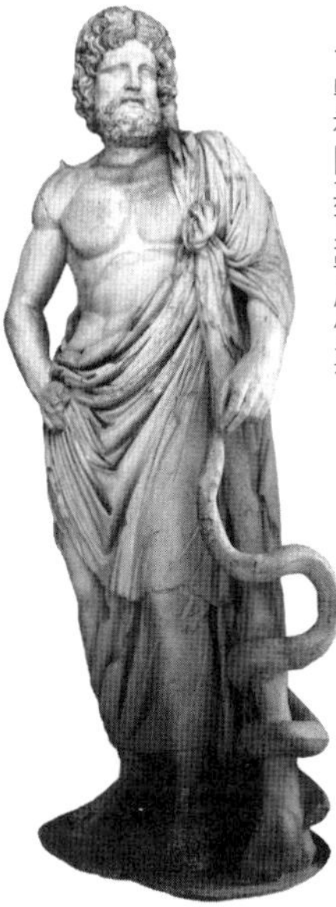

◀醫神阿斯克勒庇俄斯

影像提供／Michael F. Mehnert

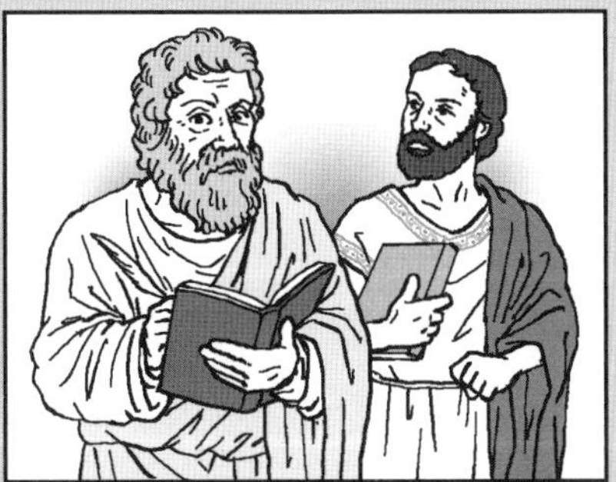

▶醫學之父希波克拉底與蓋倫。

插圖／杉山真理

專看靠呼吸使空氣進出的器官

胸腔科：內科的次專科①

胸腔科是解決呼吸時使用的氣管和肺臟問題的專科。人透過呼吸將空氣中的氧攝取到體內，再藉由血液把氧輸送到全身，製造細胞活動所需的能量。

咳嗽或喉嚨生痰，都是人體想要排出入侵體內的細菌和病毒等異物所產生的自然反射動作。但是咳嗽或胸痛如果持續沒有改善，或痰中摻雜紅色或褐色的血時，恐怕有罹患肺癌等重大肺臟疾病的可能，此時就必須多加留意。

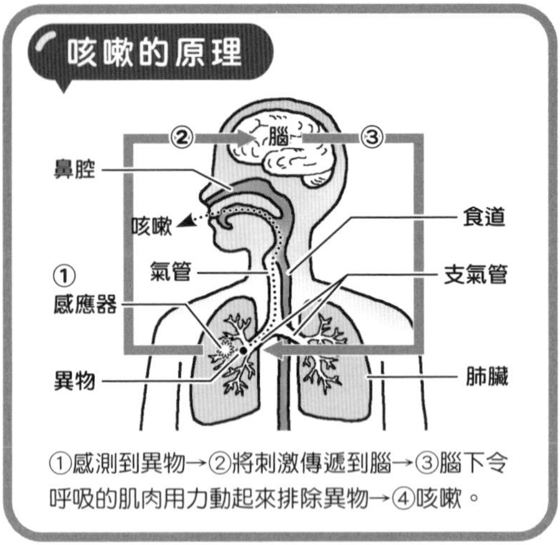
咳嗽的原理
②
腦
③
鼻腔
咳嗽
食道
①
感應器
氣管
支氣管
異物
肺臟

①感測到異物→②將刺激傳遞到腦→③腦下令呼吸的肌肉用力動起來排除異物→④咳嗽。

插圖／杉山真理

專看促使血液循環、輸送氧氣的器官

心臟血管科：內科的次專科②

循環系統是指把血液等輸送到全身的器官，也就是心臟和血管。它們是透過血液，負責運送氧氣和養分的重要器官。許多疾病，例如引發各種循環系統疾病的高血壓、血管變硬導致血液流動不易的動脈硬化等，多半與不良的生活習慣有關，而且需要耗費漫長的時間治療，因此患者人數眾多。

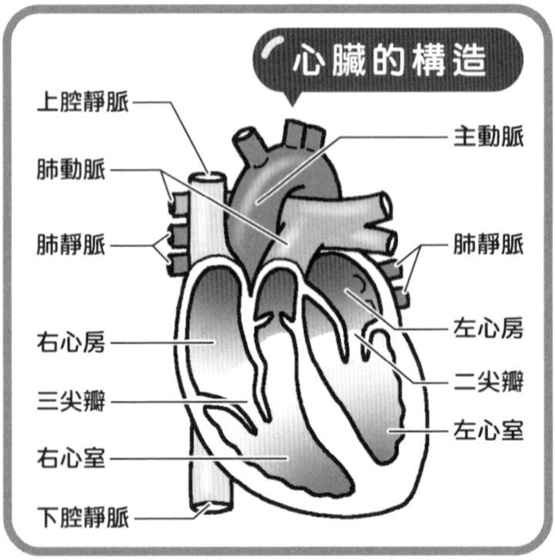
心臟的構造
上腔靜脈
肺動脈
肺靜脈
右心房
三尖瓣
右心室
下腔靜脈
主動脈
肺靜脈
左心房
二尖瓣
左心室

插圖／杉山真理

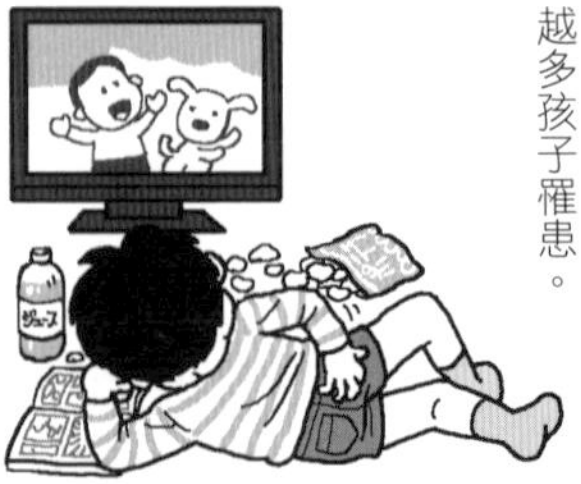

◀缺乏運動、不規律的生活、偏食等引起的慢性病，過去是只發生在成年人身上的疾病，現在也有越來越多孩子罹患。

專看攝取食物的器官

胃腸肝膽科：內科的次專科③

這科專看食道、胃、腸等消化食物、吸收營養的內臟疾病，也稱為腸胃科。這一科也看排除身體廢物和有害物質的肝臟。一旦出現腹痛、想吐、腹瀉、糞便帶血等症狀，就是掛這一科。醫生會用「內視鏡」這種頂端有小型攝影機的細長管子，從口腔或肛門進入體內，進行觀察和治療。

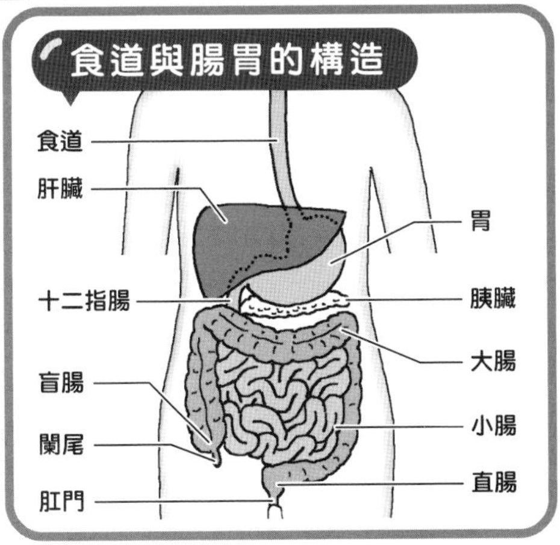
食道與腸胃的構造
食道
肝臟
胃
十二指腸
胰臟
大腸
盲腸
小腸
闌尾
直腸
肛門

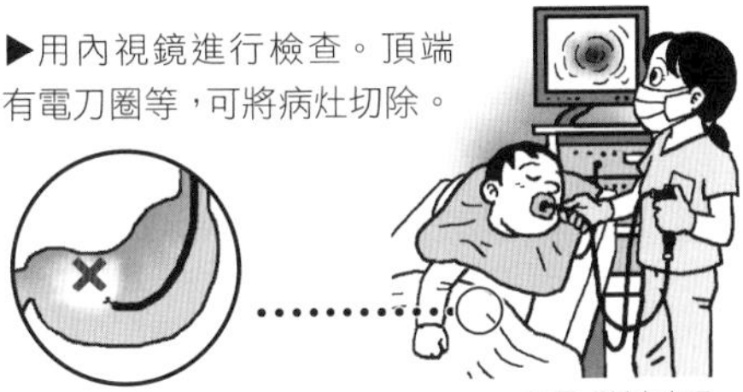

▶用內視鏡進行檢查。頂端有電刀圈等，可將病灶切除。

插圖／杉山真理

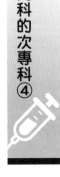

防止免疫系統危害身體

免疫風溼過敏科：內科的次專科④

免疫系統會打倒入侵體內的病原體。但是免疫系統如果過度活躍，反而會傷害人體自身，導致「過敏」發生。專看過敏引起的接觸性皮膚炎、蕁麻疹、花粉症等的科別，就是免疫風溼過敏科。

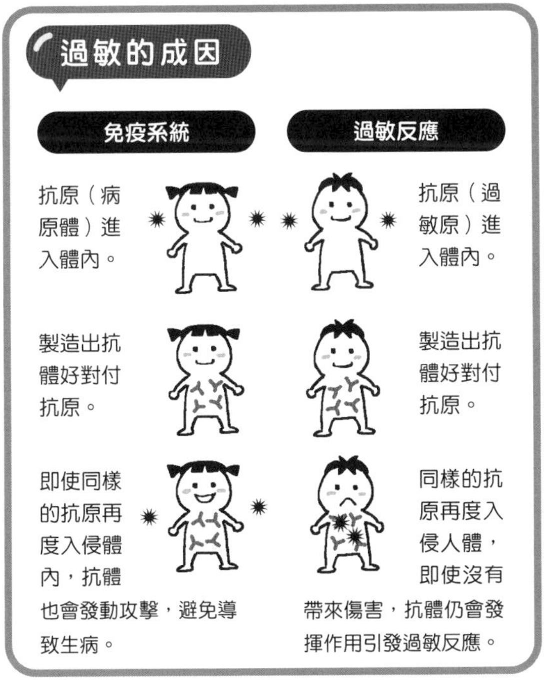
過敏的成因
免疫系統
過敏反應
抗原（病原體）進入體內。
抗原（過敏原）進入體內。
製造出抗體好對付抗原。
製造出抗體好對付抗原。
即使同樣的抗原再度入侵體內，抗體也會發動攻擊，避免導致生病。
同樣的抗原再度入侵人體，即使沒有帶來傷害，抗體仍會發揮作用引發過敏反應。

插圖／杉山真理

插圖／杉山真理

病毒

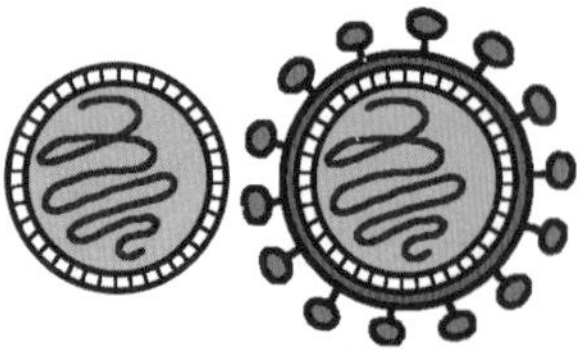

病毒會進入人體細胞，讓細胞製造自己的夥伴，新病毒再入侵到其他細胞。大小約十萬分之一毫米。

細菌

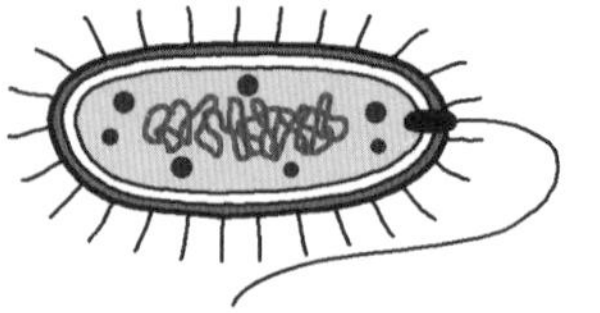

細菌的細胞會利用人體體內的養分不斷分裂增生，大小約一萬分之一毫米。

感染科：內科的次專科⑤

專看入侵體內的病原體引發的疾病

寄生蟲、細菌（病原菌）、病毒等會入侵人體引起疾病的小型生物，稱為「病原體」。這些病原體進入人體後如陸續增生，就稱為「感染」。病原體增生到一定的數量，人體就會出現症狀。

像這樣由病原體引起的疾病，主要包括了感冒、流行性感冒、肺炎、腸胃炎等等。

插圖／杉山真理

疫苗的作用

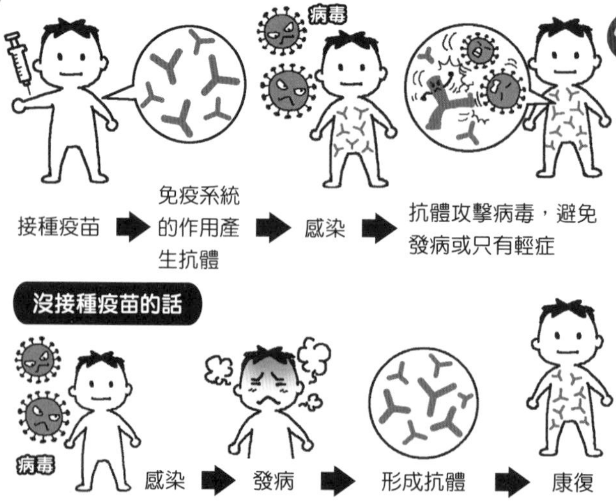

病毒
接種疫苗
免疫系統的作用產生抗體
感染
抗體攻擊病毒，避免發病或只有輕症
沒接種疫苗的話
病毒
感染
發病
形成抗體
康復

預防接種注射的疫苗，通常是經過弱化的病原體。事先將弱化的病原體注入體內，可教導免疫細胞記住敵人的資訊，藉此預防疾病發生。

「新冠肺炎（COVID-19）」是什麼？

造成全球大流行的新冠肺炎病毒（COVID-19），是會引起發燒、咳嗽、倦怠、喘不過氣等類似流感症狀的病原體。尤其當高齡者或原本就有慢性病的人一感染，症狀就會加重，甚至導致死亡。

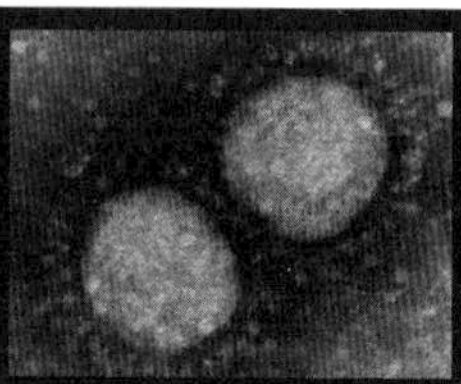

影像提供／日本國立傳染病研究所

內科最新的醫療① 最先進的診斷儀器介紹

■**膠囊內視鏡**

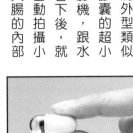

將外型類似藥用膠囊的超小型攝影機，跟水一起吞下後，就能夠自動拍攝小腸與大腸的內部影像。

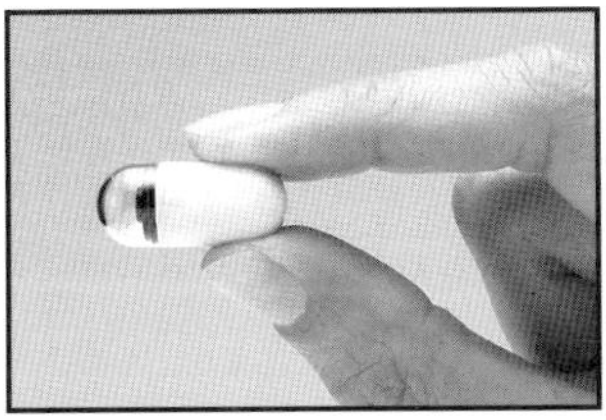

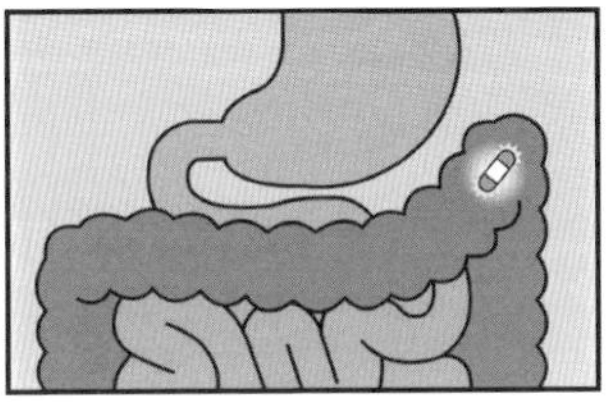

▶大小是長約三公分，直徑約一公分。

影像提供／Medtronic Japan Co., Ltd.

■**準分子雷射**

將細小的氣球導管送進堵塞或變窄的心臟血管中進行治療，稱為「經皮冠狀動脈血管成形術（percutaneous transluminal coronary angioplasty，縮寫為PTCA，俗稱氣球擴張術）」。準分子雷射會從導管前端射出，去除阻塞，治療心肌梗塞。

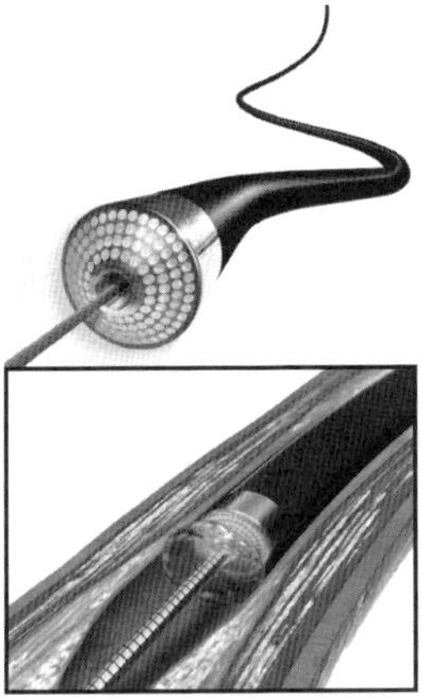

影像提供／日本荷蘭皇家飛利浦公司

■**遠距醫療**

醫生透過智慧型手機或電腦的視訊通話功能，替遠在其他地方的病患看診。病患待在自己家裡就能夠預約、看診、取得處方箋、付款、經由快遞拿到藥品。

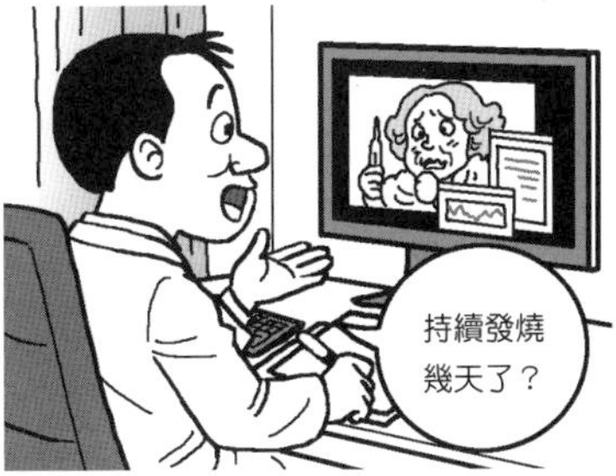
持續發燒幾天了？

插圖／杉山真理

■**醫療大數據應用**

病患在醫院看診完畢後，就會留下疾病症狀、檢查結果、影像和手術記錄、開立的用藥處方等各種醫療資訊。過去這些資料都是由各家醫院自行分散管理，而這類龐大的醫療資訊，稱為「醫療大數據」。這些資料也可以應用在治療和研究上。

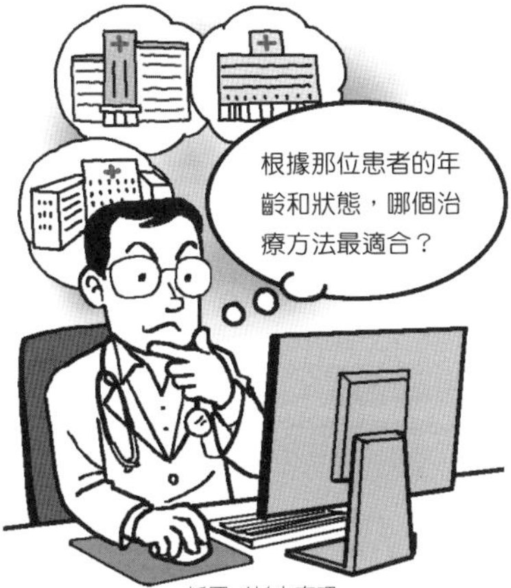
根據那位患者的年齡和狀態，哪個治療方法最適合？

插圖／杉山真理

疲勞膏

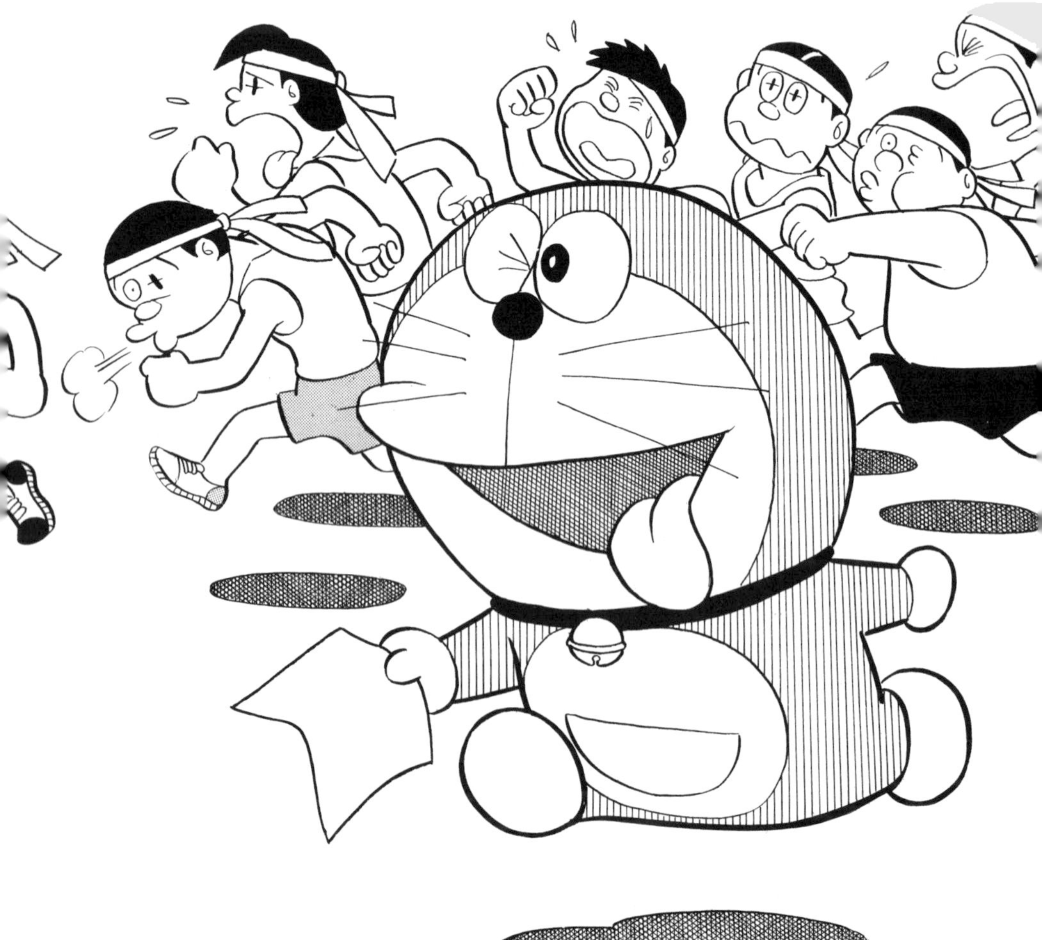

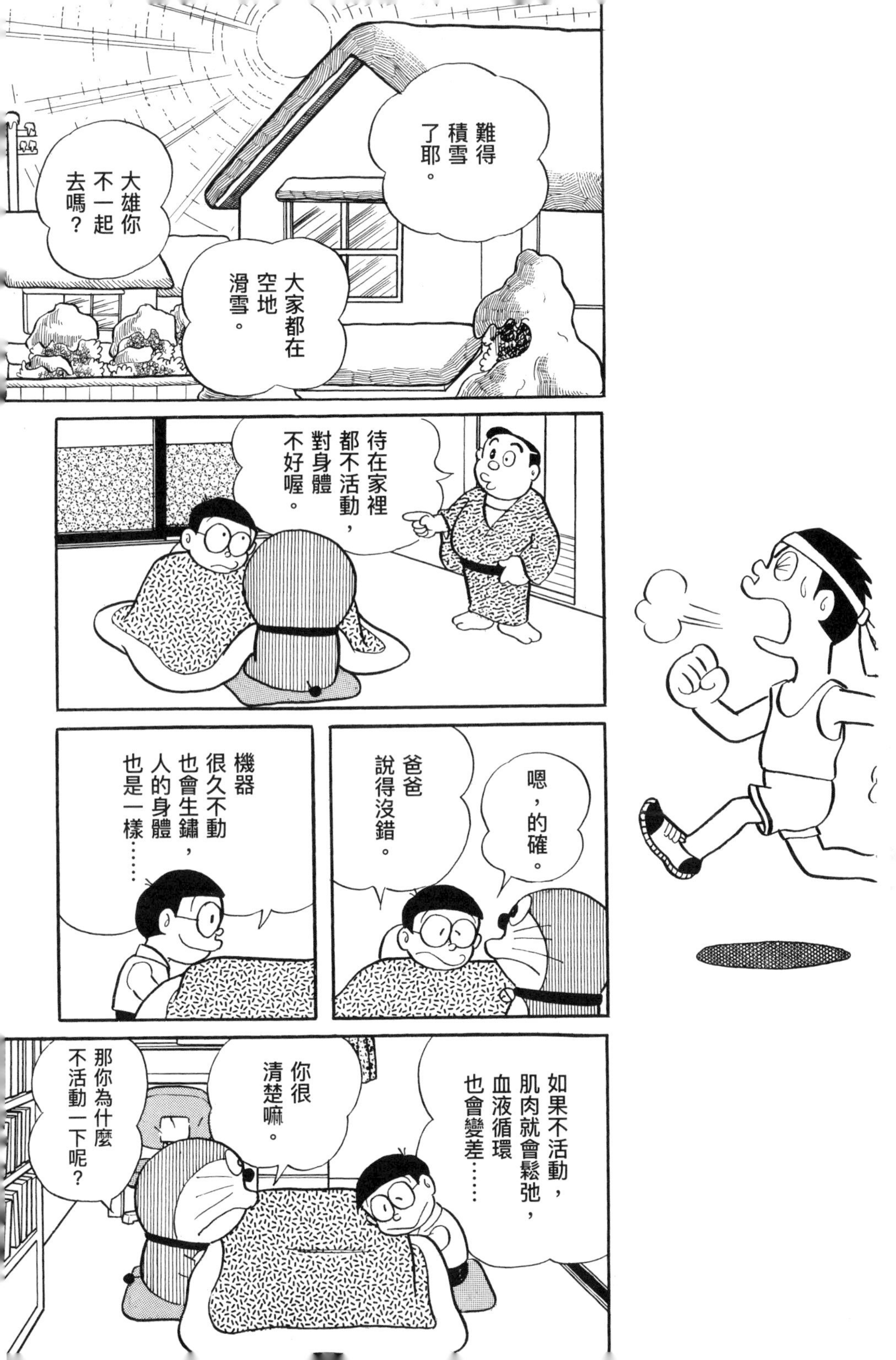
難得積雪了耶。
大雄你不一起去嗎？
大家都在空地滑雪。
待在家裡都不活動，對身體不好喔。
嗯，的確。
爸爸說得沒錯。
機器很久不動也會生鏽，人的身體也是一樣……
如果不活動，肌肉就會鬆弛，血液循環也會變差……
你很清楚嘛。
那你為什麼不活動一下呢？

Q 一吃下冰冷的食物，頭就會一陣刺痛，稱為「冰淇淋頭痛」。這是真的嗎？

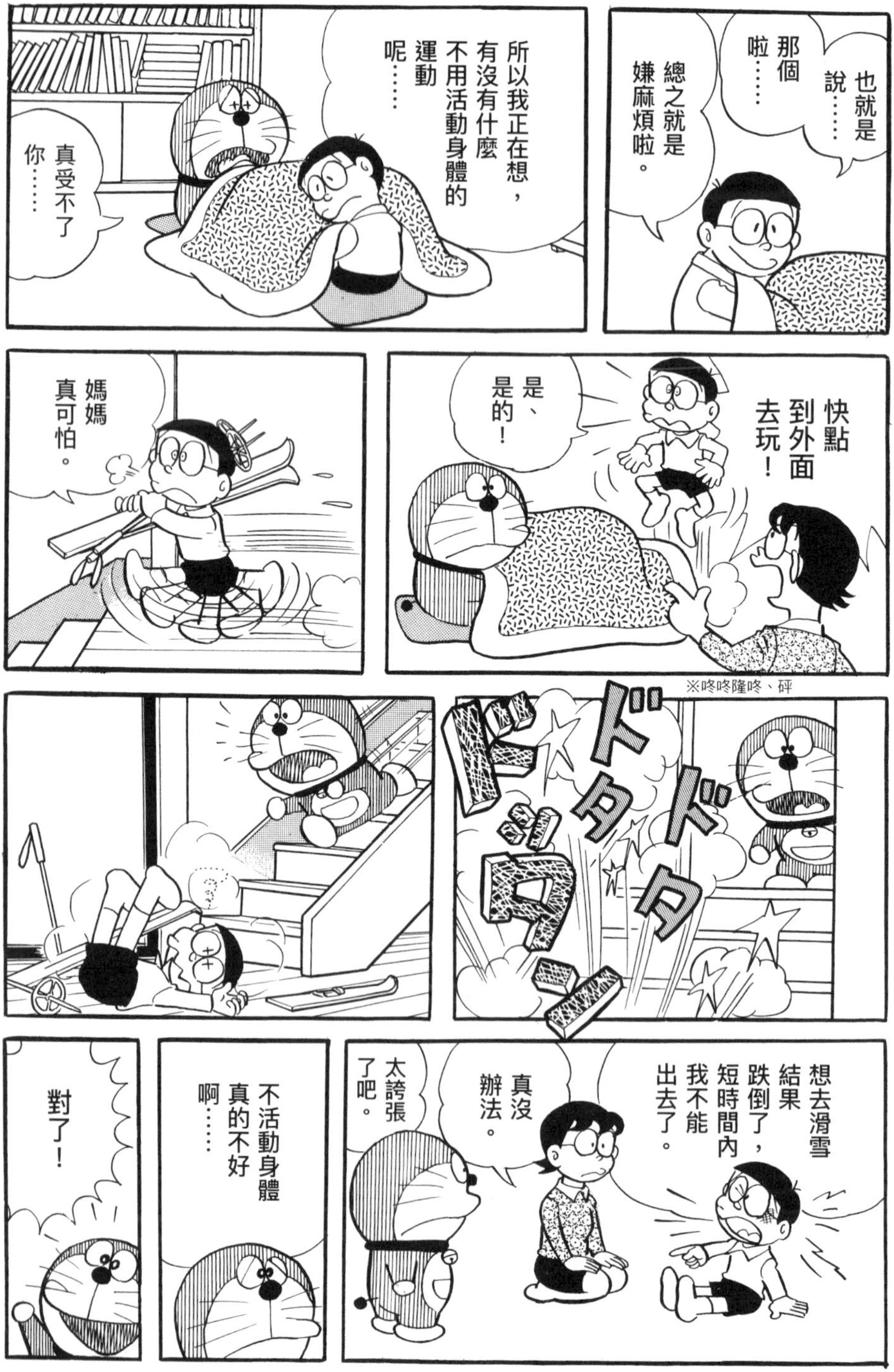
也就是說……
那個啦……
總之就是嫌麻煩啦。
所以我正在想，有沒有什麼不用活動身體的運動呢……
真受不了你……
快點到外面去玩！
是、是的！
媽媽真可怕。
※咚咚隆咚、砰
想去滑雪結果跌倒了，短時間內我不能出去了。
真沒辦法。
太誇張了吧。
不活動身體真的不好啊……
對了！

A 真的。又稱大腦凍結，醫學術語是「蝶腭神經節疼痛」，原因未釐清，有一說是腦血管被急速冷卻，反射動作擴張所導致。

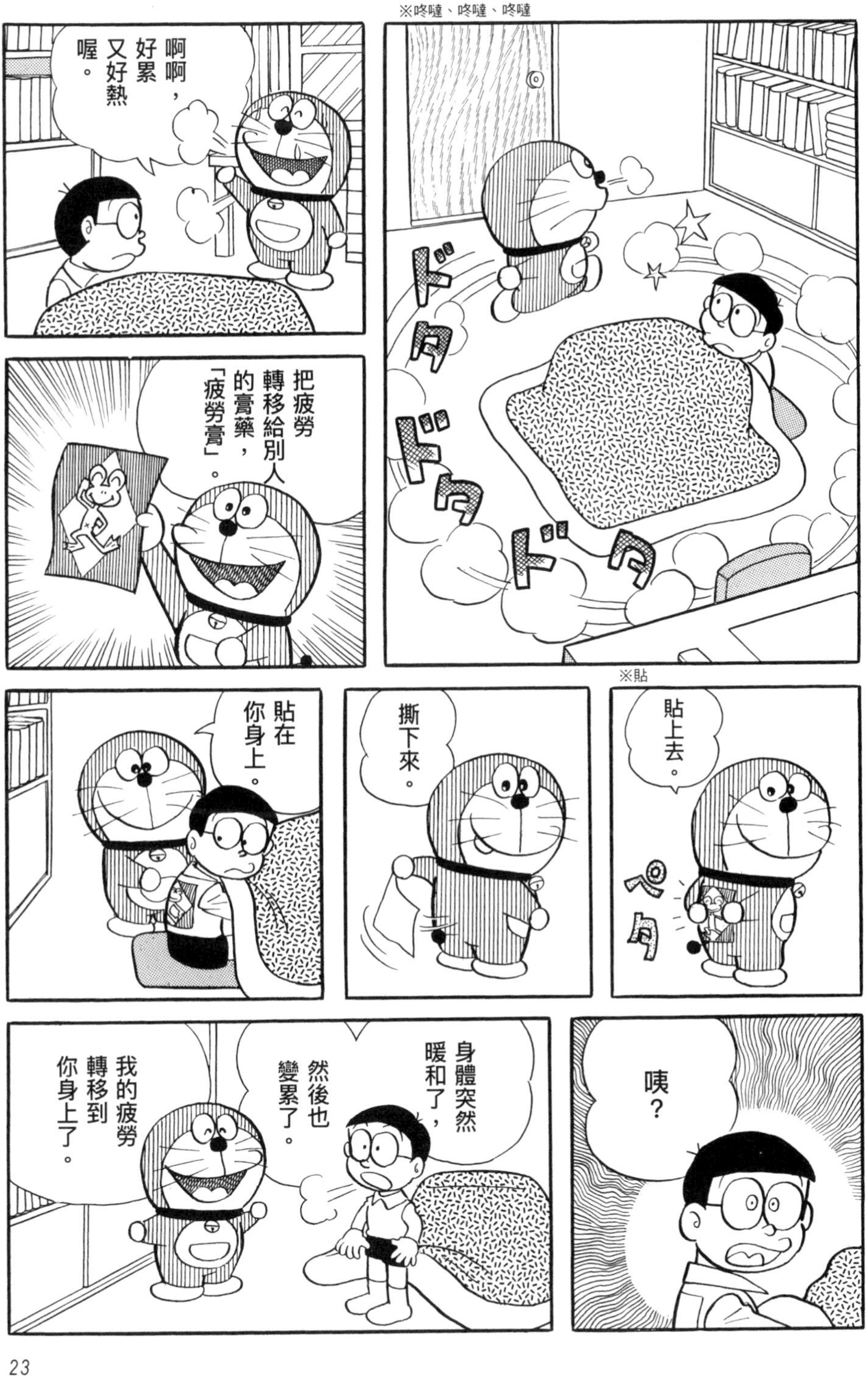

※咚噠、咚噠、咚噠
ドタ
ドタ
ドタ
啊啊，好累又好熱喔。
把疲勞轉移給別人的膏藥，「疲勞膏」。
※貼
貼上去。
ペタ
撕下來。
貼在你身上。
咦？
身體突然暖和了，然後也變累了。
我的疲勞轉移到你身上了。

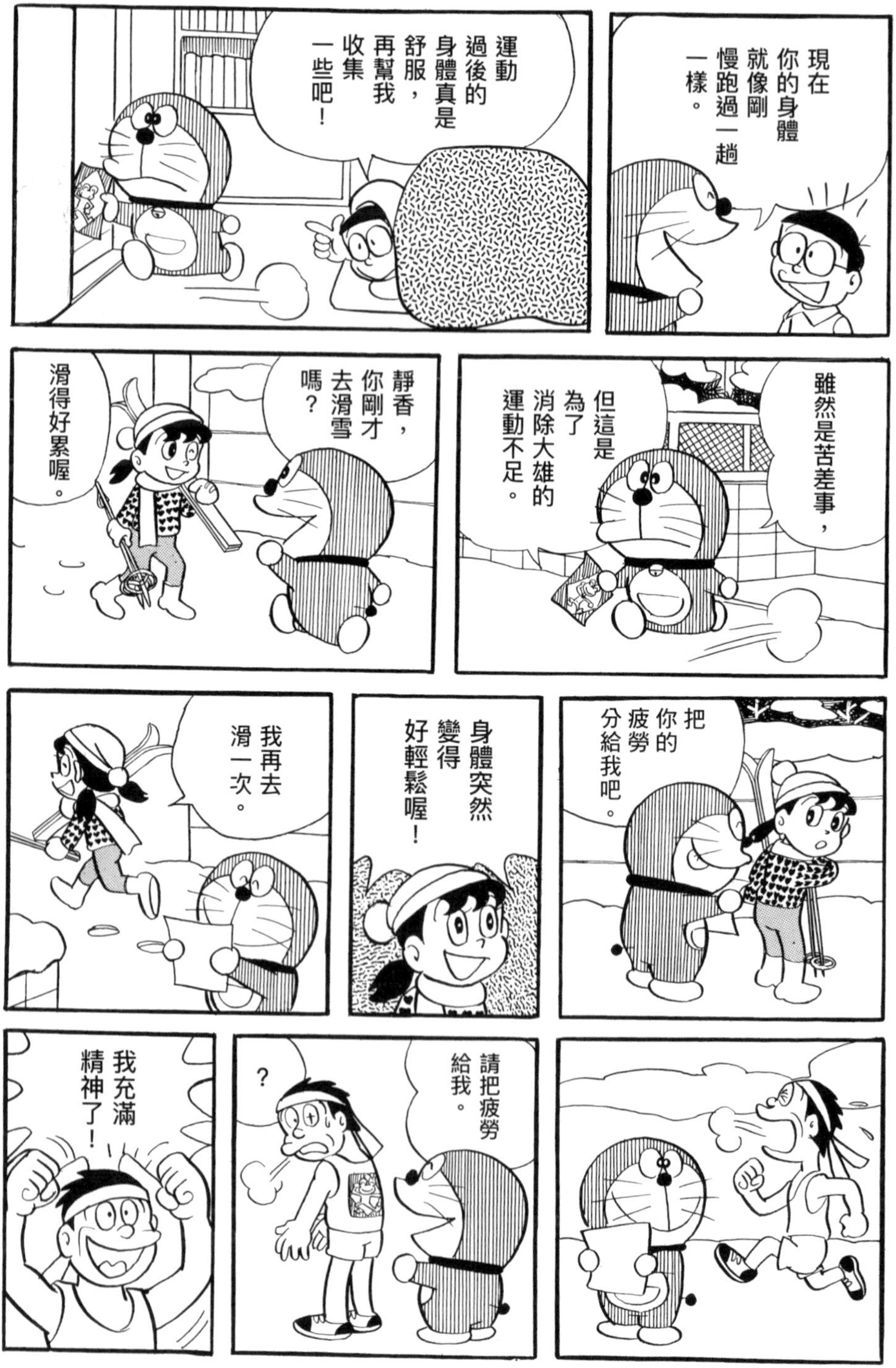
現在你的身體就像剛慢跑過一趟一樣。
運動過後的身體真是舒服，再幫我收集一些吧！
雖然是苦差事，
但這是為了消除大雄的運動不足。
靜香，你剛才去滑雪嗎？
滑得好累喔。
把你的疲勞分給我吧。
身體突然變得好輕鬆喔！
我再去滑一次。
請把疲勞給我。
？
我充滿精神了！

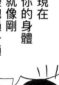

萬能醫生手提包Q&A

Q 在日本，成年人容易罹患的慢性病，過去稱為什麼？①成年病 ②成人病 ③大人病

A ②成人病。該詞於一九五六年出現於日本，一九九七年改稱「生活習慣病」，意思是改善生活習慣就能預防的疾病。

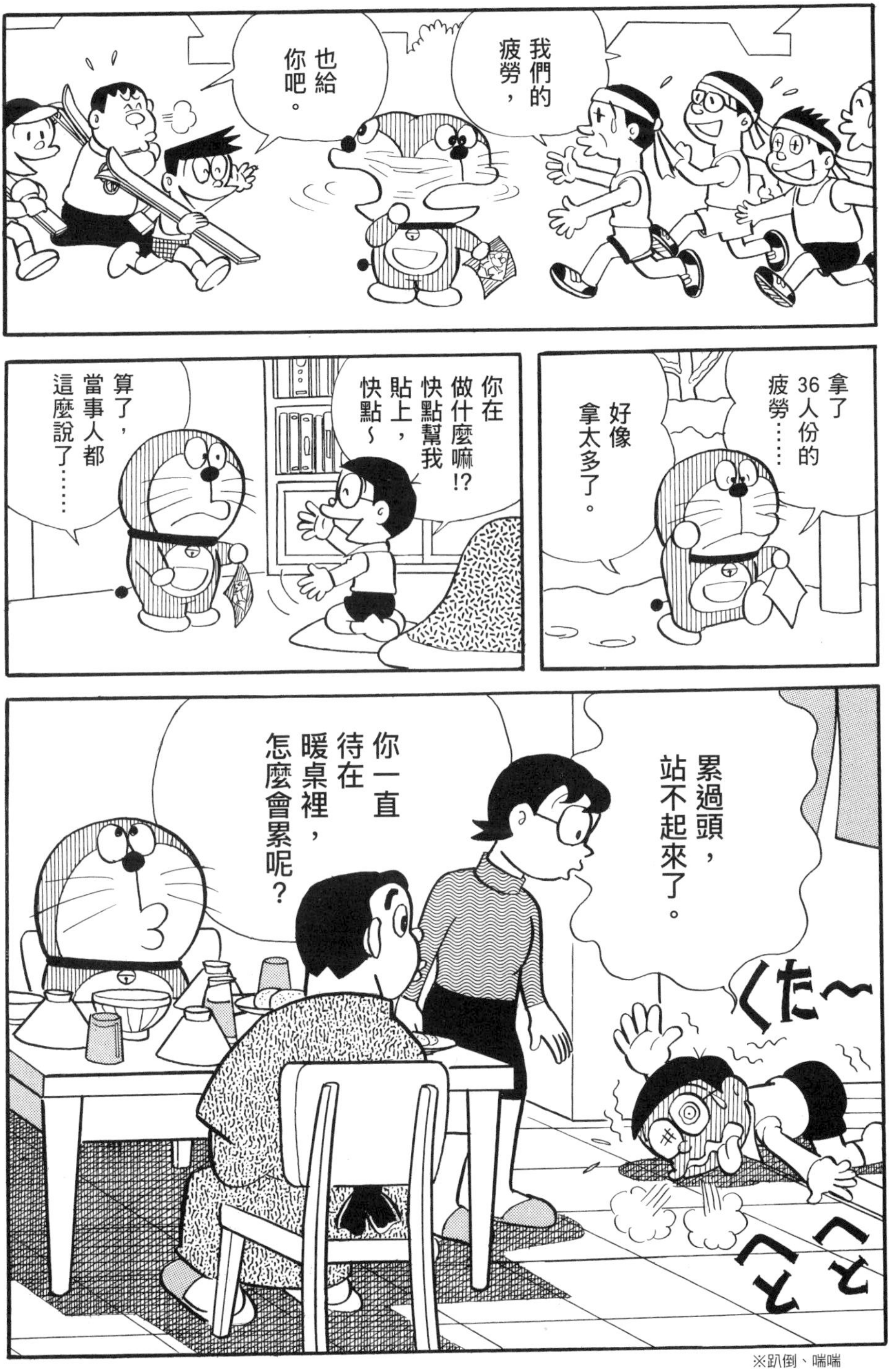
我們的疲勞，
也給你吧。
拿了36人份的疲勞……
好像拿太多了。
你在做什麼嘛!?快點幫我貼上，快點~
算了，當事人都這麼說了……
累過頭，站不起來了。
くた~
你一直待在暖桌裡，怎麼會累呢？
へとへと

※趴倒、喘喘

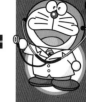

內科2 為什麼人一生病就會變得有氣無力？

倦怠和疼痛發燒一樣，都是通知身體有危險的重要警訊

「倦怠」狀態除了會在身心疲憊、睡眠不足、飲食紊亂等時候出現，也是生病時會出現的症狀之一，多數原因是「自律神經失調」。自律神經是調節所有器官、維持內臟運作、體溫等身體狀態正常的神經，二十四小時無休的隨時都在工作著，不受人類意志的影響，幫助我們維持生命。

自律神經分為「交感神經」以及「副交感神經」這兩種。當這兩種神經的作用取得平衡時，我們才能夠保持身體的健康。

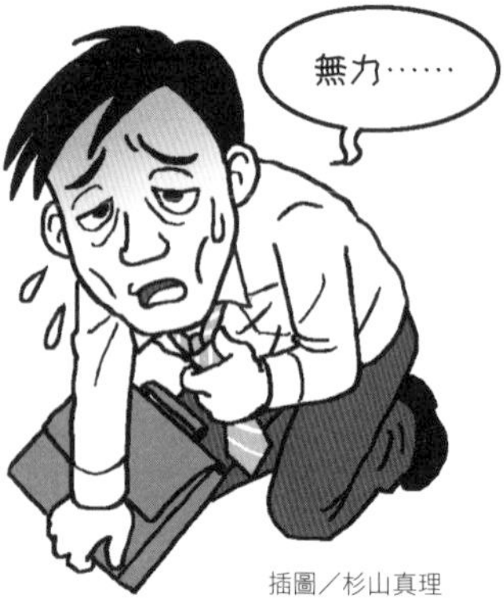
無力……

插圖／杉山真理

讓身心活化的交感神經，以及讓身心休息的副交感神經

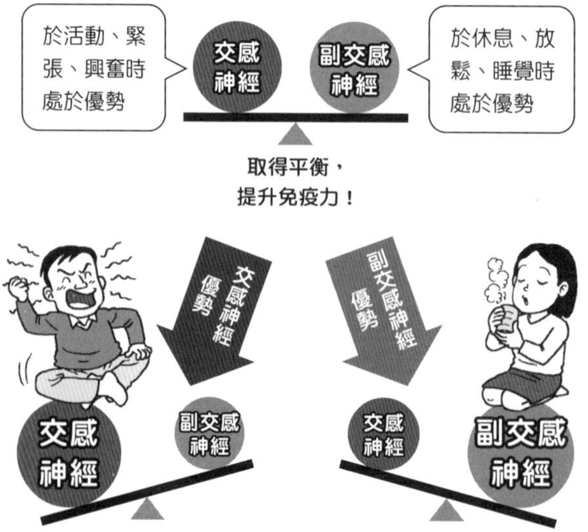
於活動、緊張、興奮時處於優勢
交感神經
副交感神經
於休息、放鬆、睡覺時處於優勢
取得平衡，提升免疫力！
交感神經優勢
副交感神經優勢
交感神經
副交感神經
交感神經
副交感神經

心悸、血壓上升，或是食慾不振導致身體不適。免疫力也跟著下降，因此容易生病。

一整天維持不動，就會覺得身體沉重無力。內臟作用失常，容易產生腹瀉、咳嗽、過敏等症狀。

插圖／杉山真理

專看與激素有關的疾病

代謝內分泌科：內科的次專科⑥

我們身體內的細胞和器官皆受到自律神經與激素的連動調節。所謂的激素（又稱荷爾蒙），就是負責傳遞資訊、維持體內環境恆定的物質。激素在體內的幾個地方製造出來後，會經由血液傳送出去，各個激素有各自固定負責的任務和角色。體內製造激素的地方稱為內分泌腺。

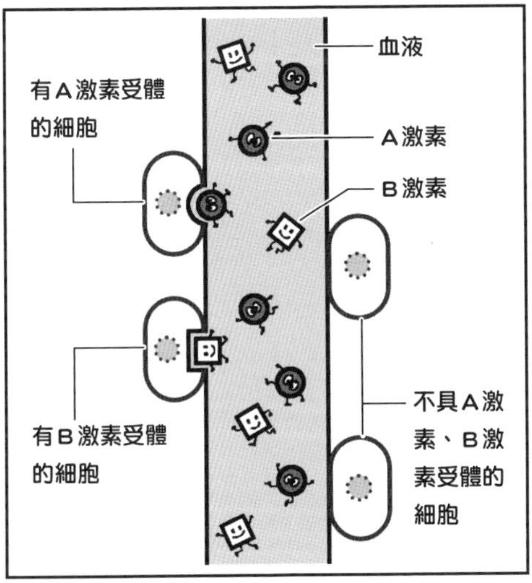
血液
有A激素受體的細胞
A激素
B激素
有B激素受體的細胞
不具A激素、B激素受體的細胞

插圖／杉山真理

當激素過多或是過少時，身體就會出現異狀，這時負責看診的就是代謝內分泌科（有些醫院或稱內分泌新陳代謝科）。

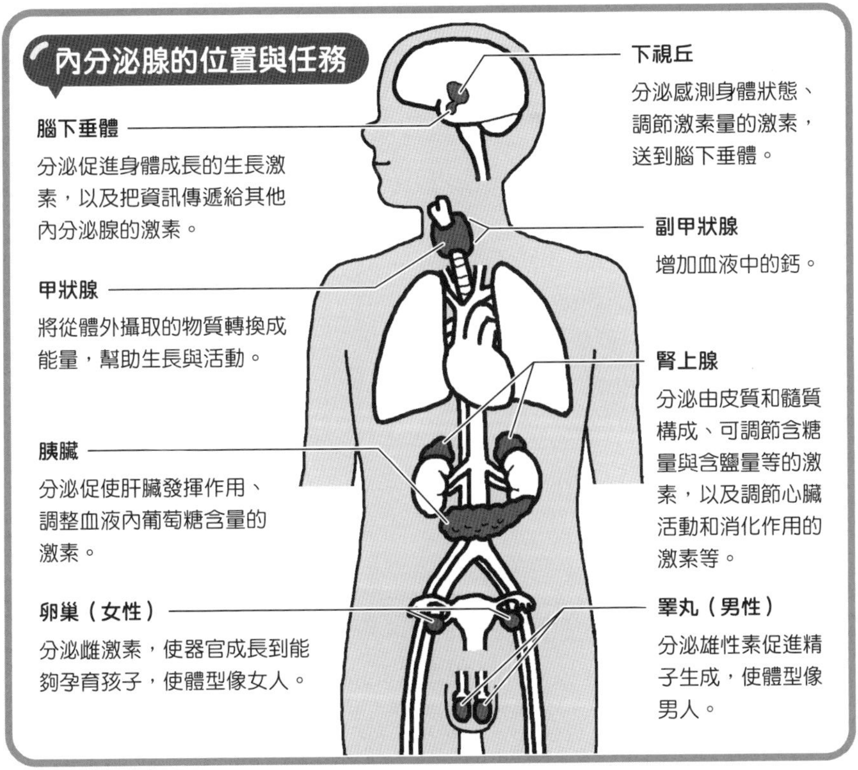
內分泌腺的位置與任務
下視丘
分泌感測身體狀態、調節激素量的激素，送到腦下垂體。
腦下垂體
分泌促進身體成長的生長激素，以及把資訊傳遞給其他內分泌腺的激素。
副甲狀腺
增加血液中的鈣。
甲狀腺
將從體外攝取的物質轉換成能量，幫助生長與活動。
腎上腺
分泌由皮質和髓質構成、可調節含糖量與含鹽量等的激素，以及調節心臟活動和消化作用的激素等。
胰臟
分泌促使肝臟發揮作用、調整血液內葡萄糖含量的激素。
卵巢（女性）
分泌雌激素，使器官成長到能夠孕育孩子，使體型像女人。
睪丸（男性）
分泌雄性素促進精子生成，使體型像男人。

插圖／杉山真理

神經內科：內科的次專科⑦

這是負責腦、脊髓、神經、肌肉疾病的科別。常見的症狀包括頭痛、暈眩、腳步搖晃不穩、發麻、忘東忘西、痙攣、癲癇等，專看腦血管障礙（腦中風或腦出血等）、神經細胞異常（帕金森氏症等）等。失智症也屬於神經內科的範疇。

如果是骨頭或者關節疾病所造成，就需要會診骨科；如果要動手術，就要找神經外科；精神方面的問題多半是聯合精神醫學部（或稱做精神科、身心科）等進行治療。

大腦的構造（從左側臉看過來）

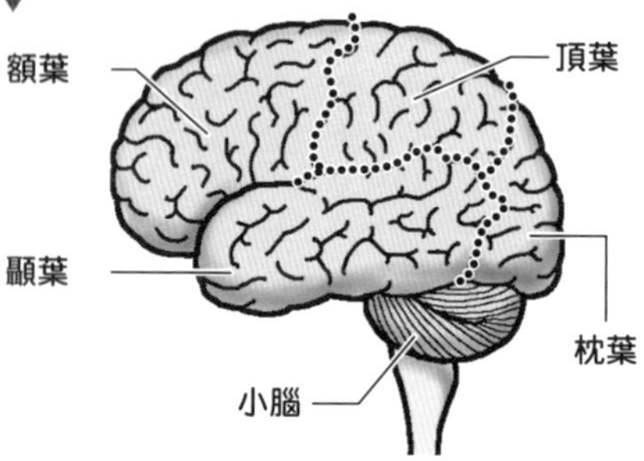

大腦佔人腦的80%，表面（大腦皮質）覆蓋著許多皺摺，具有情感、思考等作用。

插圖／杉山真理

「大腦」與「腦幹、小腦」

腦是人體的重要器官，負責接收身體感受到的所有資訊並進行處理，管理整個身體。腦是由大腦、小腦、腦幹構成，大腦負責思考、情緒、記憶，小腦負責運動與平衡，腦幹負責呼吸、心跳、調節體溫等功能。

腦幹與小腦的構造

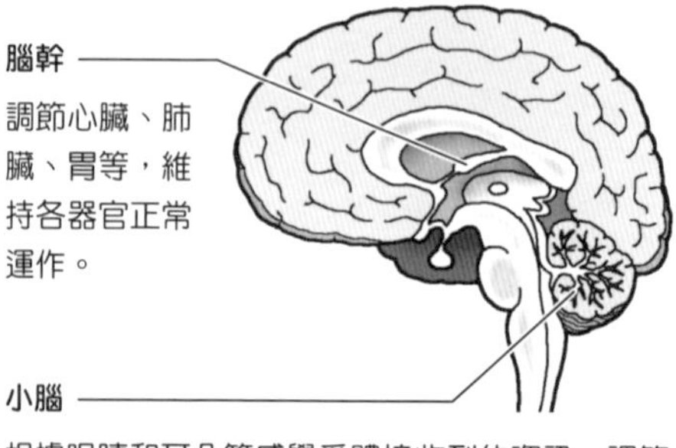

腦幹：調節心臟、肺臟、胃等，維持各器官正常運作。

小腦：根據眼睛和耳朵等感覺受體接收到的資訊，調節身體動態與平衡。

插圖／杉山真理

「可怕的頭痛」與「不可怕的頭痛」

多數頭痛都是「不可怕的頭痛」，但是「突然發生」、「和平常不一樣」、「不曾體驗過」的頭痛發生時，有可能是腦出血等所引起，最好盡速就醫。

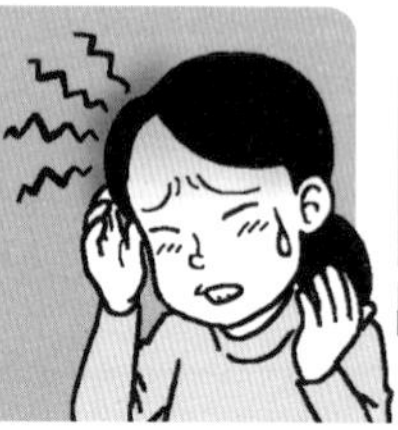

插圖／杉山真理

與神經內科、神經外科（83頁）不同 精神科是什麼樣的專科？

■精神科

專看心理症狀與疾病，並施以治療的醫學專科。症狀包括出現強烈的不安、低潮沮喪、焦慮、妄想、幻覺等等。

睡眠障礙

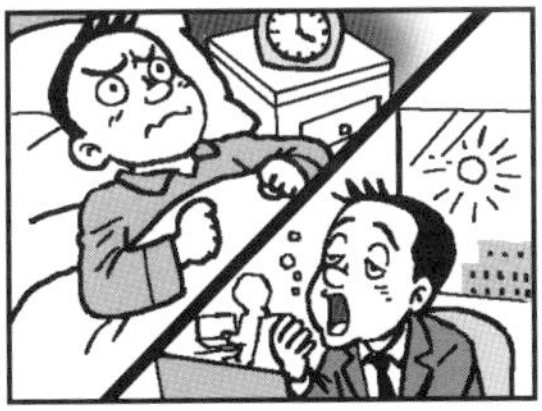

不安與煩惱導致失眠，白天卻覺得很想睡覺。

憂鬱症

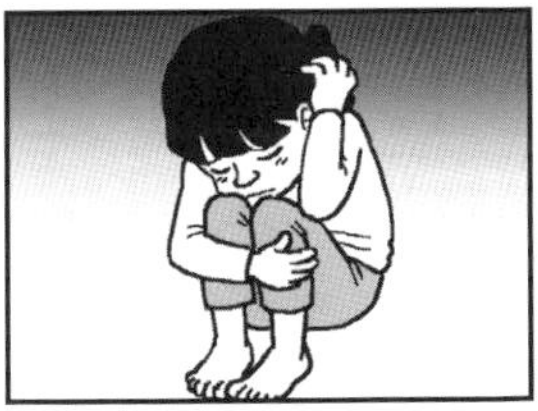

情緒低落等持續處於心理不穩定的狀態。

插圖／杉山真理

創傷後壓力症候群

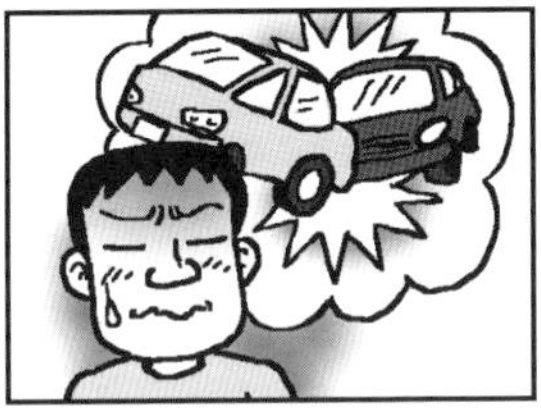

發生在遭遇意外事故等痛苦經驗的人身上。

飲食障礙症

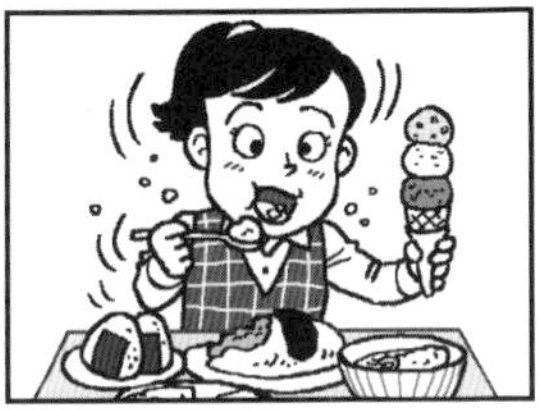

因為壓力等原因，無法調整飲食的攝取量。

■精神科也稱為身心科

在台灣，為了避免民眾對精神科患者產生誤解與恐懼，近來將精神科改稱為身心科。有時心理疾病，會導致身體出現症狀。當出現想吐、頭痛、持續心悸、腹瀉、腹痛、血壓升高、氣喘等身體不適的症狀，你認為有可能是心理上的原因或壓力造成時，就可以看精神科或身心科。

在精神科諮詢的症狀範例

- 覺得身邊每個人都在說自己的壞話。
- 覺得很累，晚上卻睡不著。
- 感覺有人在身後跟著自己。
- 強烈的不安、緊張、擔心。
- 面對別人會極度緊張。

……諸如此類

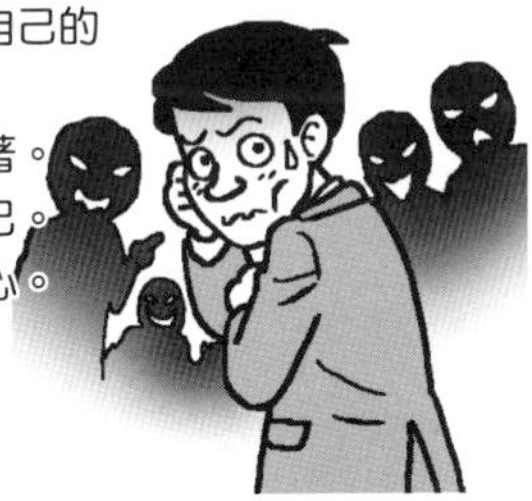

其他常見的諮詢症狀範例

- 煩惱人際關係，一直感到很沮喪。
- 有嚴重暈眩、耳鳴、站立頭暈，接受檢查卻找不出異常。
- 早上要去上班就會腹瀉。
- 莫名其妙流淚。

……諸如此類

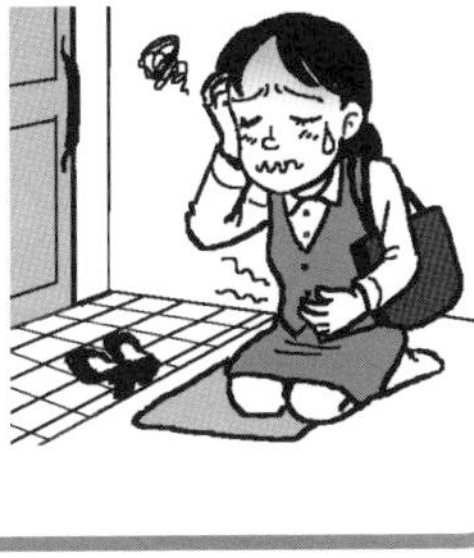

插圖／杉山真理

內科最新的醫療②
最先進的診斷儀器介紹

■複合式手術室（Hybrid OR）

影像提供／GE Healthcare Japan

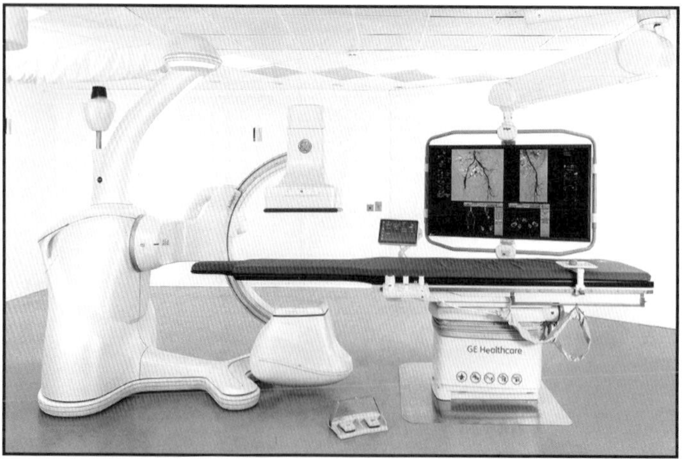

這是結合手術台與心血管攝影X光機的手術室。過去心臟血管科在心導管室進行血管治療，現在可以更安全的在外科手術室中進行。同時結合外科手術室與心導管室的儀器，更能夠因應最新醫療技術的需求。

■人工智慧的應用

內視鏡病灶輔助系統

這是運用人工智慧（AI），以內視鏡檢查並發現大腸癌與癌前病變（大腸腺瘤性瘜肉）等問題的系統。利用大量的影像讓AI學習，防止錯誤發生。

影像提供／NEC Corporation

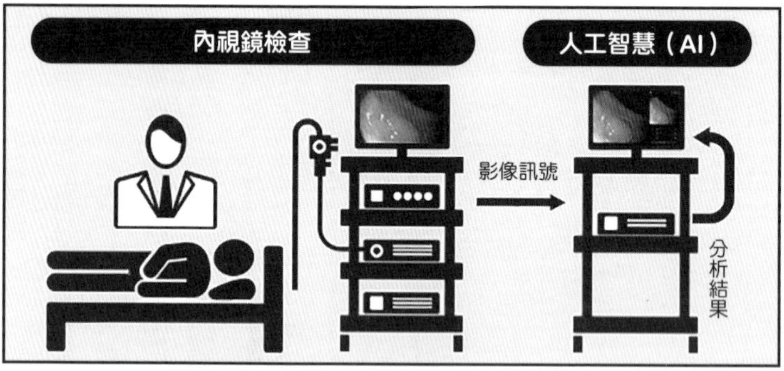

▲將內視鏡拍到的影像傳送給AI，就能夠立刻比對大量的病變影像，分析出是否有異常的狀況。

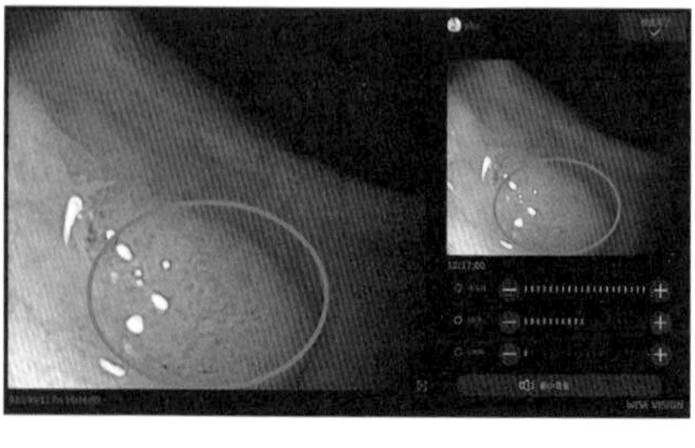

▶根據顏色和凹凸等樣態來判斷，再小的病變也不會漏掉。

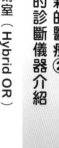

騙人藥

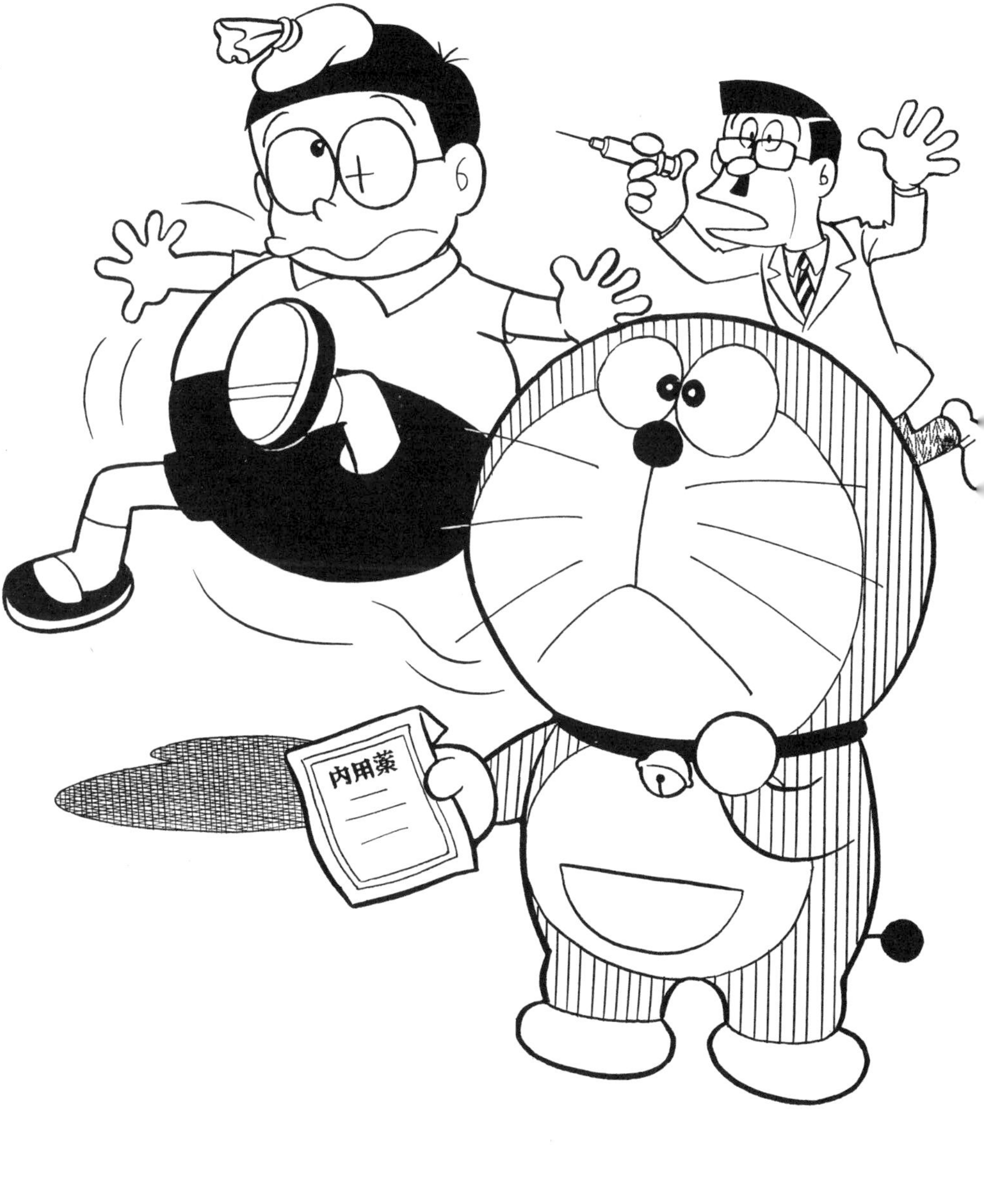

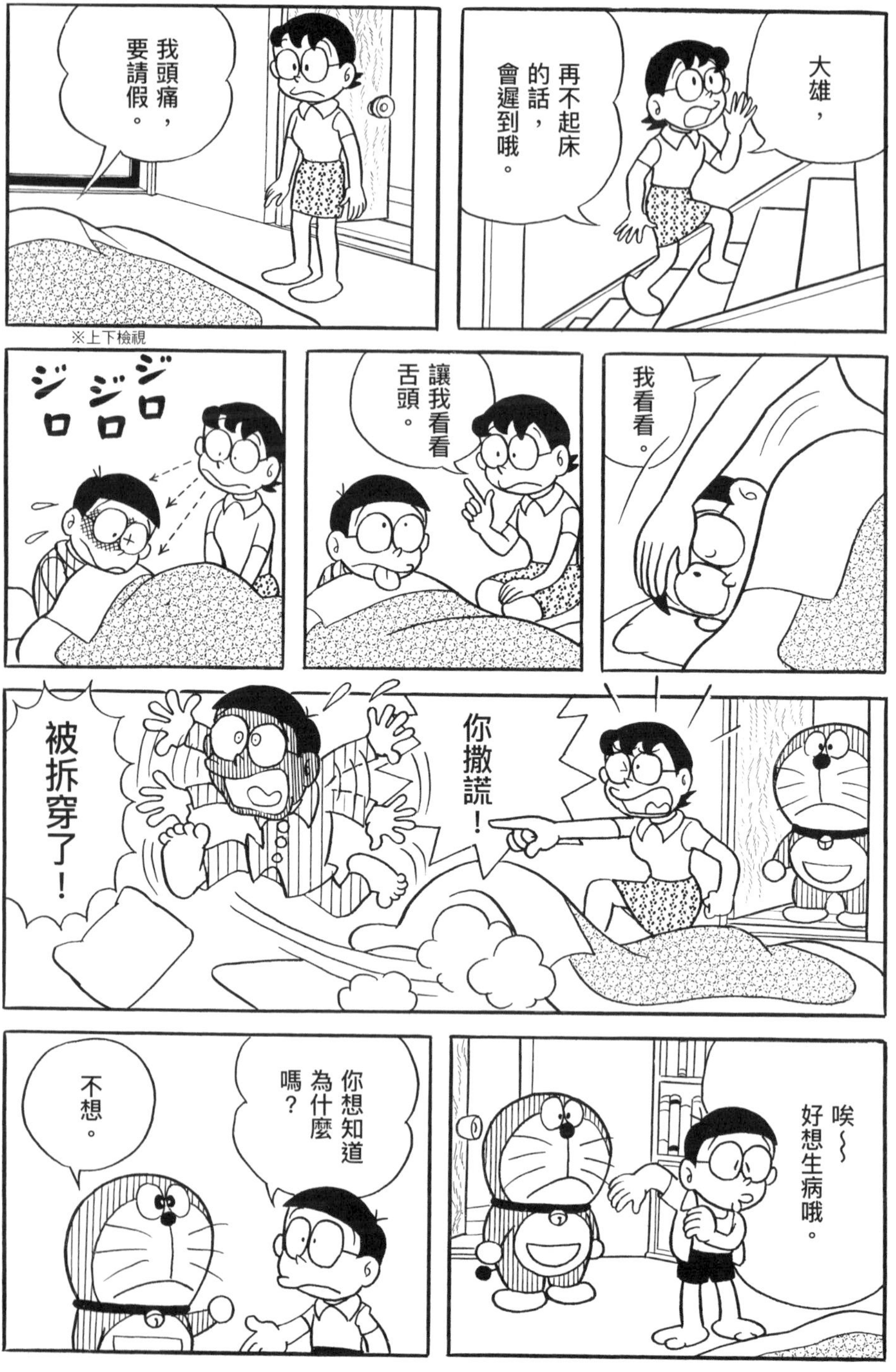
大雄，
再不起床的話，會遲到哦。
我頭痛，要請假。
※上下檢視
我看看。
讓我看看舌頭。
ジロ ジロ ジロ
你撒謊！
被拆穿了！
唉～～好想生病哦。
你想知道為什麼嗎？
不想。

萬能醫生手提包Q&A

Q 生長激素容易在什麼時候分泌？①睡覺時 ②運動時 ③用餐時

A ①睡覺時。尤其是深度睡眠時，容易分泌生長激素。

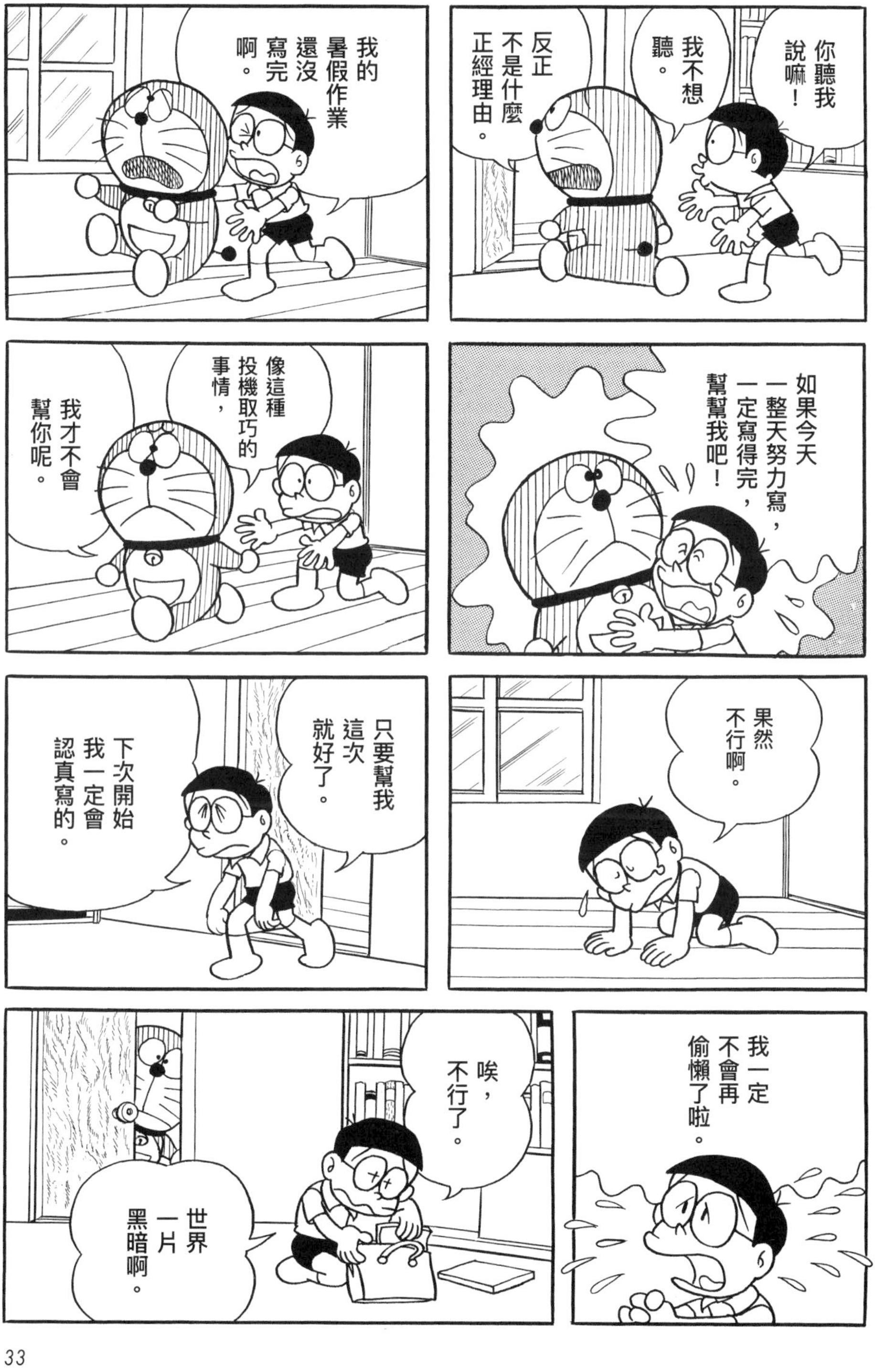
你聽我說嘛！
我不想聽。
反正不是什麼正經理由。
我的暑假作業還沒寫完啊。
如果今天一整天努力寫，一定寫得完，幫幫我吧！
像這種投機取巧的事情，
我才不會幫你呢。
果然不行啊。
只要幫我這次就好了。
下次開始我一定會認真寫的。
我一定不會再偷懶了啦。
唉，不行了。
世界一片黑暗啊。

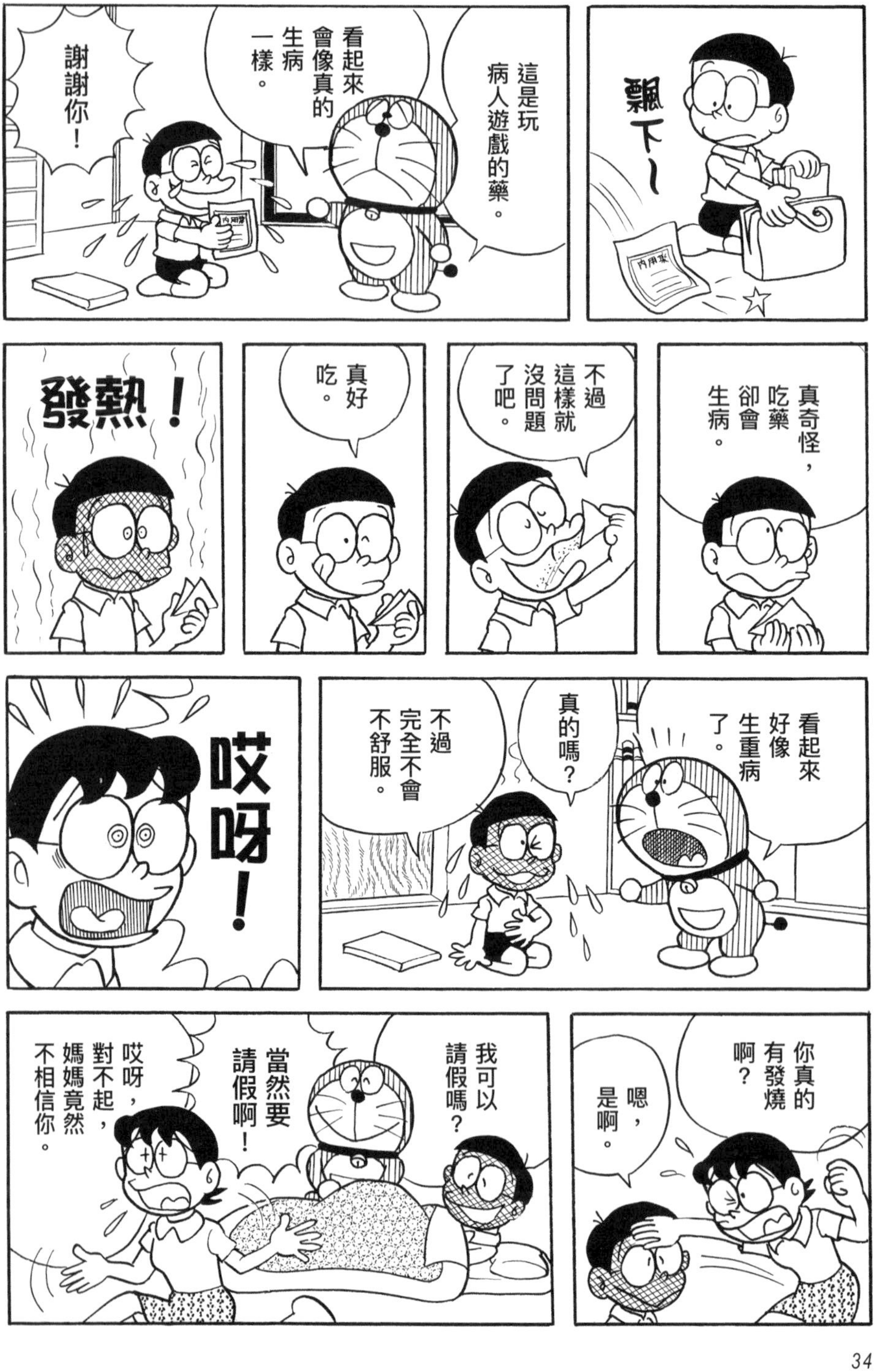
飄下～
這是玩病人遊戲的藥。
看起來會像真的生病一樣。
謝謝你！
真奇怪，吃藥卻會生病。
不過這樣就沒問題了吧。
真好吃。
發熱！
看起來好像生重病了。
真的嗎？
不過完全不會不舒服。
哎呀！
你真的有發燒啊？
嗯，是啊。
我可以請假嗎？
當然要請假啊！
哎呀，對不起，媽媽竟然不相信你。

萬能醫生手提包Q&A

Q 在日本，小兒科可以看到幾歲？①十歲 ②十五歲 ③沒有規定

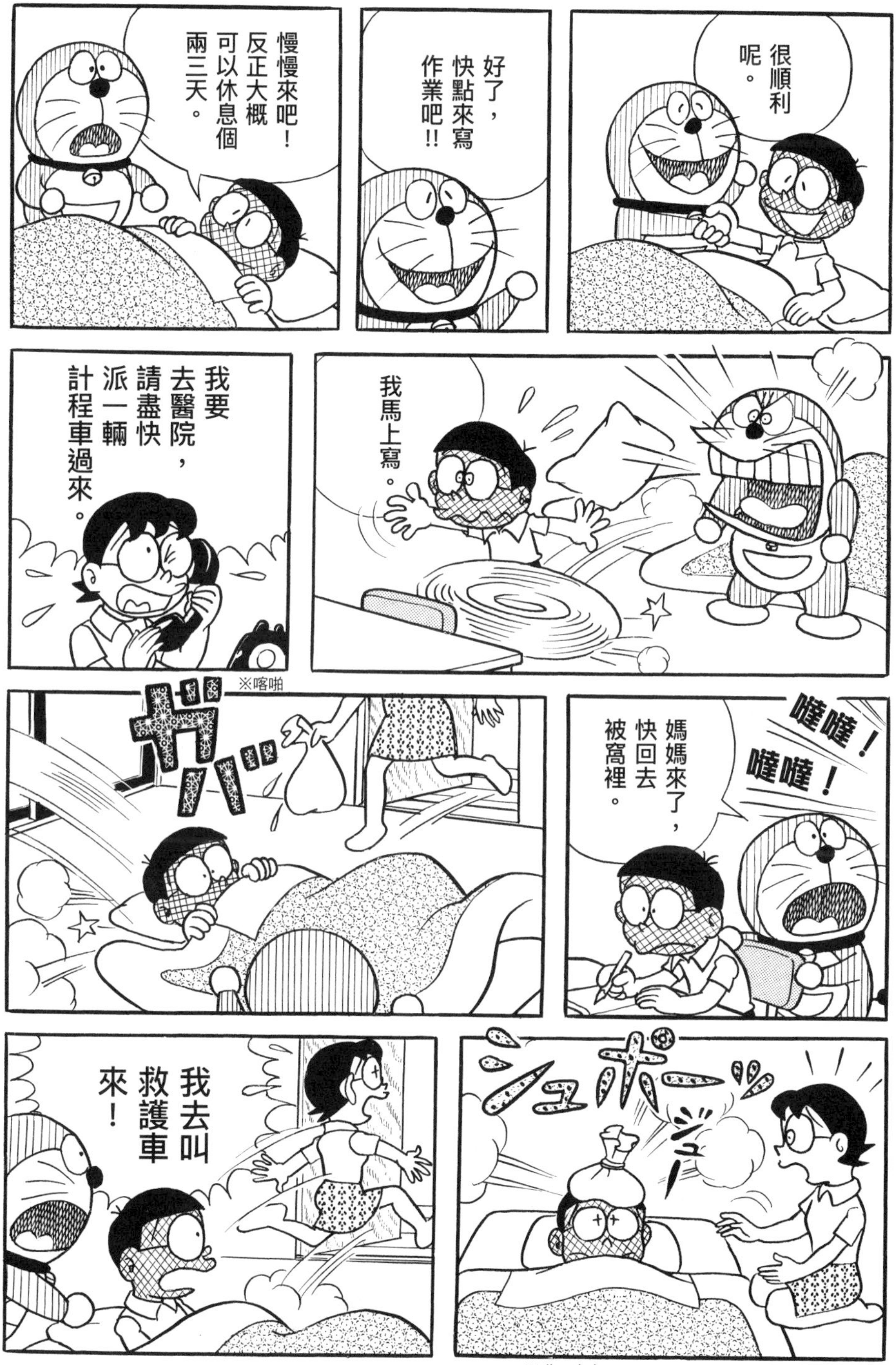
很順利呢。
好了，快點來寫作業吧!!
慢慢來吧！反正大概可以休息個兩三天。
我馬上寫。
我要去醫院，請盡快派一輛計程車過來。
嗟嗟！
嗟嗟！
媽媽來了，快回去被窩裡。
ガバッ
※喀啪
シュポーッ
※咻～咘咘
我去叫救護車來！

A ③沒有規定。一般標準大約是到十五歲，但在日本並無明文規定（台灣的規定是十八歲以下看兒科）。

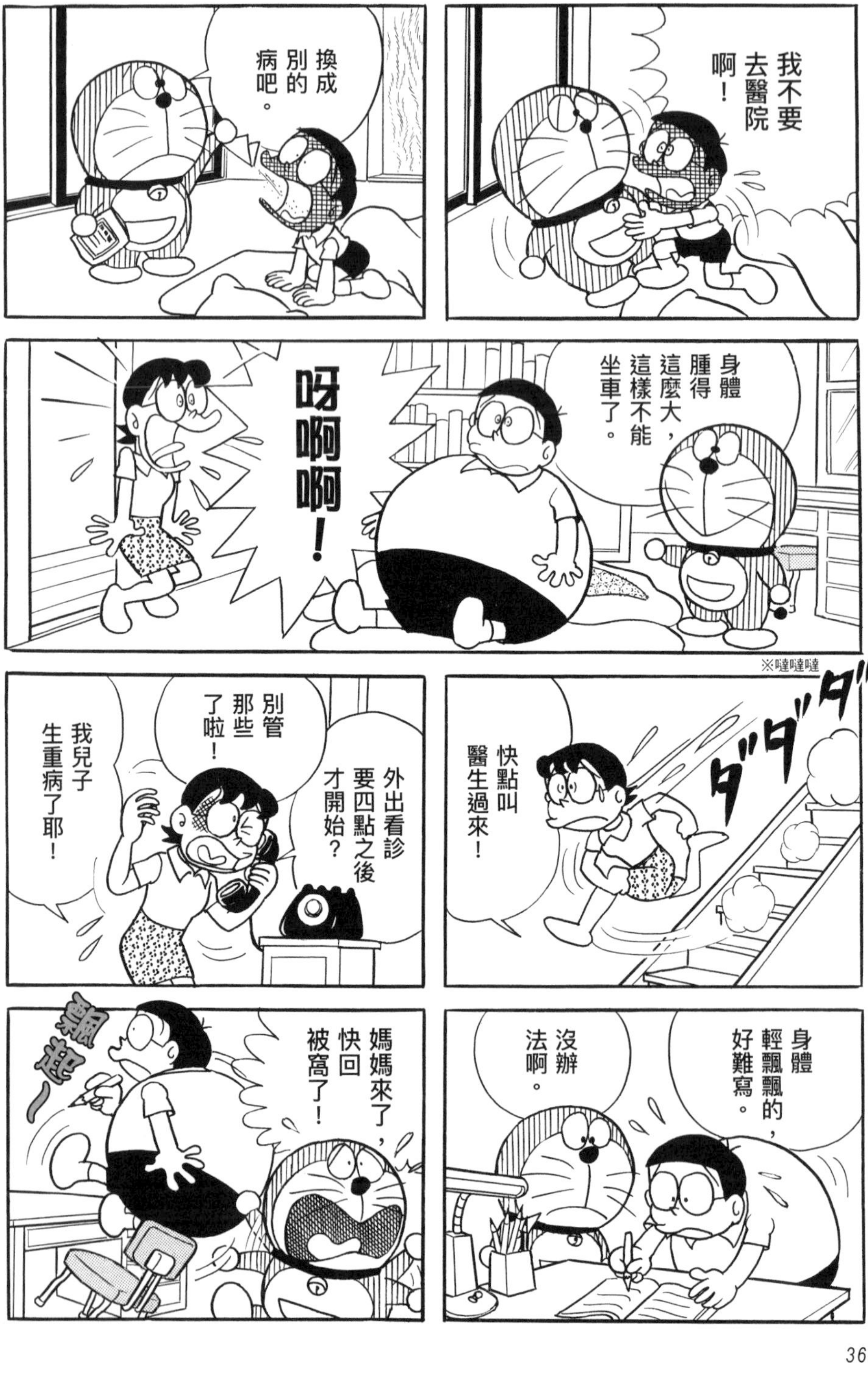
我不要去醫院啊！
換成別的病吧。
身體腫得這麼大，這樣不能坐車了。
呀啊啊！
ダダダ
※噠噠噠
快點叫醫生過來！
別管那些了啦！
外出看診要四點之後才開始？
我兒子生重病了耶！
身體輕飄飄的，好難寫。
沒辦法啊。
媽媽來了，快回被窩了！
飄—

萬能醫生手提包Q&A

Q 一般常說感冒時最好不要泡澡。這是真的嗎？

A 假的。只要沒有發燒、食慾正常，都可以泡澡，但過高的水溫容易消耗體力，因此最好泡溫水，而且泡完澡要避免著涼。

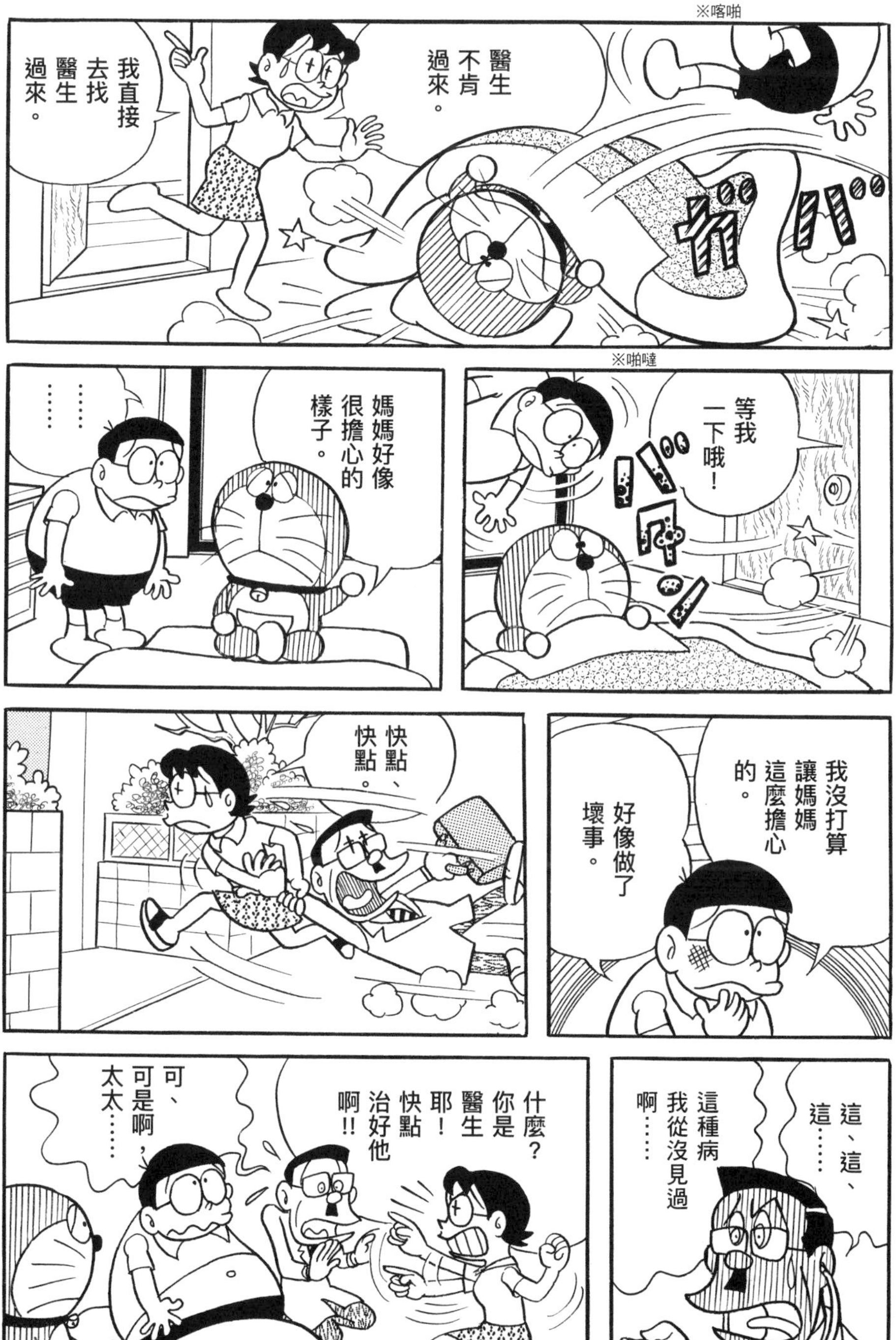
※喀啪
醫生不肯過來。
我直接去找醫生過來。
※啪噠
等我一下哦！
媽媽好像很擔心的樣子。
……
我沒打算讓媽媽這麼擔心的。
好像做了壞事。
快點、快點。
這、這、這……
這種病我從沒見過啊……
什麼？你是醫生耶！快點治好他啊!!
可、可是啊，太太……

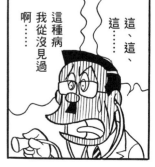

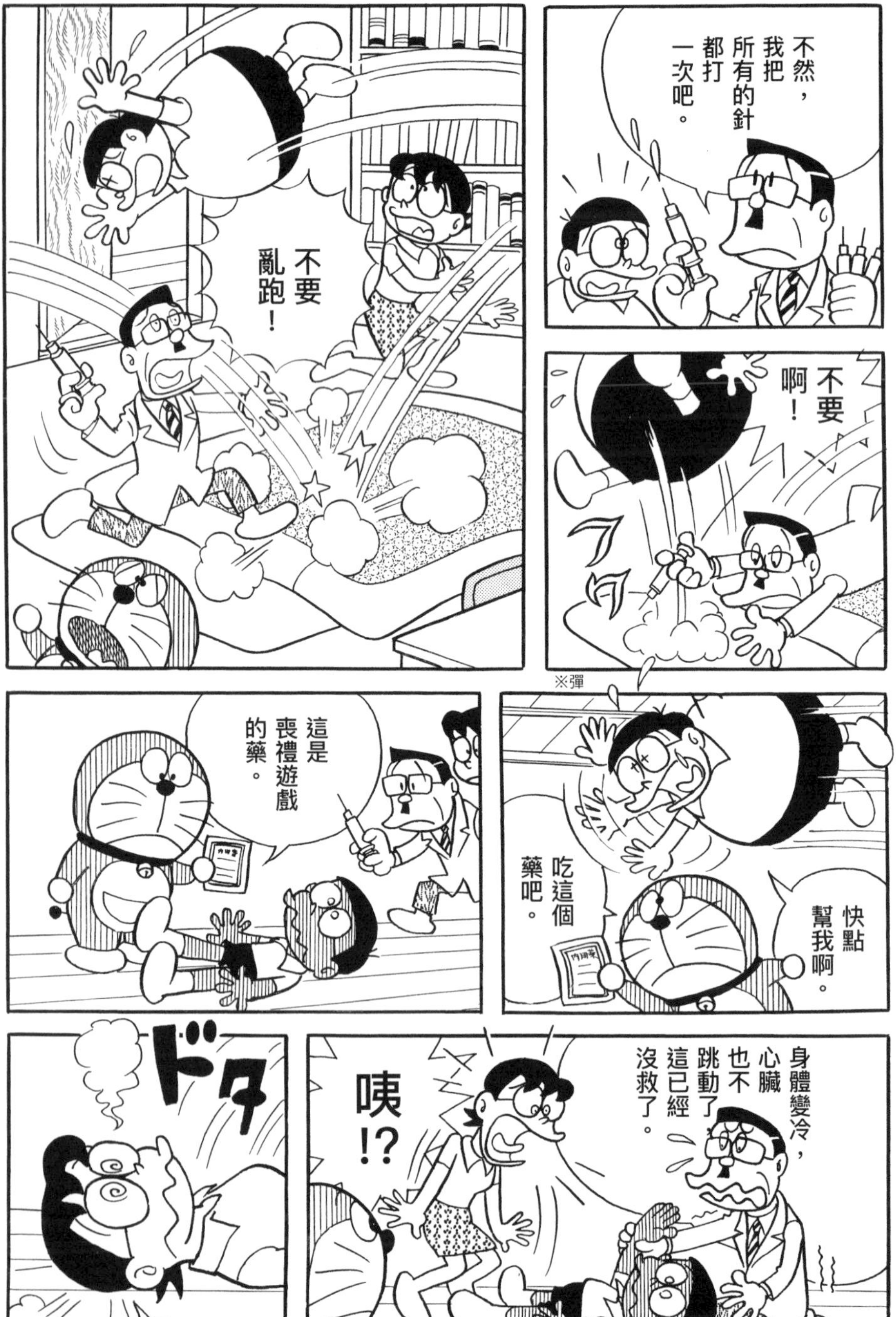
不然，我把所有的針都打一次吧。
不要亂跑！
不要啊！
※彈
快點幫我啊。
吃這個藥吧。
這是喪禮遊戲的藥。
身體變冷，心臟也不跳動了，這已經沒救了。
咦!?
ドタ
※昏倒

萬能醫生手提包Q&A

Q 洗手最好用熱水，不要用冷水。這是真的嗎？

A 假的。高溫雖然能夠殺死病原菌，但必須在攝氏五十五度以上才具有殺菌效果，這種溫度會讓人燙傷。

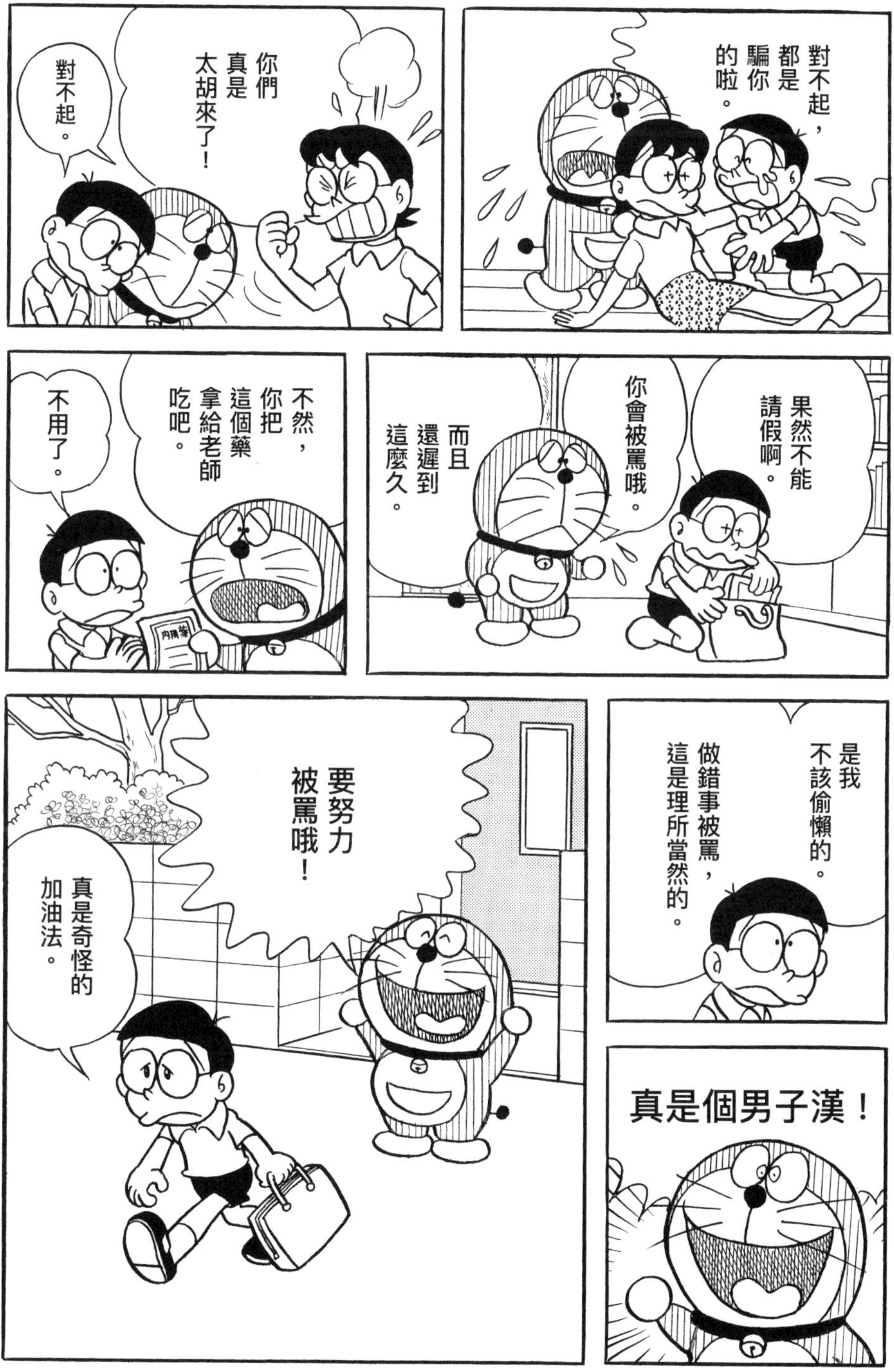

對不起，都是騙你的啦。
你們真是太胡來了！
對不起。
果然不能請假啊。
你會被罵哦。
而且還遲到這麼久。
不然，你把這個藥拿給老師吃吧。
不用了。
是我不該偷懶的。
做錯事被罵，這是理所當然的。
真是個男子漢！
要努力被罵哦！
真是奇怪的加油法。

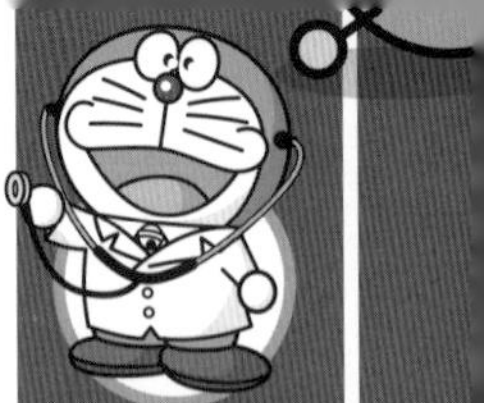

小兒科 專看兒童疾病的醫學專科

身體不適先找內科，但是兒童要掛小兒科

小兒科是為了孩子們而成立的醫學專科，專門處理兒童疾病，也跟內科一樣是投藥治療。替缺乏疾病免疫力的兒童預防接種和健檢，也是小兒科的重要工作。除了看病之外，小兒科也負責維護兒童的身心成長與發展。在日本雖然沒有明文規定，不過一般來說小兒科的病患年齡上限大約是十五歲。在台灣，規定是小於十八歲。

在日本小兒科沒有類似胸腔科、胃腸肝膽科這類按照身體部位分類的次專科，因此小兒科醫師必須對於全身上下的疾病具備廣泛的知識。在台灣，大型醫學中心設有小兒的次專科。

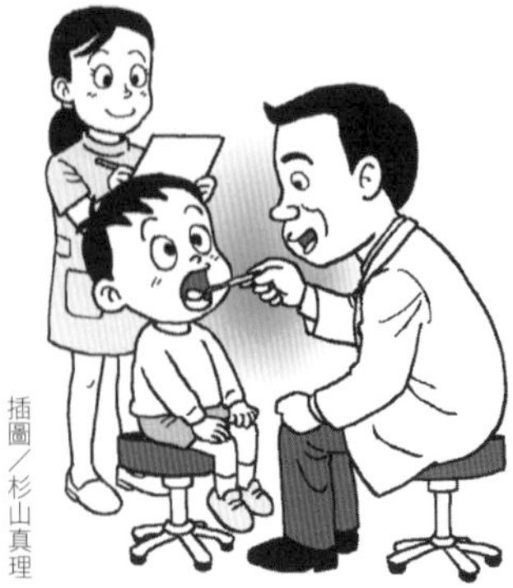

插圖／杉山真理

人體的成長與變遷

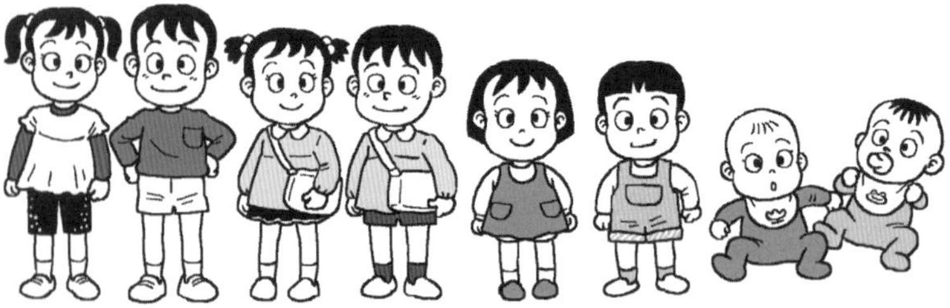

兒童期（學齡期）	幼兒期	嬰兒期	新生兒期
6～10歲左右	1～6歲左右	出生未滿1年	出生未滿28天
體型苗條、身高和體重呈現緩慢的成長，在學校學習團體生活的規則，心靈逐漸成長。	學會走路，產生獨立心。能夠記住詞彙，學習社會化，精神方面也大幅發展。	身體和心理以月為單位成長。翻身、抓握物品站立等運動功能逐漸發達。	對光線的明暗、較大的聲響會有反應，但尚未發達。不過吸吮母乳等求生能力很發達。

插圖／杉山真理

隨時注意「成長與發展」，配合年齡進行診斷

與其他專科最大的不同就是，小兒科的病患隨時都在長大，而且長大的幅度，根據年齡的不同會有很大的差異。

小兒科的主要看診對象包括「新生兒期」到「青春期」的孩子。這些孩子各個階段的身體狀態、生存行為，都會有些不同的變化，小兒科必須配合這點，預防並治療更大範圍、更多類型的疾病。

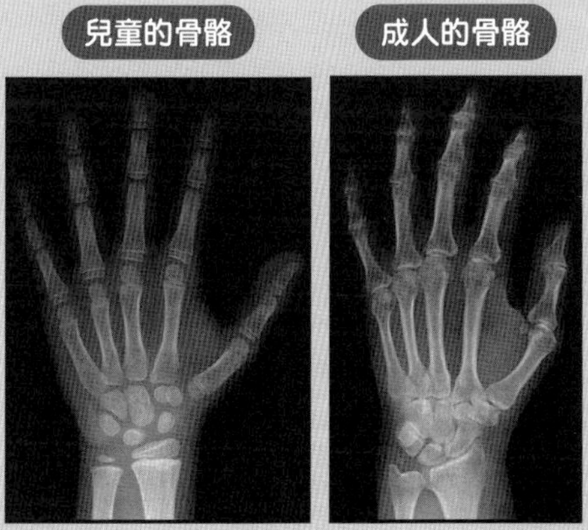

▲兒童的骨骼數量與成年人不同。兒童的骨骼大約有三百塊，長大後變成大約兩百塊。因為部分骨頭會隨著成長互相結合成一體。

影像提供／Staff at the Department of Radiology, UC San Diego Health（小孩）、Ptrump16 via Wikimedia Commons（大人）

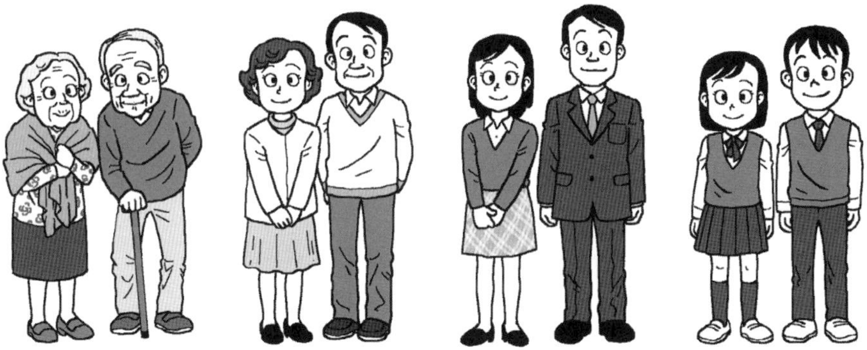

老年期
65歲以上

腦與身體的機能衰退，高齡者特有的疾病增加。根據經驗法則判斷思考的能力沒有衰退。

壯年期（成人中期）
40～65歲左右

腦和身體機能開始衰老，慢性病等健康風險逐漸增加。社會責任加重，壓力變大。

青年期（成人早期）
18～40歲左右

身高停止成長，男女性別差異顯著。變成大人的身體，生孩子的器官也開始活躍。

青少年期（青春期）
10～18歲左右

身高、體重大幅增加，男女開始出現生理差異。對於大人社會的反抗與不安也增加。

※ 不同學者對於發展階段的劃分與年齡、名稱等有不同的主張，這裡列出的階段名稱僅供參考。

兒童的身體特徵與容易罹患的疾病

兒童的身體不僅是成年人的縮小版，不同年齡的兒童對於疾病的反應也不同。因為尚在成長，面對疾病的抵抗力（免疫力）差，所以一生病，病況很容易突發變化或演變成重症。

但是，兒童的身體就是藉由各種疾病來增強免疫力，在對抗疾病的過程中逐漸變強壯。所以一旦出現發燒、咳嗽等與平常不同的症狀時，最好盡早前往小兒科就醫。

接受預防接種就能夠增加免疫力的疾病，當然也要好好面對，接種疫苗才是最理想的做法。

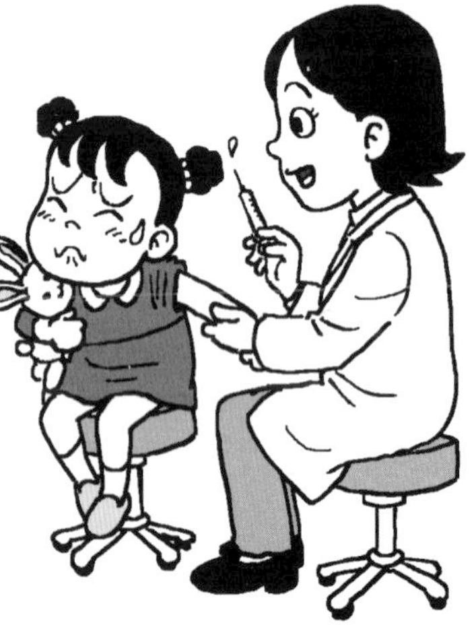

插圖／杉山真理

逐漸轉變的兒童疾病

最近二、三十年，小兒科的重大疾病出現了莫大的變化。過去有很多兒童死於傳染病、肺炎、支氣管炎等疾病，現在佔兒童死因前幾名的，反而是在出生時就有問題的先天性內臟等異常、兒童癌症、意外事故等。

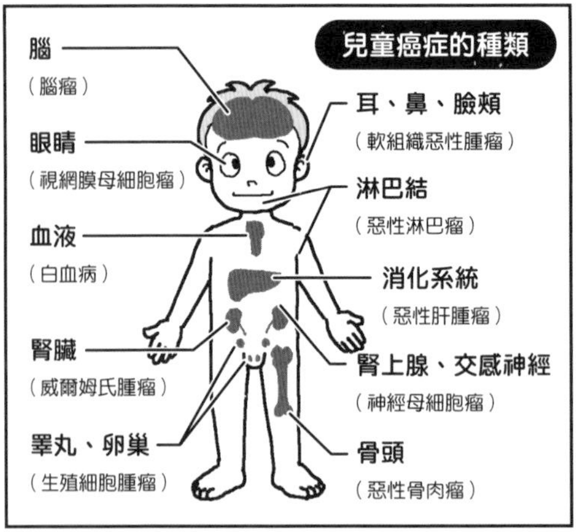

兒童癌症的種類
腦
（腦瘤）
眼睛
（視網膜母細胞瘤）
血液
（白血病）
腎臟
（威爾姆氏腫瘤）
睪丸、卵巢
（生殖細胞腫瘤）
耳、鼻、臉頰
（軟組織惡性腫瘤）
淋巴結
（惡性淋巴瘤）
消化系統
（惡性肝腫瘤）
腎上腺、交感神經
（神經母細胞瘤）
骨頭
（惡性骨肉瘤）

不同年齡層的兒童死因前三名

0～4歲	5～9歲	10～14歲
①源於周產期的特定病況	①事故傷害	①事故傷害
②先天性畸形變形及染色體異常	②惡性腫瘤（癌症）	②蓄意自殺（自殺）
③事故傷害	③先天性畸形變形及染色體異常	③惡性腫瘤（癌症）

（衛福部「2020年兒少主要死亡原因」）

插圖／杉山真理

兒童在不同季節容易罹患的疾病

春 春天在日本是生活大幅改變的時候，孩子們在此時入學或升上新年級。環境的變化也容易影響身體狀況，也可能群聚感染等。

流行性腮腺炎
耳下等地方腫脹、發燒。

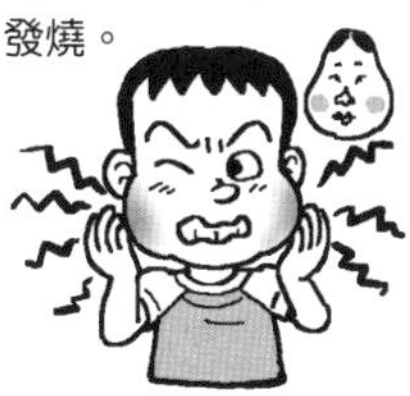

水痘併發症
全身皮膚出現紅疹。

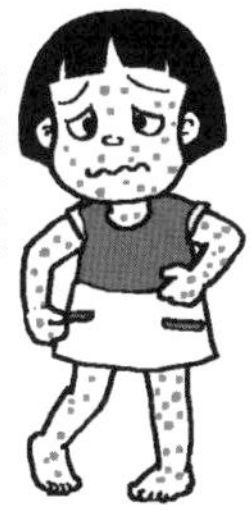

手足口病
手腳、口腔內出現紅疹。

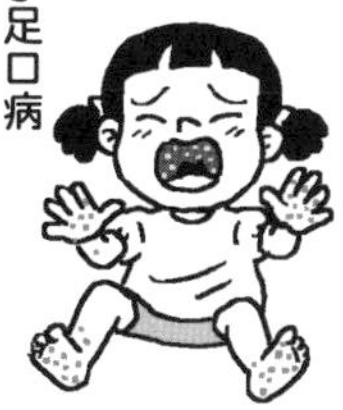

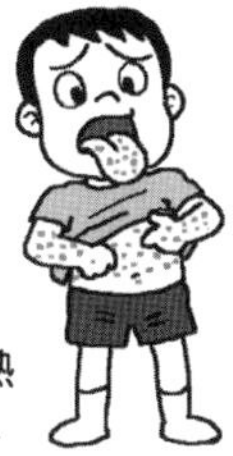

猩紅熱
發燒、喉嚨痛，身體和舌頭出現紅疹。

夏～秋 好發所謂的夏季感冒，也就是有發高燒、喉嚨痛症狀的疾病。這個季節因為穿得少或去游泳池，所以也經常染上眼睛、皮膚相關的疾病。

咽結膜熱
發燒、喉嚨痛、眼睛充血發紅。

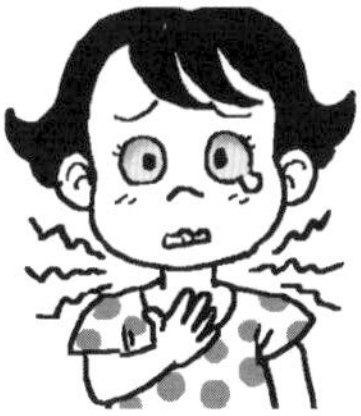

傳染性膿痂疹
汗疹或蚊蟲叮咬抓破皮後細菌感染。

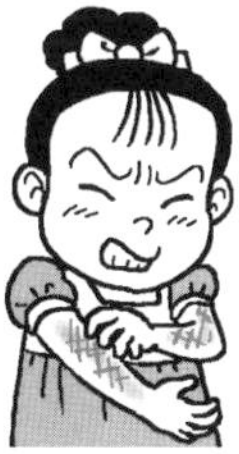

疱疹性咽峽炎
發燒、喉嚨深處有小水泡。

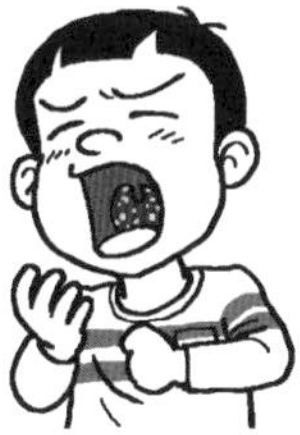

冬 乾燥的空氣使得傳染病更容易傳播。冬季的感冒常出現高燒、嚴重腹瀉、嘔吐等症狀。此外，支氣管性氣喘容易復發。

病毒性腸胃炎
輪狀病毒、諾羅病毒、腺病毒等導致的腸胃炎。會突然嘔吐、水瀉。

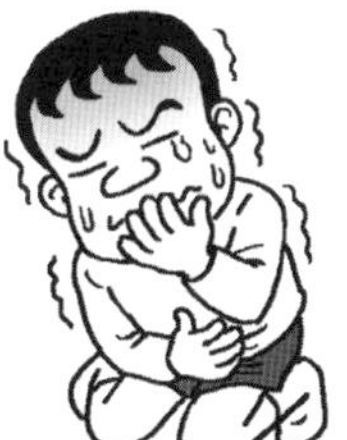

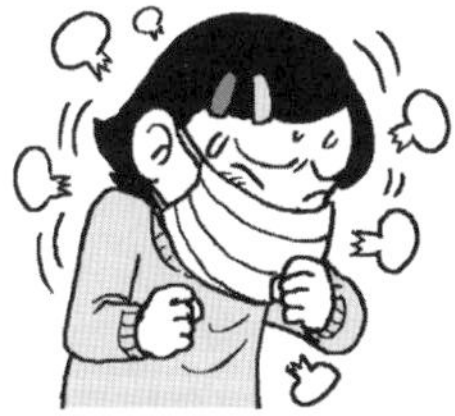

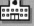

流行性感冒
感染流行性感冒病毒，出現發高燒、頭痛、關節疼痛等症狀。

接受預防接種就能避免的疾病

預防接種施打的疫苗，能夠使細菌和病毒的毒性減弱或消失。靠疫苗可以預防的疾病有20種以上，各地衛生所會依照施打的年齡、次數、間隔等，從零歲開始安排預防接種時間表。

台灣現行兒童預防接種的疫苗種類

- B型肝炎 ・五合一疫苗（白喉、破傷風、非細胞性百日咳、b型嗜血桿菌及不活化小兒麻痺混合疫苗）
- 13價結合型肺炎鏈球菌疫苗 ・卡介苗
- 水痘疫苗 ・麻疹腮腺炎德國麻疹混合疫苗
- A型肝炎疫苗 ・日本腦炎疫苗・流感疫苗

年過十五歲也無妨

在日本，專看兒童疾病的小兒科，基本上是以十五歲以下的患者為對象，但並沒有明文規定（台灣是小於十八歲），因此有下列情況的患者，其實也可以繼續上小兒科看診。

例如天生或從小就生病，持續在小兒科接受治療的病患，建議去常去的小兒科看診，畢竟他們最了解你的症狀變化，一路看著你的身體成長。

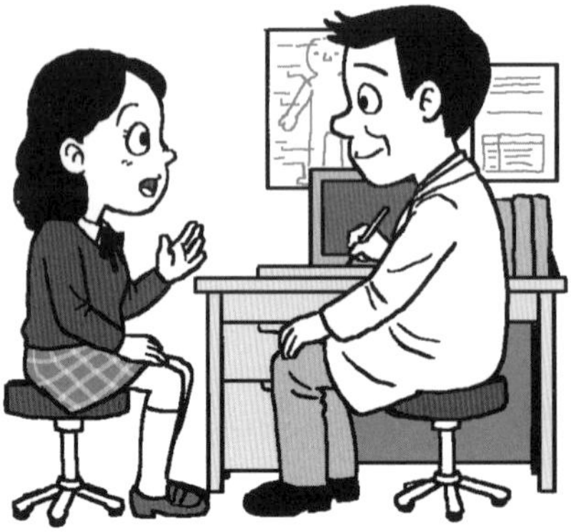

插圖／杉山真理

另外，如果你有從小就常去、最信任的小兒科醫生，也不用一滿十五歲就立刻改看內科。小兒科不只是解決身體的問題，也能夠提供個人發展、學習、心理、生活習慣，甚至是性教育的諮詢。

日本第一位小兒科醫師——弘田長博士

小兒科的歷史發展並不長，直到十九世紀後期才出現在德國。日本的第一位小兒科醫生是東京帝國大學（現在的東京大學）附設醫院的弘田長博士。弘田博士當時前往德國留學，進修外科的醫學技術。在異國生活，不習慣當地的情況下，他唯一的樂趣就是陪宿舍的孩子們玩耍。看到這個情況，他的恩師朱利葉斯．史克里巴教授強烈建議弘田博士學習當時日本還沒有的小兒科。

於是，弘田博士就這樣成為了日本的第一位小兒科醫生，還編寫了日本的第一本小兒科教科書，致力於兒童醫療發展，後來成為昭和天皇的御用醫生。

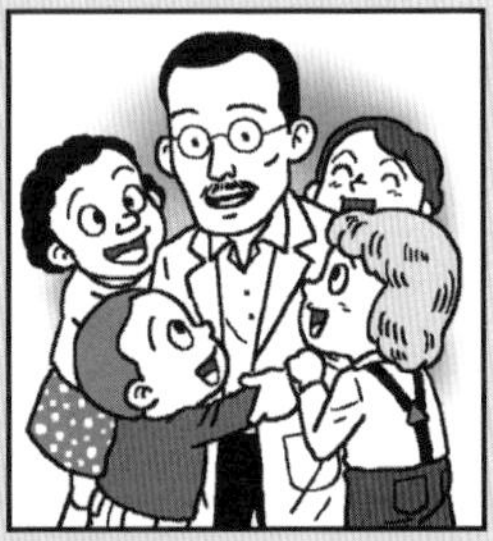

另外，他為了避免兒童繼續死於營養不良，因此成立藥局，進口營養食品和止咳藥，並開發出日本第一個國產爽身粉（在台灣的產品名稱是「和光堂嬰幼兒玉米爽身粉」）。

插圖／杉山真理

護理師的工作

小兒科的護理師也跟小兒科醫生一樣，必須具有大量兒童疾病及發展相關的知識和技術，更別說小兒科有許多面對病患的獨特方式。

首先，與大人不同的是，小孩子會哭鬧，因此護理師在協助醫生的同時，還必須安撫孩子，使他們安心。醫療行為以外的場合，還要陪孩子們玩耍，或是用孩子們容易理解的詞彙說明病情和檢查結果。當然也必須和家長溝通，緩和他們的不安，或告訴他們如何居家照護等。

在兒童醫療大樓的病房工作的護理師還需要負責餵奶、協助沐浴、換尿布、哄睡孩子等，甚至需要舉辦一些孩子們喜歡的活動。

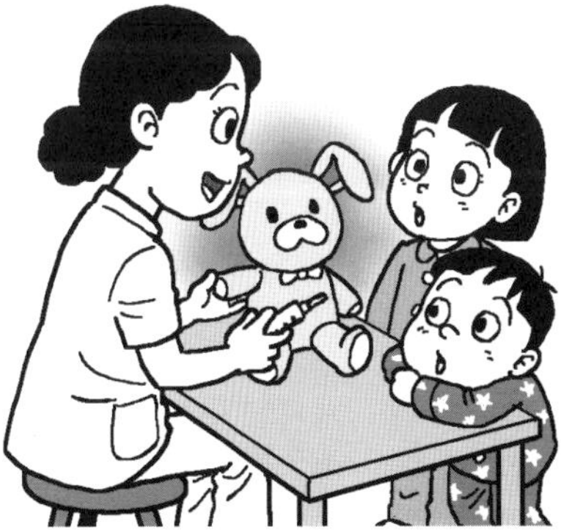

插圖／杉山真理

什麼樣的人適合小兒科？

首先當然是喜歡讓孩子開心、喜歡看到孩子笑容的人，更重要的是溝通能力強、判斷推測能力強。孩子就算生病也比較不懂得好好表達自己的症狀，所以除了孩子之外，還必須與家長好好溝通，找出孩子身體不適的原因並進行治療。

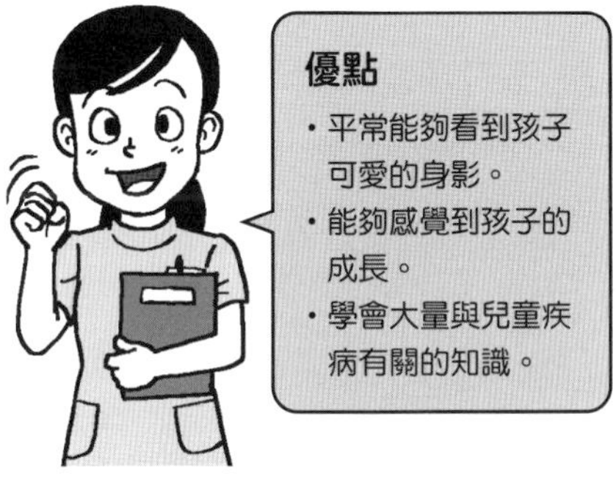
優點
・平常能夠看到孩子可愛的身影。
・能夠感覺到孩子的成長。
・學會大量與兒童疾病有關的知識。

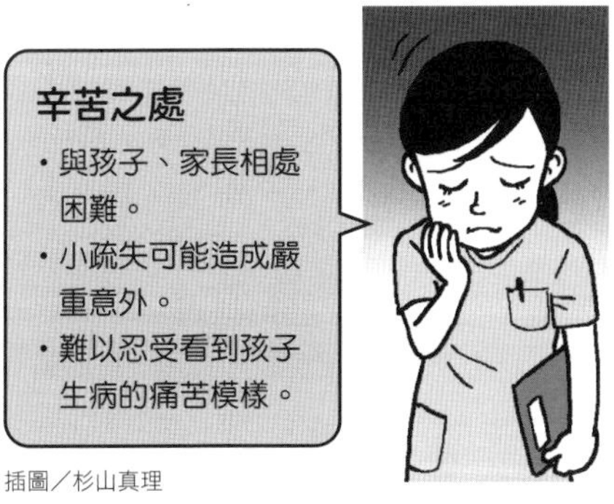
辛苦之處
・與孩子、家長相處困難。
・小疏失可能造成嚴重意外。
・難以忍受看到孩子生病的痛苦模樣。

插圖／杉山真理

另外還有小兒外科

小兒科與內科都同樣是以藥物治病，另一方面，透過手術治病的則是小兒外科。但這個科別並非專門處理兒童受傷，主要是負責治療新生兒的先天性疾病、兒童癌症等。因此經常會遇到許多成年人身上不會出現的兒童特殊疾病，必須具備這方面的專業知識。

先天性疾病例子

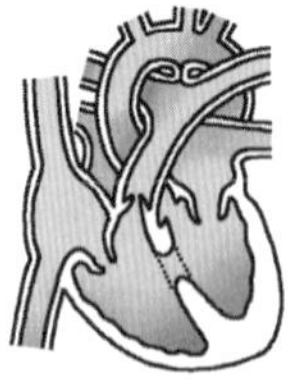

先天性心臟病

心臟房室間隔有缺損，血液在心臟和肺臟之間空轉，造成心臟衰竭或缺氧。

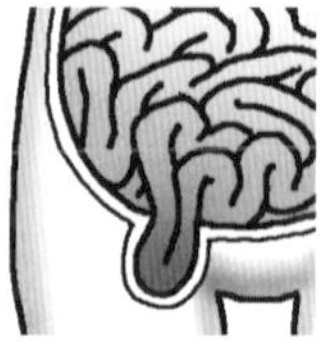

小兒疝氣

腸子和脂肪落入大腿腹部交接的鼠蹊通道的疾病。

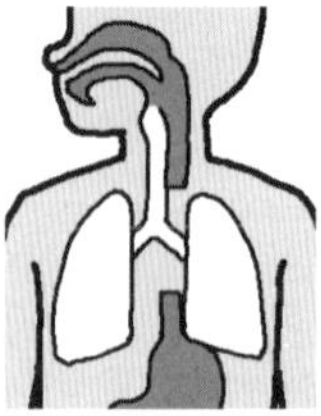

先天性食道閉鎖

食道與胃彼此不相通的疾病。有時食道連到了氣管。

插圖／杉山真理

避免妨礙兒童成長的「內視鏡外科手術」

小兒外科的手術，不再是把胸腹切開，而是將攝影機和特殊手術工具透過小洞送入體內進行的內視鏡外科手術。一方面也是考量到切開肌肉動手術，恐怕會影響兒童體格發育。另外就是內視鏡手術的傷口小，手術後傷口不明顯也較快痊癒，因此對於年紀小的孩童來說，身體負擔也較小。

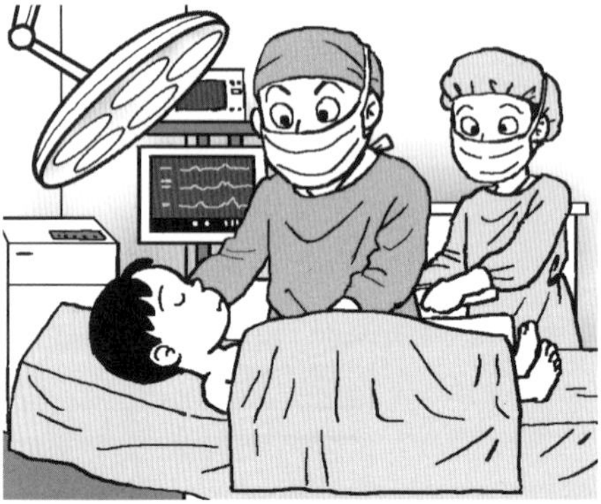

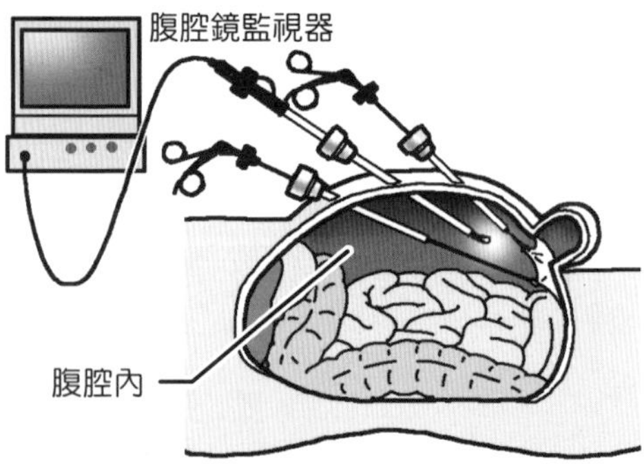

插圖／杉山真理

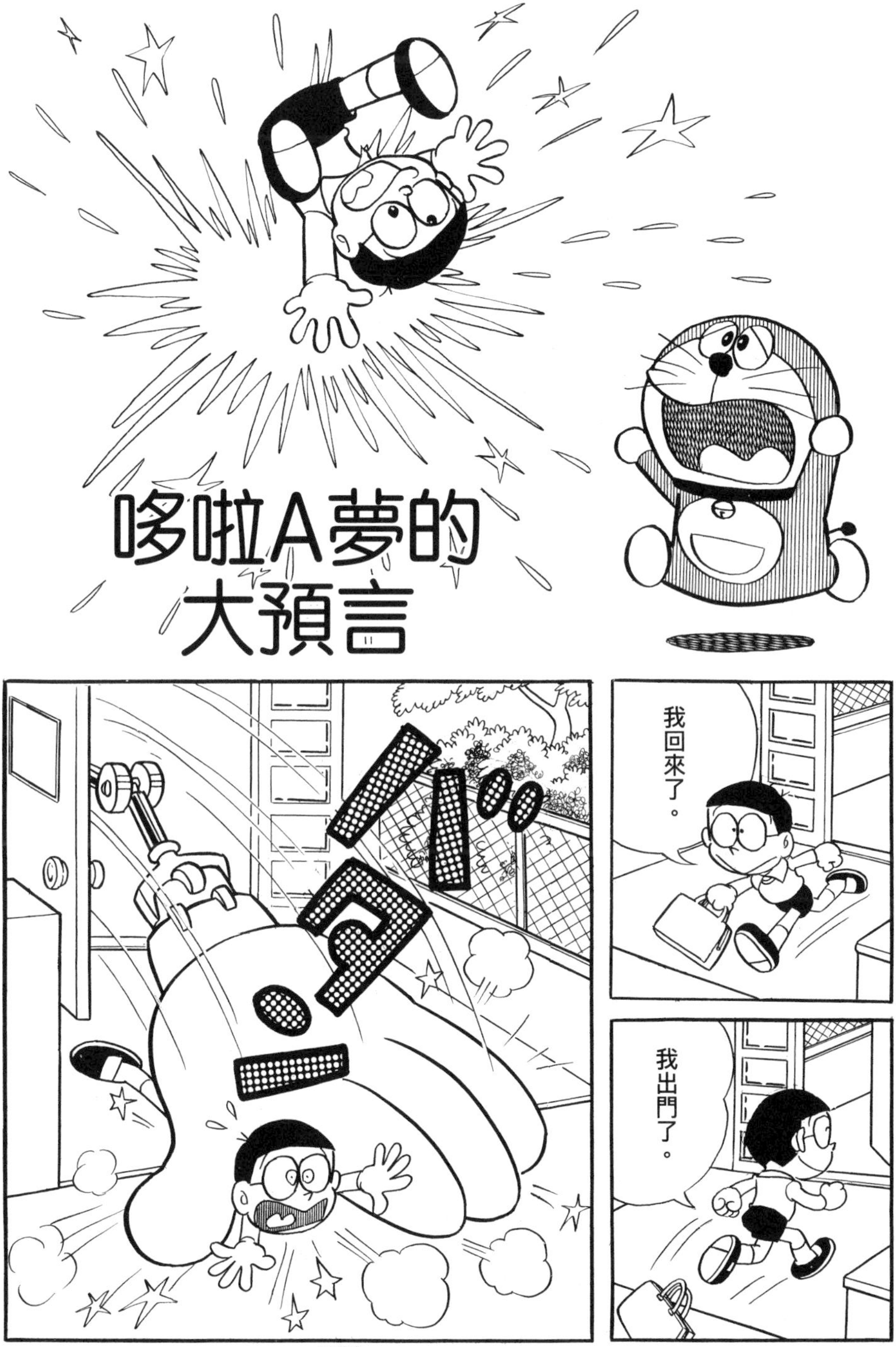
哆啦A夢的大預言
我回來了。
我出門了。
※啪咚

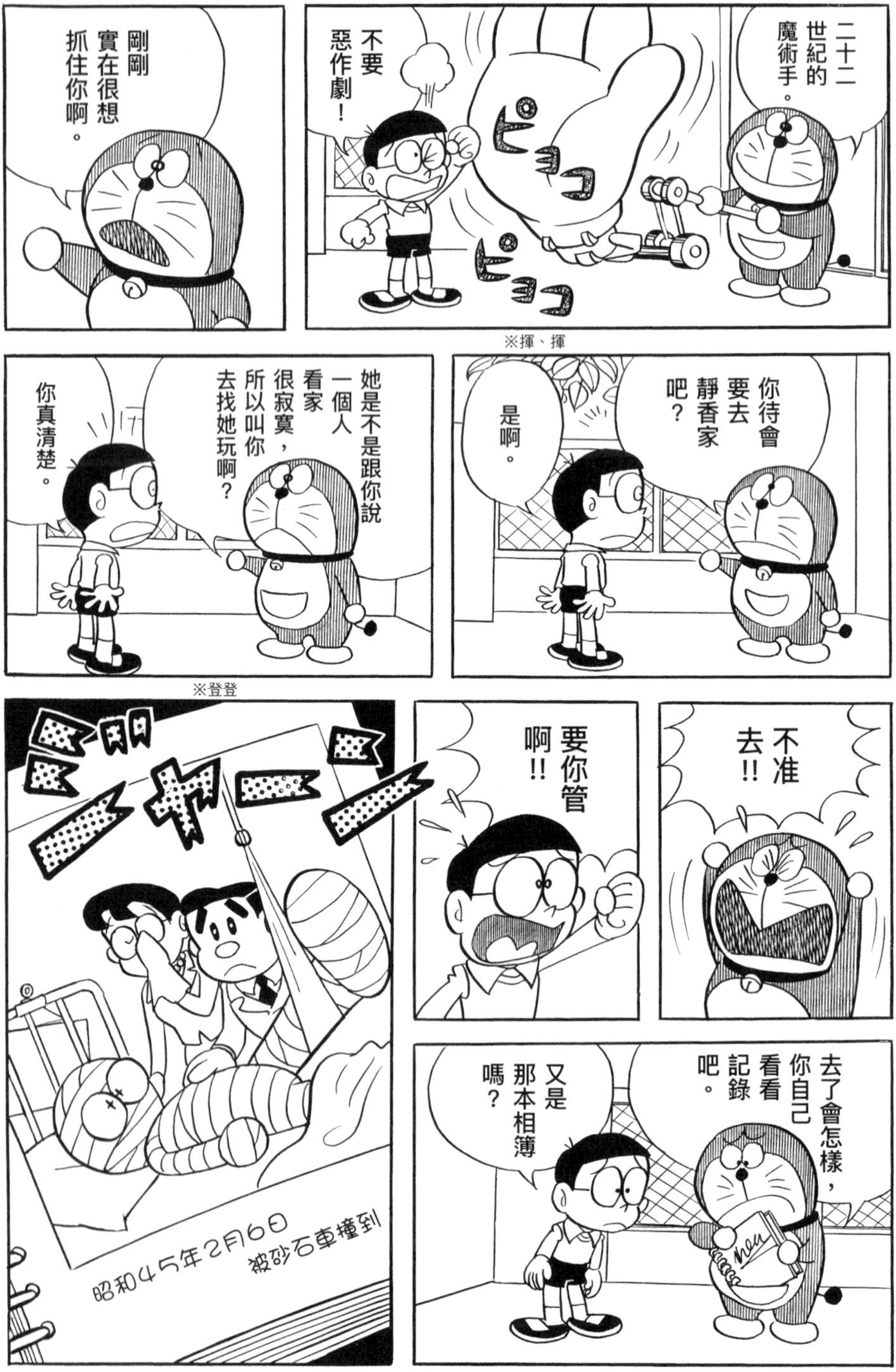
二十二世紀的魔術手。
不要惡作劇！
ピョコ
ピョコ
※揮、揮
剛剛實在很想抓住你啊。
你待會要去靜香家吧？
是啊。
她是不是跟你說一個人看家很寂寞，所以叫你去找她玩啊？
你真清楚。
※登登
不准去!!
要你管啊!!
昭和45年2月6日 被砂石車撞到
去了會怎樣，你自己看看記錄吧。
又是那本相簿嗎？

萬能醫生手提包Q&A

Q 全球人數最多的血型是下列何者？

① A型 ② B型 ③ O型 ④ AB型

A ③ O型。全球約有44％的人口是O型，日本最多的是A型，台灣最多的是O型，約佔44％。

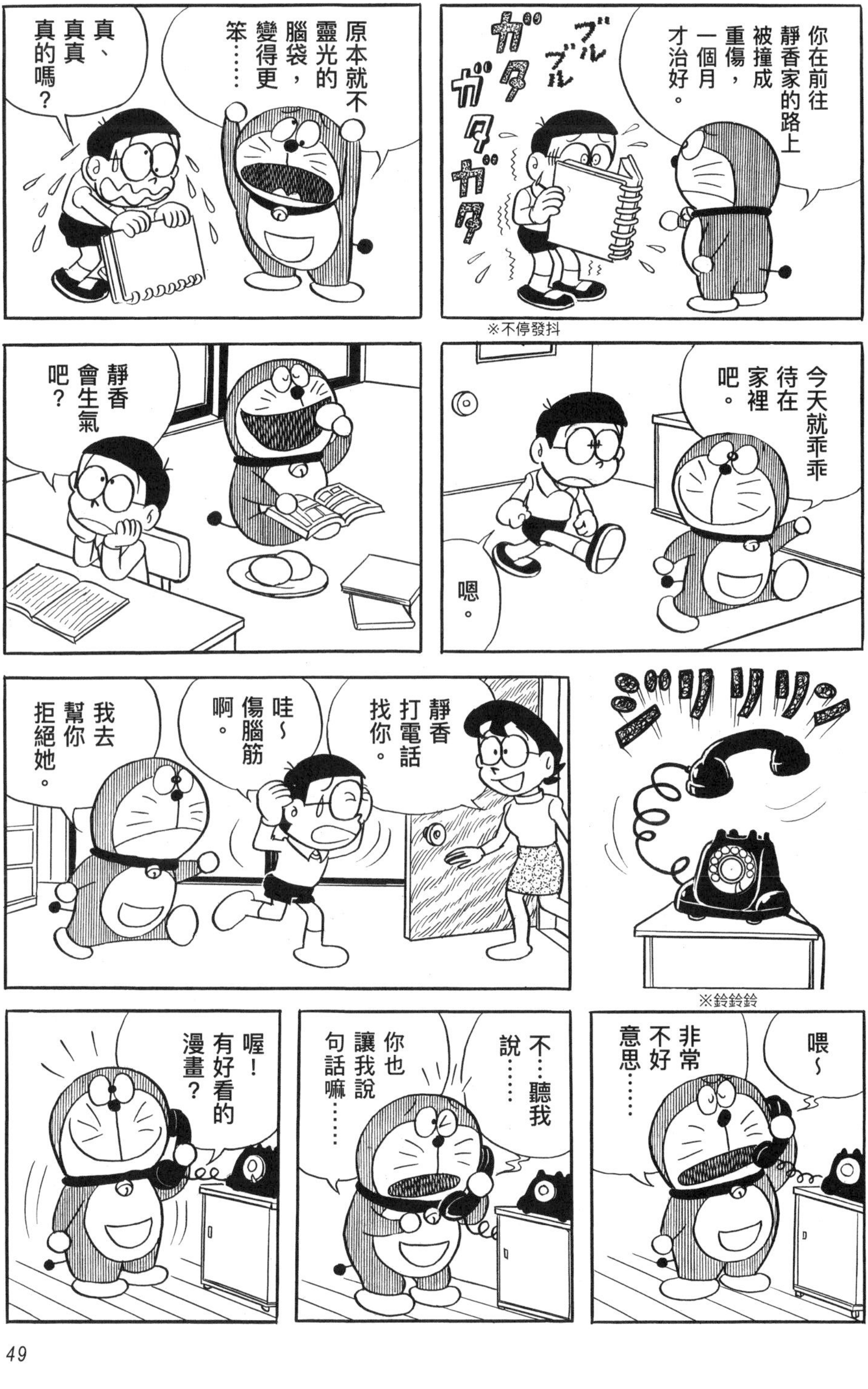
你在前往靜香家的路上被撞成重傷，一個月才治好。
ブルブル
ガタガタガタガタ
※不停發抖
原本就不靈光的腦袋，變得更笨……
真、真真真的嗎？
今天就乖乖待在家裡吧。
嗯。
靜香會生氣吧？
※鈴鈴鈴
靜香打電話找你。
哇~傷腦筋啊。
我去幫你拒絕她。
喂~
非常不好意思……
不…聽我說……
你也讓我說句話嘛……
喔！有好看的漫畫？

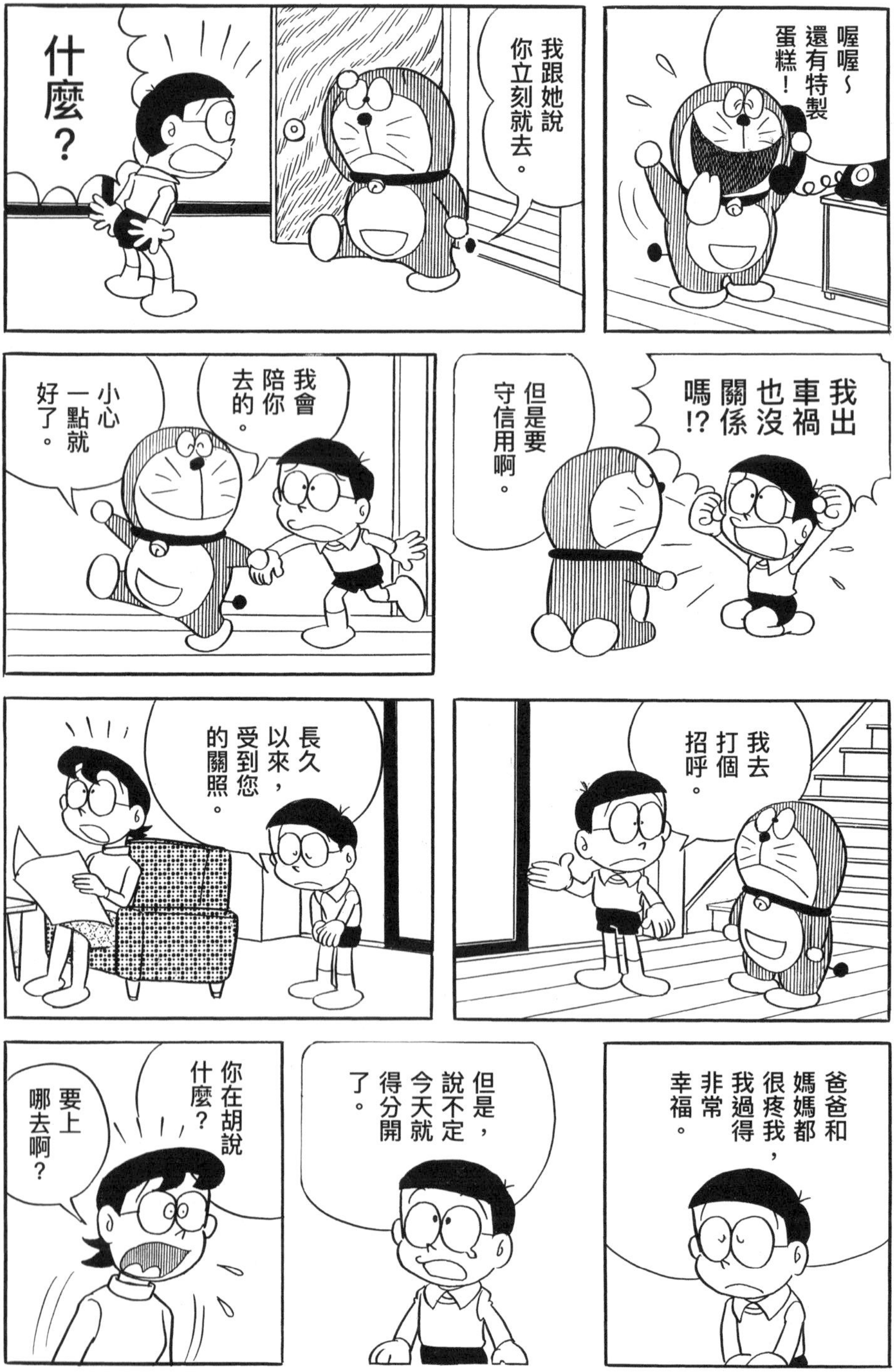
喔喔～還有特製蛋糕！
我跟她說你立刻就去。
什麼？
我出車禍也沒關係嗎!?
但是要守信用啊。
我會陪你去的。
小心一點就好了。
我去打個招呼。
長久以來，受到您的關照。
爸爸和媽媽都很疼我，我過得非常幸福。
但是，說不定今天就得分開了。
你在胡說什麼？
要上哪去啊？

萬能醫生手提包Q&A

Q 以前的外科醫師還兼開什麼店？①肉舖 ②書店 ③理髮店

A ③理髮店。理髮店的紅色、藍色、白色燈柱，據說就是當時留下的證明。

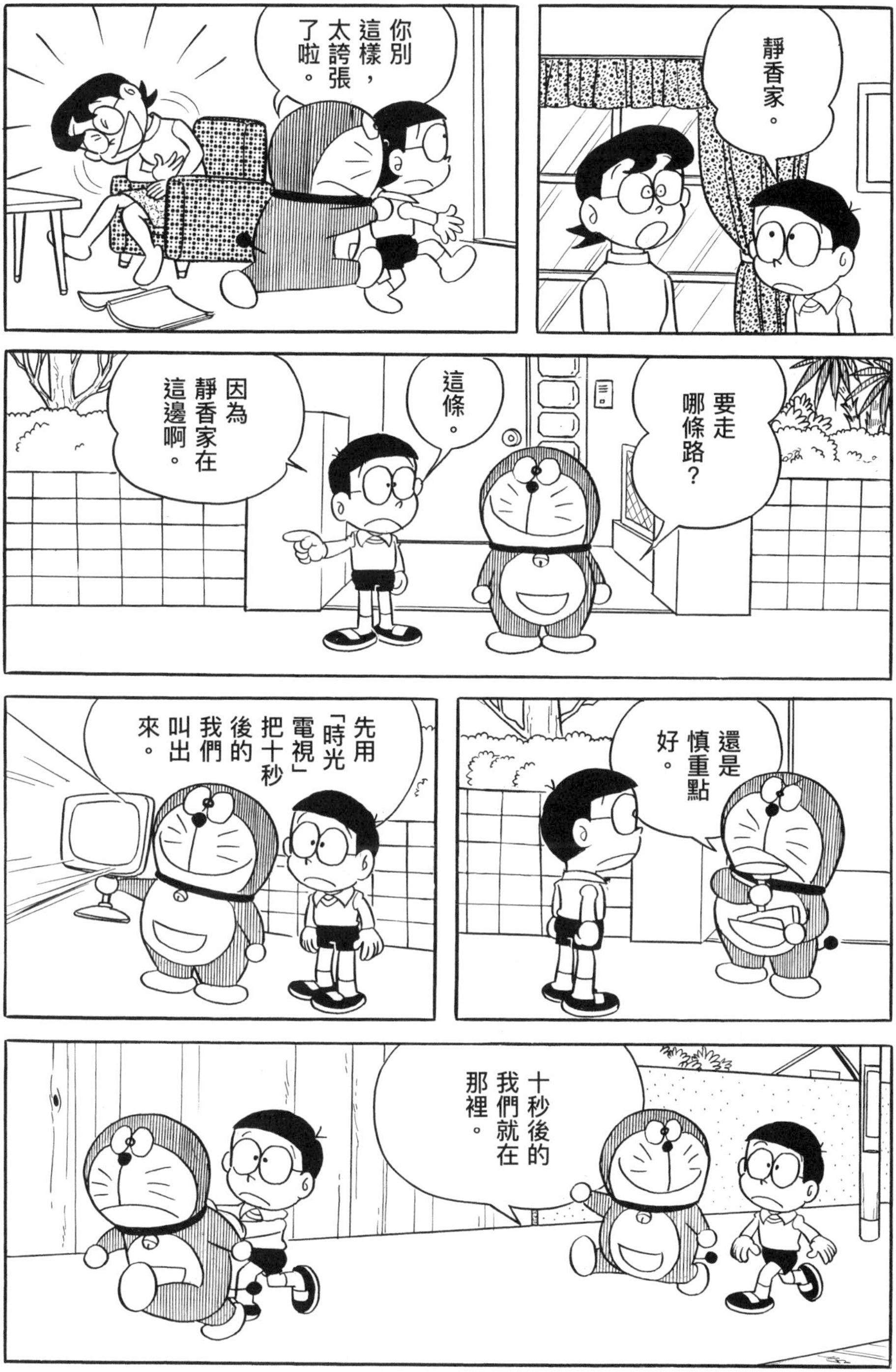
靜香家。
你別這樣，太誇張了啦。
要走哪條路？
這條。
因為靜香家在這邊啊。
還是慎重點好。
先用「時光電視」把十秒後的我們叫出來。
十秒後的我們就在那裡。

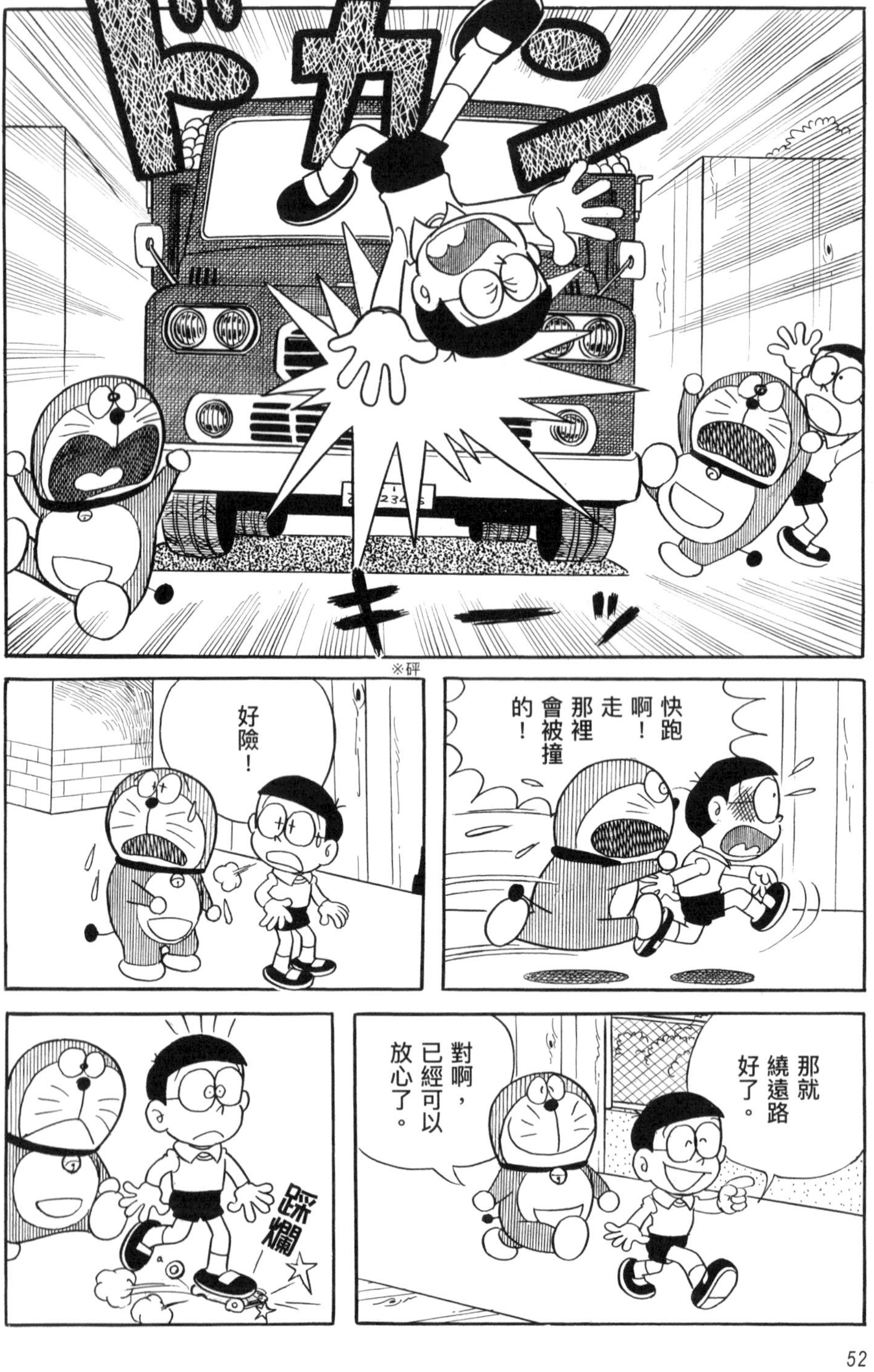

ドカー
キーッ
※砰
快跑啊！走那裡會被撞的！
好險！
那就繞遠路好了。
對啊，已經可以放心了。
踩爛

萬能醫生手提包Q&A

Q 繪製人體解剖圖最知名的畫家是哪位？①達文西 ②梵谷 ③畢卡索

A ①達文西。以《蒙娜麗莎》等畫作聞名的達文西，也繪製過精準的解剖圖。

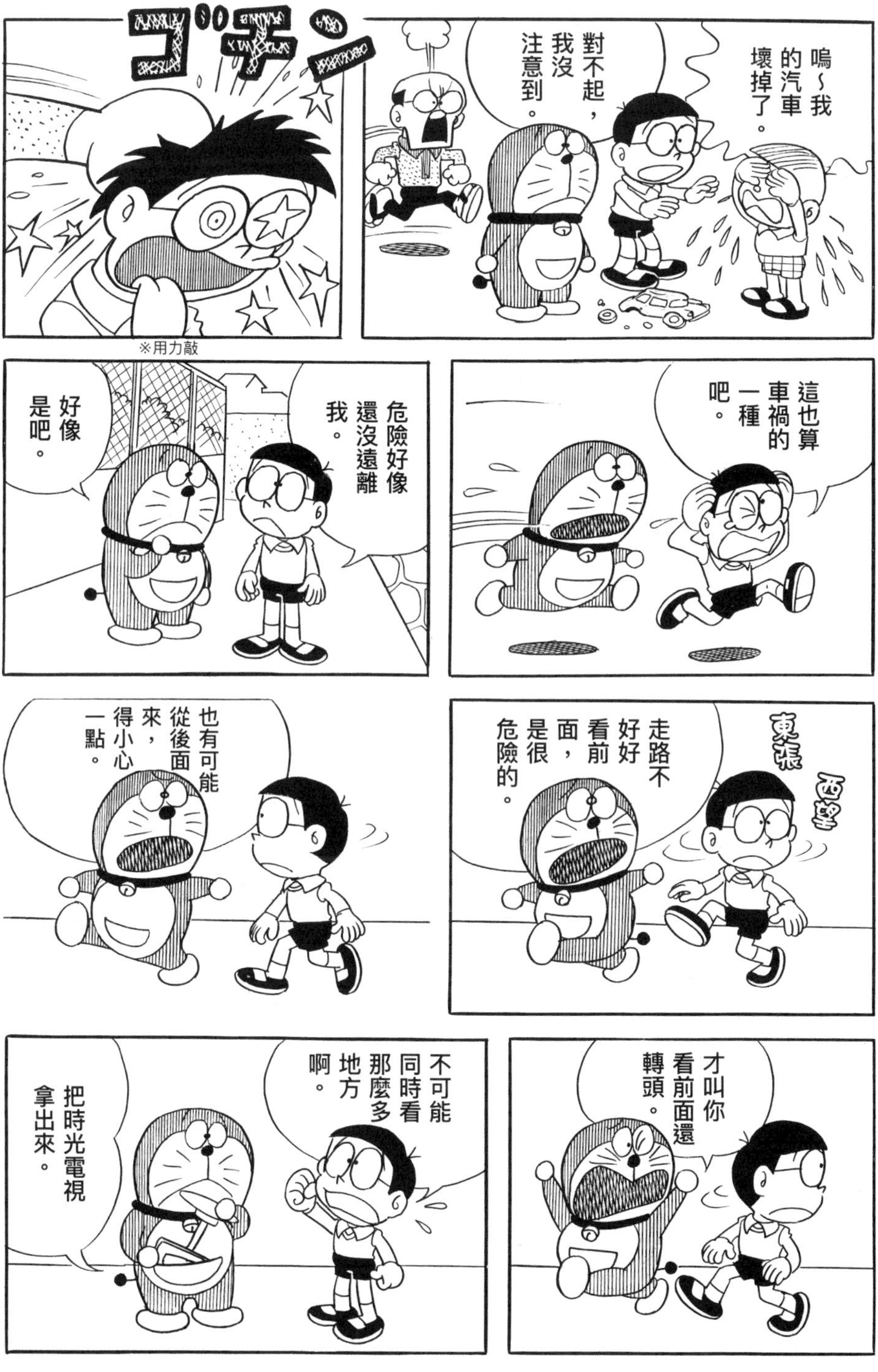

嗚~我的汽車壞掉了。
對不起，我沒注意到。
ゴチン
※用力敲
這也算車禍的一種吧。
危險好像還沒遠離我。
好像是吧。
走路不好好看前面，是很危險的。
東張
西望
也有可能從後面來，得小心一點。
才叫你看前面還轉頭。
不可能同時看那麼多地方啊。
把時光電視拿出來。

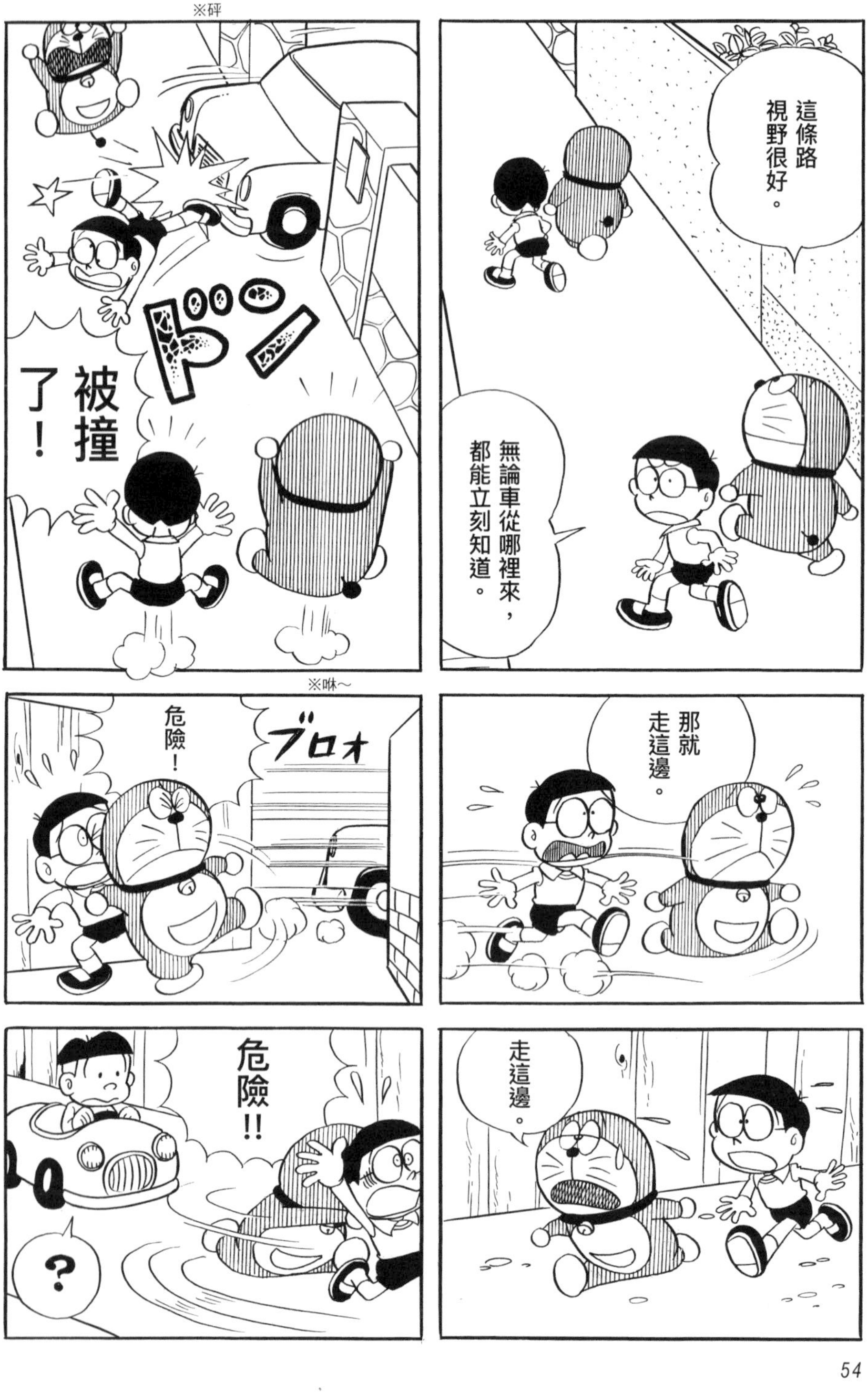
這條路視野很好。
無論車從哪裡來，都能立刻知道。
※砰
ドーン
被撞了！
那就走這邊。
※咻～
ブロオ
危險！
走這邊。
危險!!
？

萬能醫生手提包Q&A

Q 使血液呈現紅色的金屬是下列何者？①金 ②鐵 ③鋁

A ②鐵。因為紅血球內的蛋白質、血紅素含鐵。

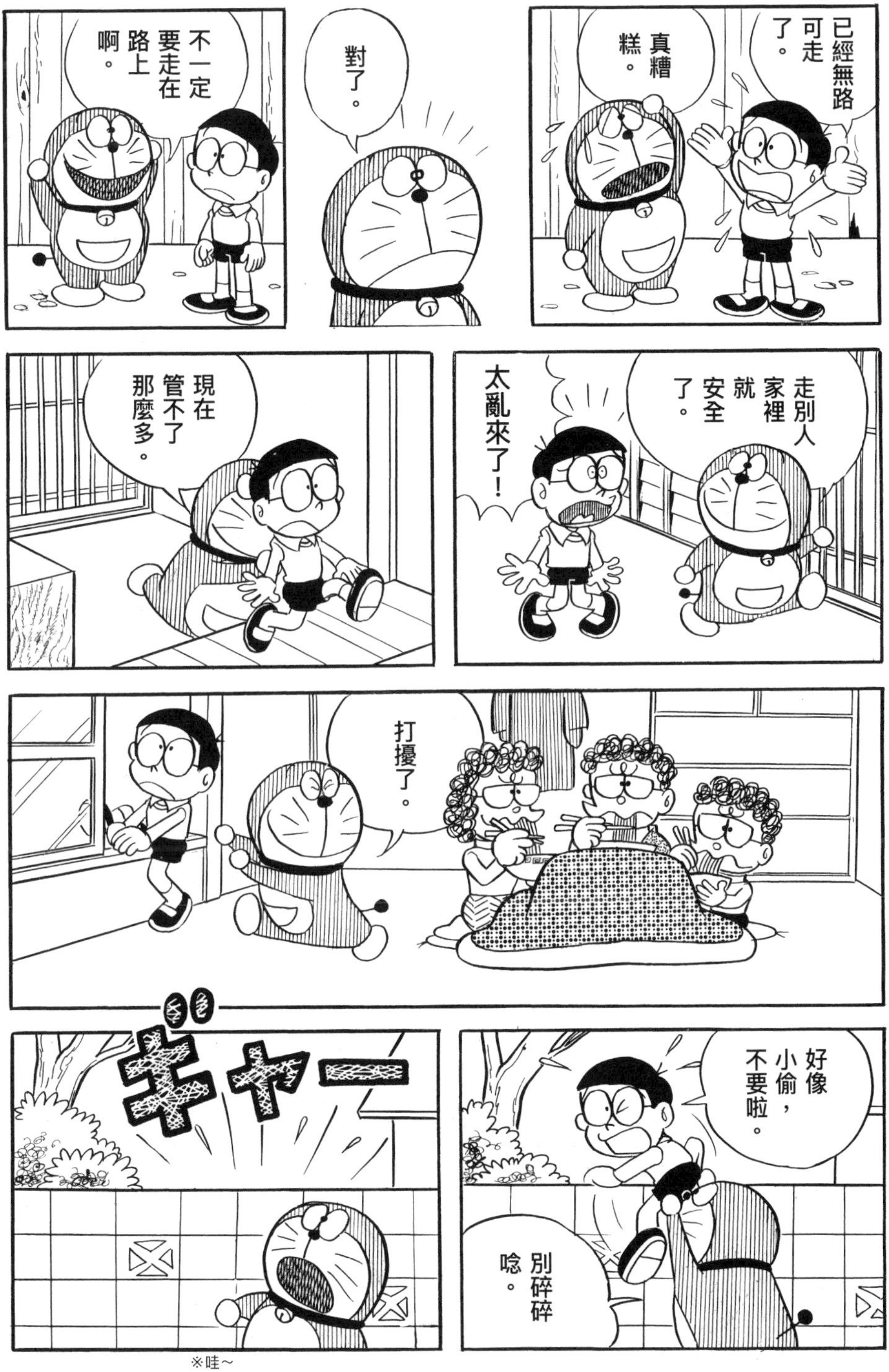
已經無路可走了。
真糟糕。
對了。
不一定要走在路上啊。
走別人家裡就安全了。
太亂來了！
現在管不了那麼多。
打擾了。
好像小偷，不要啦。
別碎碎唸。
ギャー

※哇～

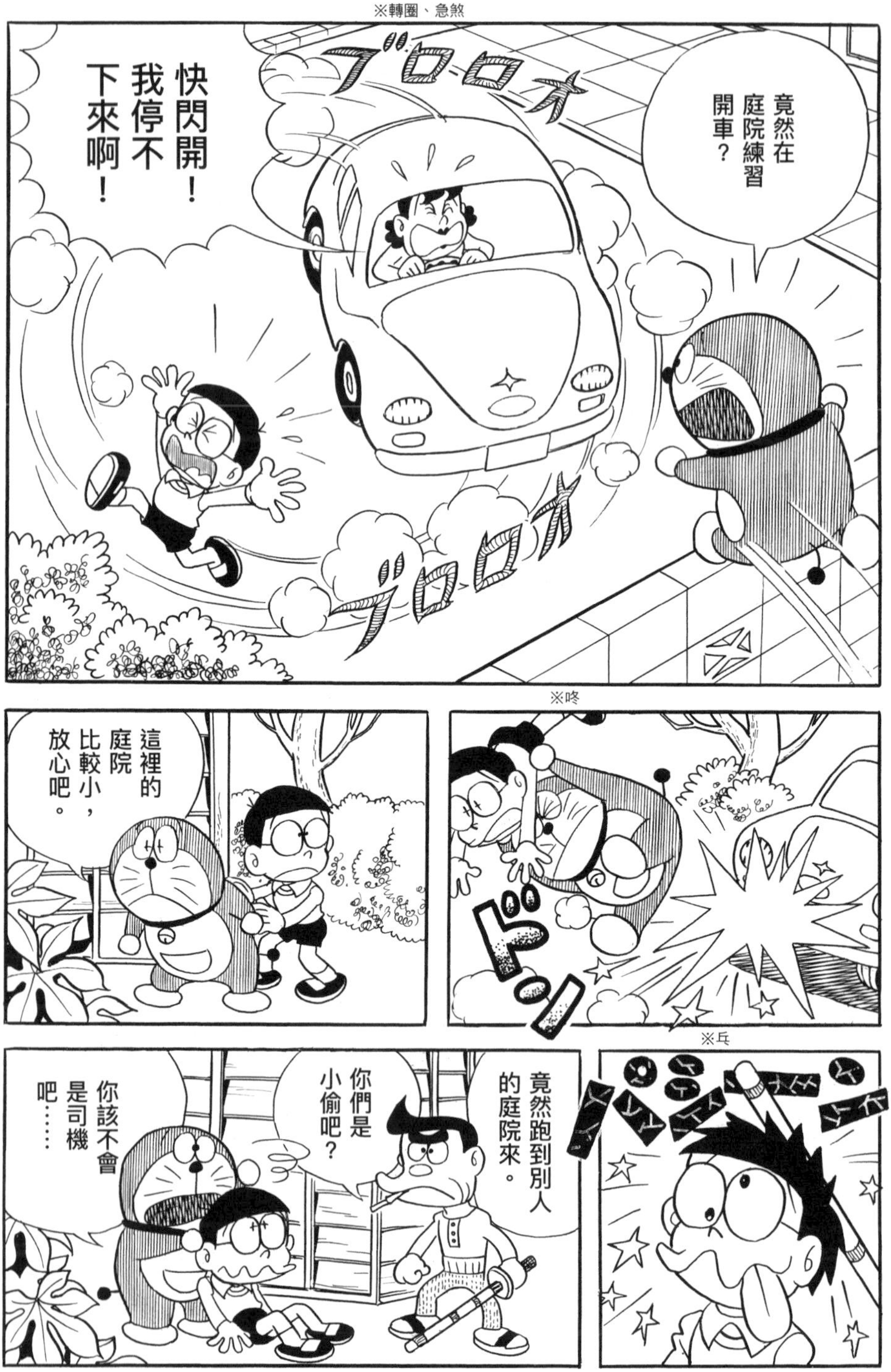
※轉圈、急煞
竟然在庭院練習開車？
快閃開！我停不下來啊！
※咚
這裡的庭院比較小，放心吧。
※乓
竟然跑到別人的庭院來。
你們是小偷吧？
你該不會是司機吧……

萬能醫生手提包Q&A

Q 撞到頭，腫起一個包時，這個腫包裡面是什麼？①血液 ②骨頭 ③細菌

A

①血液。皮膚底下的血管破裂、血液沉積在頭蓋骨上，因此形成腫包。

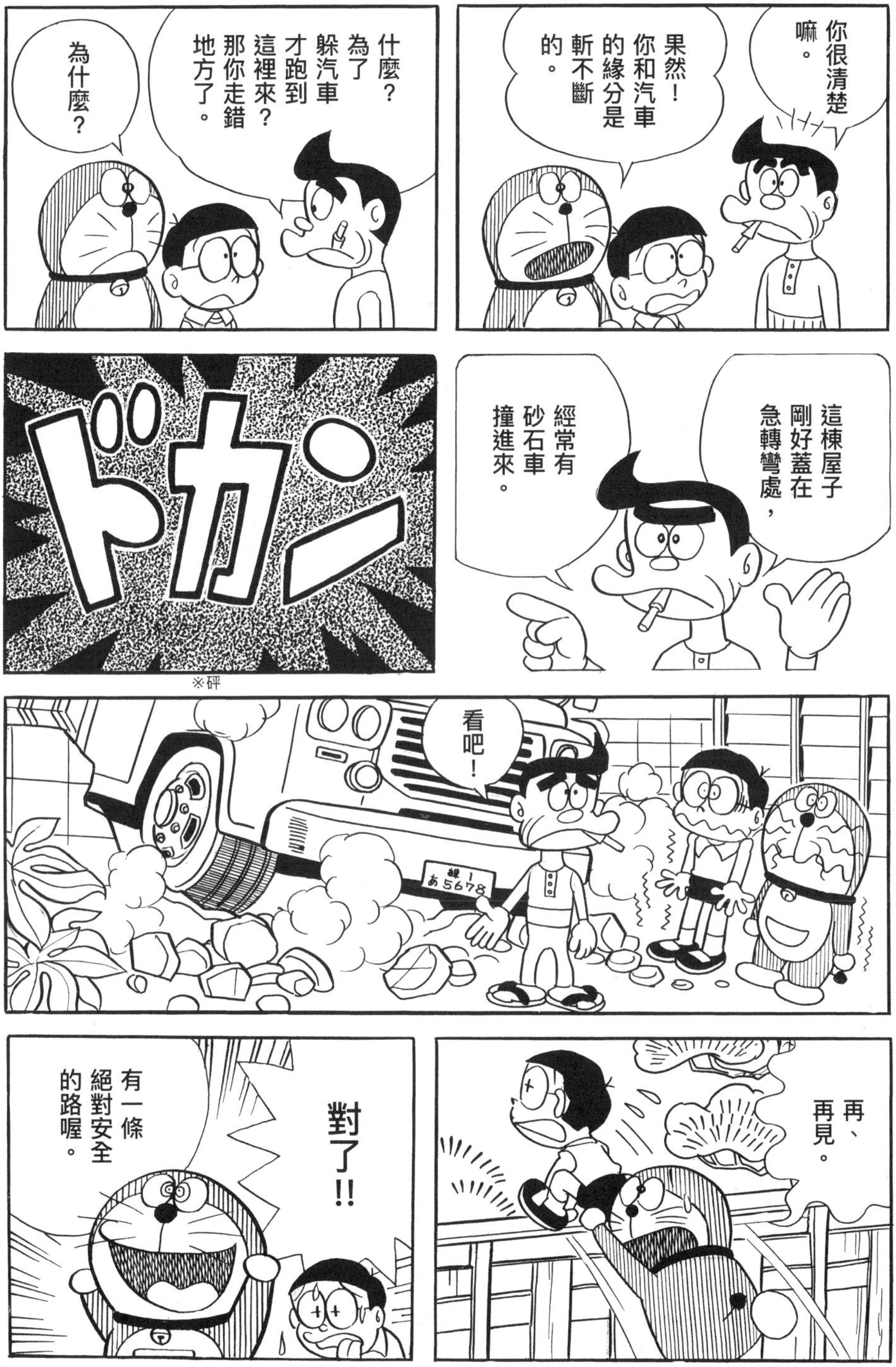
你很清楚嘛。
果然！你和汽車的緣分是斬不斷的。
什麼？為了躲汽車才跑到這裡來？那你走錯地方了。
為什麼？
這棟屋子剛好蓋在急轉彎處，
經常有砂石車撞進來。
ドカン
※砰
看吧！
再、再見。
對了!!
有一條絕對安全的路喔。

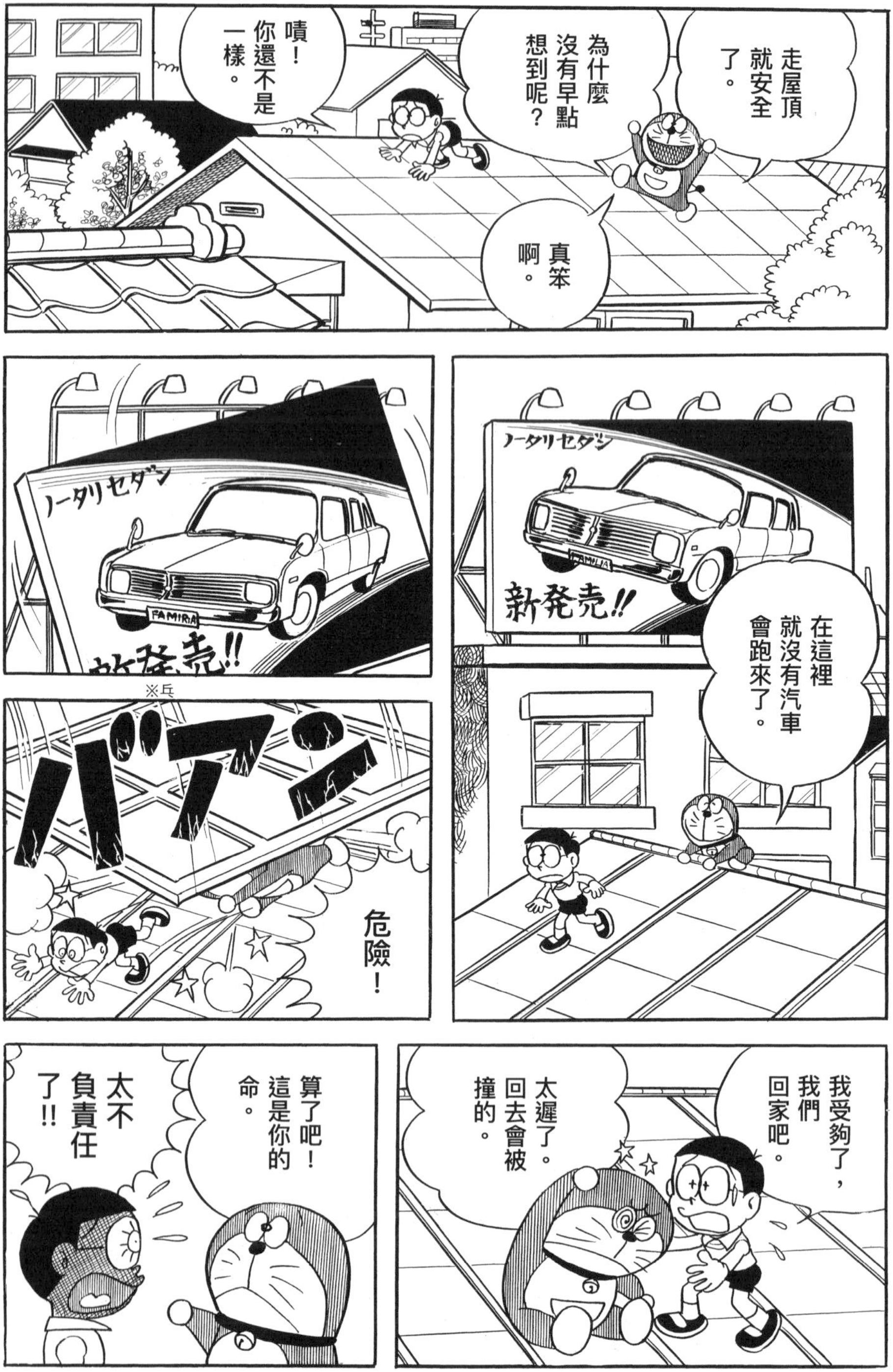
走屋頂就安全了。
為什麼沒有早點想到呢？
真笨啊。
嘖！你還不是一樣。
ノータリセダン
FAMIRIA
新発売!!
在這裡就沒有汽車會跑來了。
ノータリセダン
FAMIRIA
新発売!!
危險！
バァン
※乓
我受夠了，我們回家吧。
太遲了。回去會被撞的。
算了吧！這是你的命。
太不負責任了!!

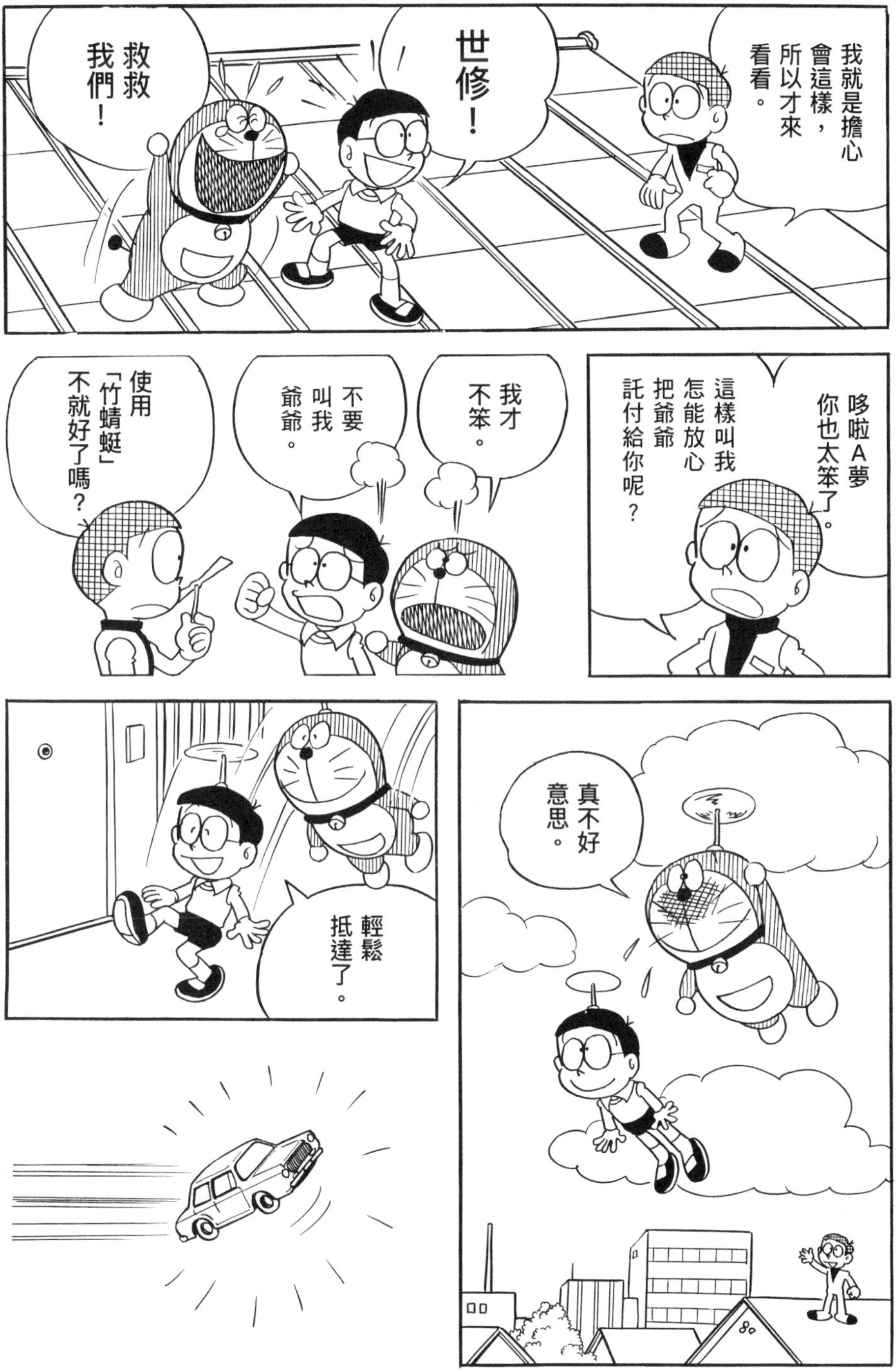
我就是擔心會這樣，所以才來看看。
世修！
救救我們！
哆啦A夢你也太笨了。這樣叫我怎能放心把爺爺託付給你呢？
我才不笨。
不要叫我爺爺。
使用「竹蜻蜓」不就好了嗎？
真不好意思。
輕鬆抵達了。

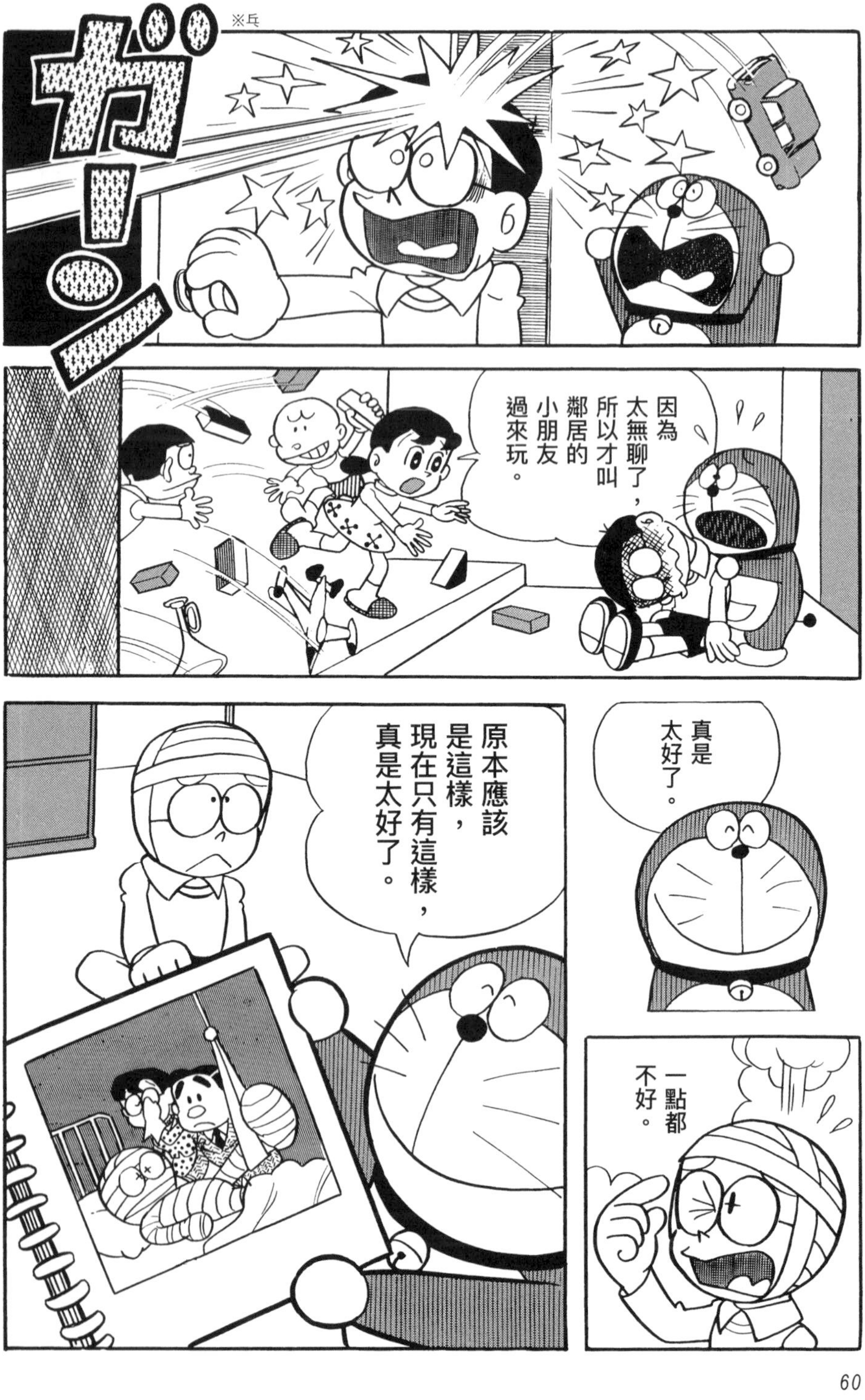
※乒
因為太無聊了，所以才叫鄰居的小朋友過來玩。
真是太好了。
原本應該是這樣，現在只有這樣，真是太好了。
一點都不好。

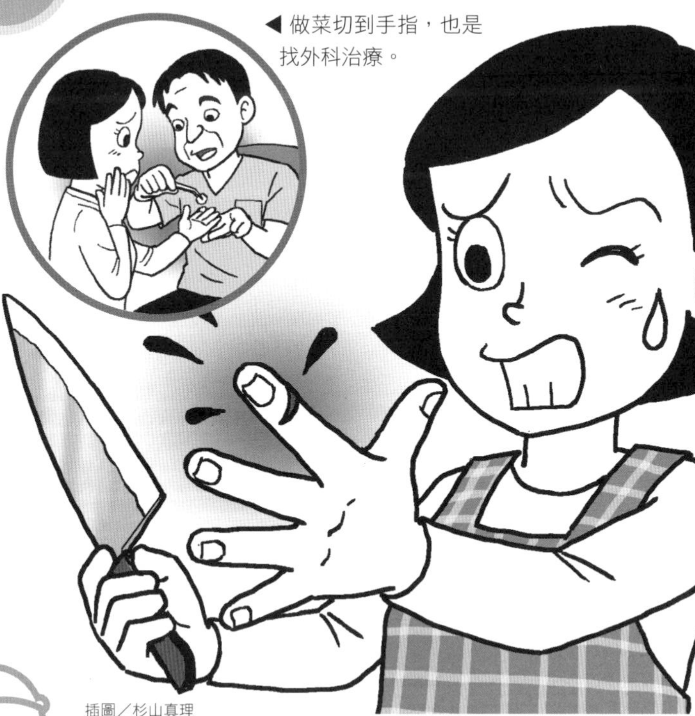
◀做菜切到手指，也是找外科治療。

插圖／杉山真理

外科 出血性損傷找外科

重傷需要靠手術修復

患部出血、擦傷、割傷等的處理與治療，都是外科的範疇。治療體內的疾病是由內科開藥，而外科主要是透過手術修復體外的傷勢和疾患。小傷口多半可經由擦藥或貼上醫療用透氣膠帶等治癒。傷口過大過深時，就需要動手術，用針線縫合傷口。

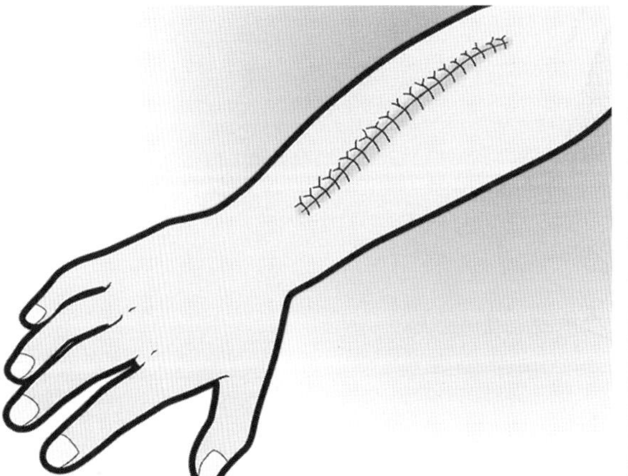

插圖／加藤貴夫

體內的手術也是由外科進行

插圖／加藤貴夫

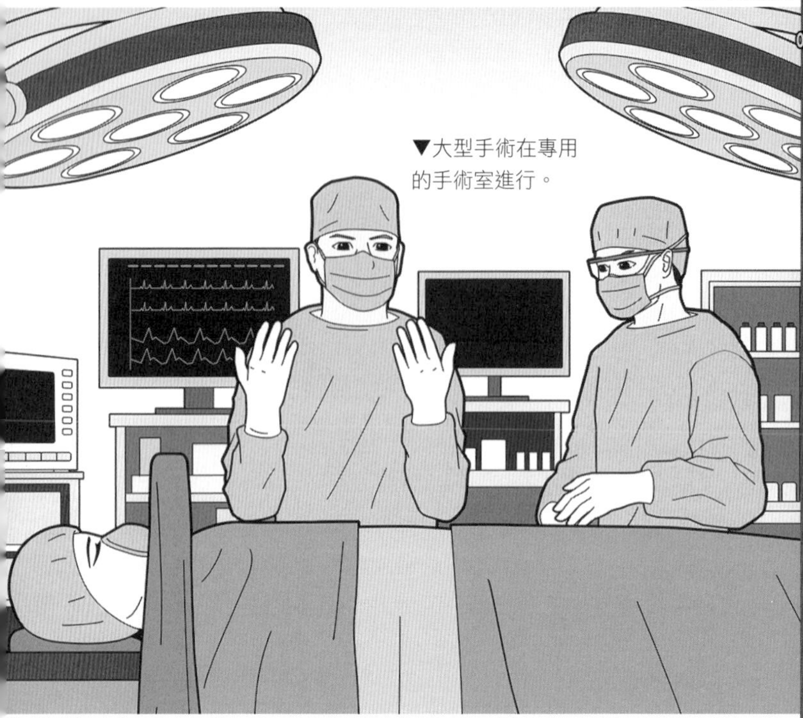

▼大型手術在專用的手術室進行。

內科診斷完畢，由外科進行手術

外科不單只是治療傷口，也會動手術治療體內的病灶。消化系統、內臟、心臟、血管等的疾病，都是在內科看診後，再根據診斷結果，判斷是由內科施予藥物治療，或是由外科進行必要的手術，藉由手術摘除患部，治癒患者的疾病。

遇到藥物無法治癒的疾病，或診斷疾病惡化後確定需要手術介入等狀況，就會動手術。

換句話說，患者吃藥治病是「內科診療」，動手術治病是「外科診療」。

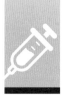

各種外科的次專科

隨著醫療技術日新月異，外科的發展也更加專業化，外科可分為各種次專科，主要是按照負責的身體部位分類。

消化系外科（或消化外科）負責從口腔到肛門的疾病，包括食道、胃、十二指腸、小腸、大腸、肛門等的手術。

心臟血管外科負責心臟、全身從手到腳的動脈、靜脈疾病。

神經外科是負責利用手術治療腦、脊髓、神經的疾病。也稱為腦神經外科或腦外科。

胸腔外科負責食道、縱隔腔、肺部等相關功能的疾病，以及動手術治療這些部位的癌症。

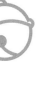

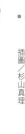

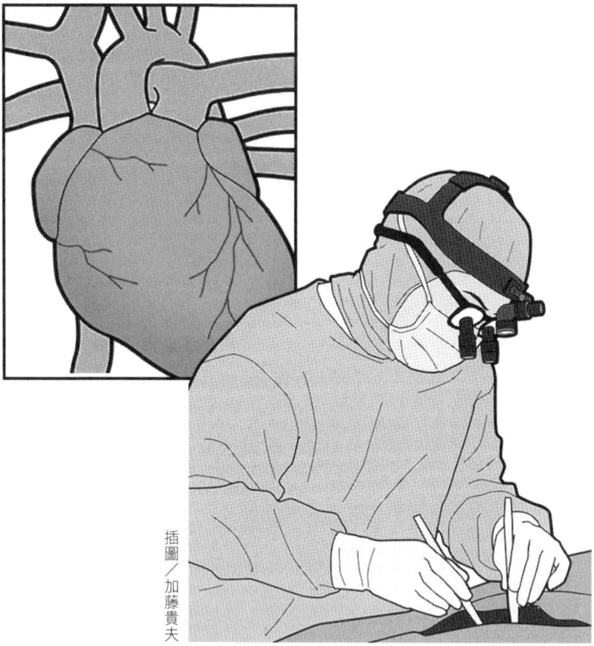

插圖／加藤貴夫

血型大發現

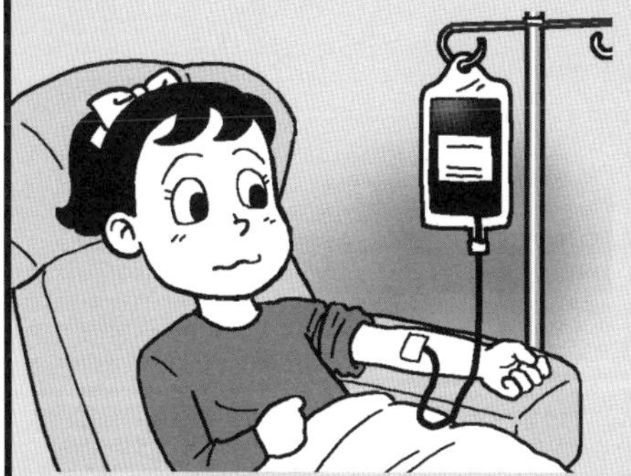

插圖／杉山真理

奧地利的病理學家卡爾・蘭德施泰納，於1900年，在某個人類血清中混入其他人的紅血球，發現有時會凝固有時不會。根據這項研究結果，他發現血液有分類型，也就是現在的ABO血型系統。在血型被發現之前，曾經發生輸血後血型不合而死亡的例子。

外科手術的工具

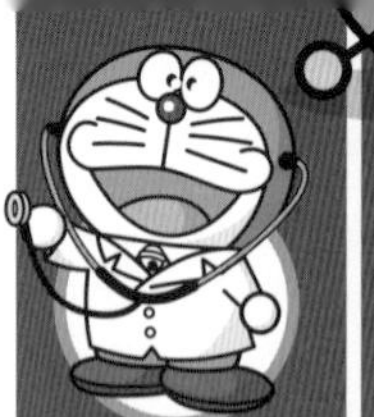

醫院手術室裡有大量的器械。進行一次手術，有時需要使用上百種器械。

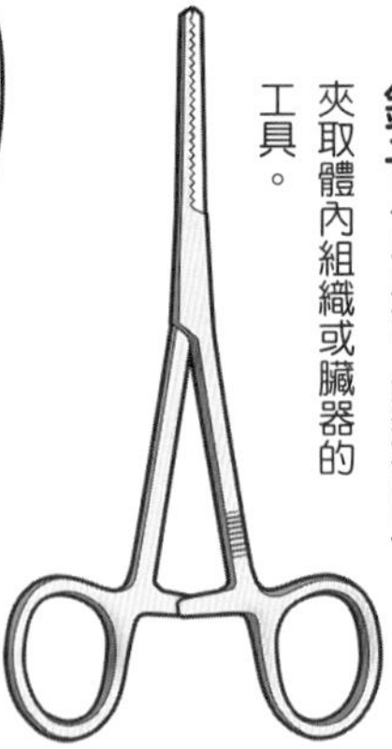

鉗子（止血鉗、敷料鉗等）

夾取體內組織或臟器的工具。

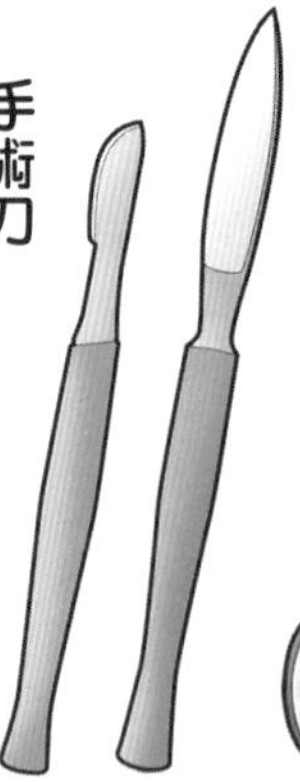

手術刀

切開皮膚的工具。用於手術一開始。

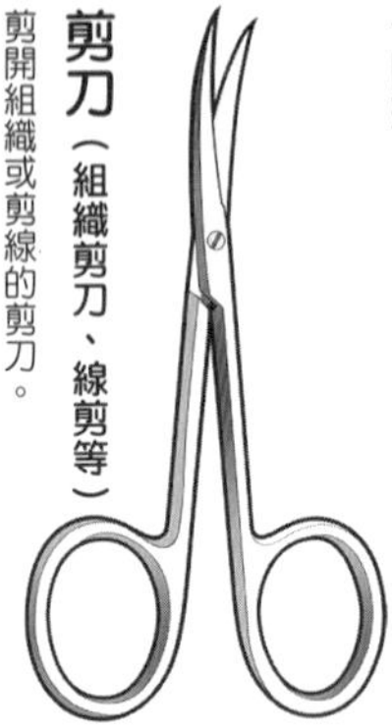

剪刀（組織剪刀、線剪等）

剪開組織或剪線的剪刀。

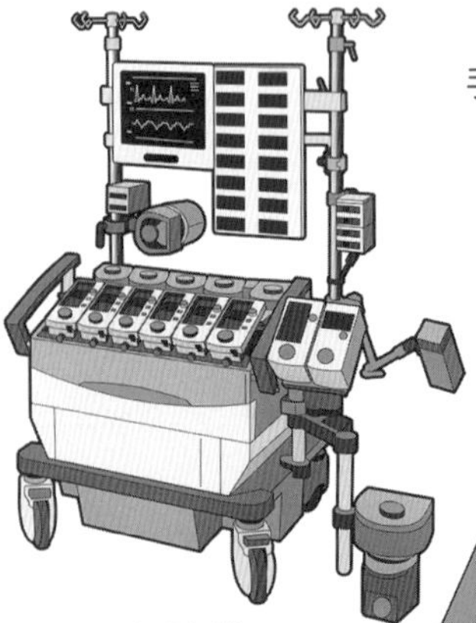

人工心肺機

代替心臟幫助血液流動的儀器，在停止心臟動手術時使用。

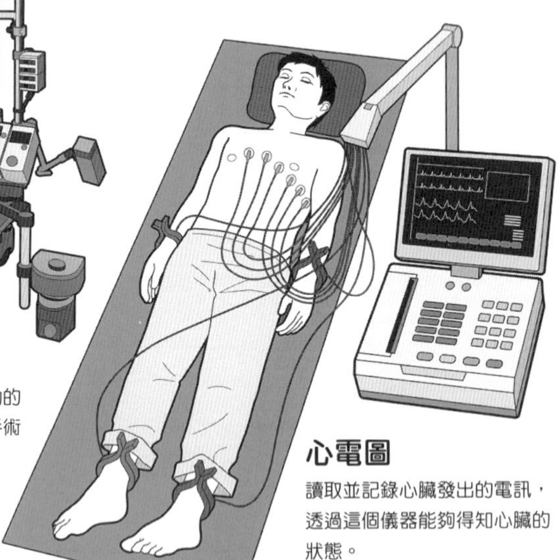

心電圖

讀取並記錄心臟發出的電訊，透過這個儀器能夠得知心臟的狀態。

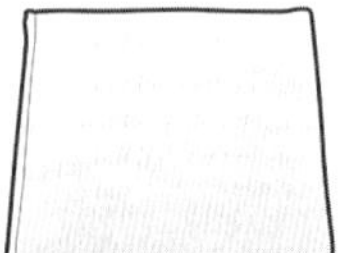

紗布

用於手術時阻止出血或保護組織。

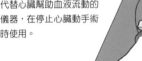

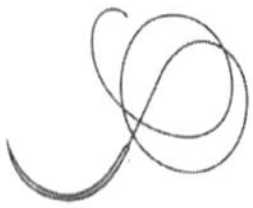

針（圓針、角針等）**與線**

縫合時使用。

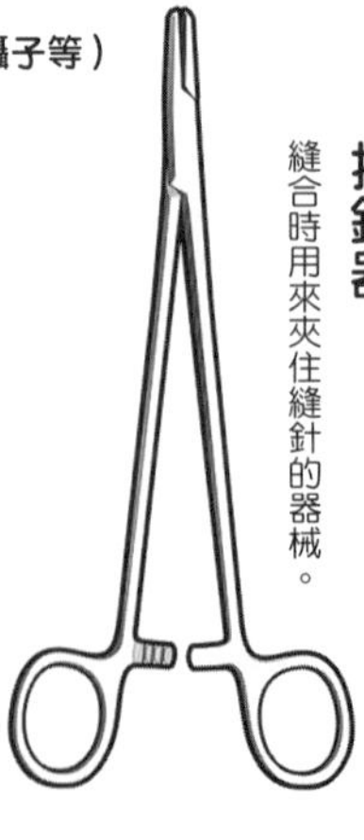

持針器

縫合時用來夾住縫針的器械。

鑷子（組織鑷子等）

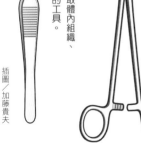

用來夾取體內組織、紗布等的工具。

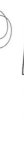

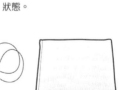

插圖／加藤貴夫

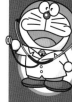

外科的歷史

與認識身體構造的解剖學同步發展

外科醫師的起源，據說是來自古時候把刀具用在人身上的理髮師。中世紀時的理髮師會同時兼做外科醫師的工作，負責放掉使人生病的壞血治病。

中世紀的歐洲在醫學院和修道院進行人體解剖，藉此認識人體的構造等，並將得到的結果寫成書，協助醫學發展。修道院會使用草藥治病，也會動手術。

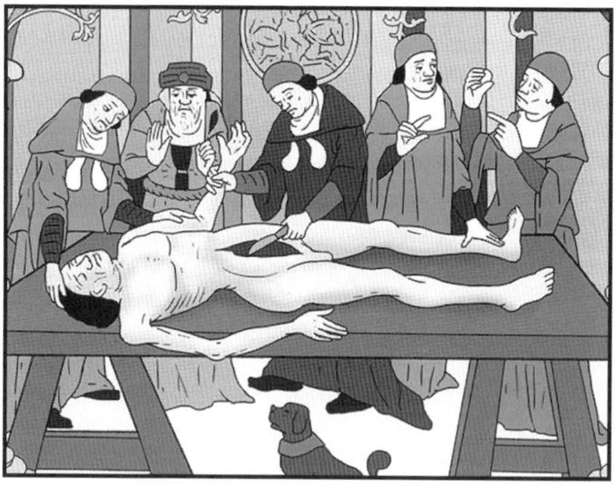

插圖／加藤貴夫

醫生動手術時沒穿白袍

大約在一百六十年前，醫生動手術只是脫去外套、捲起襯衫袖子後洗手而已，沒有穿白袍。直到一八六〇年，英國的南丁格爾開設護校，改革醫院衛生，醫護人員才開始穿戴白袍、髮帽和口罩。

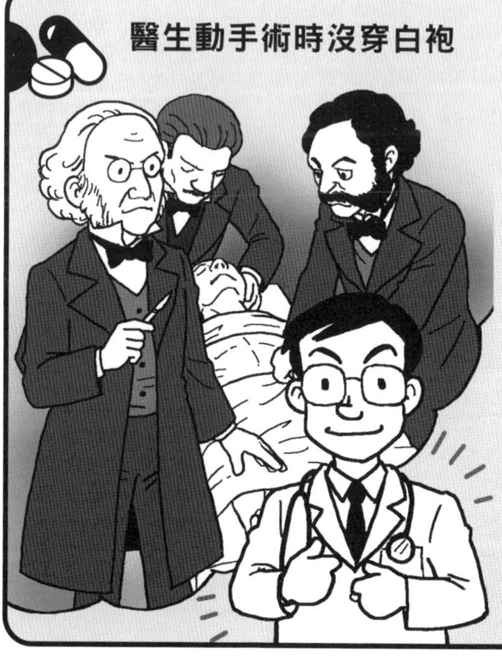

插圖／杉山真理

麻醉擴大了外科的可能性

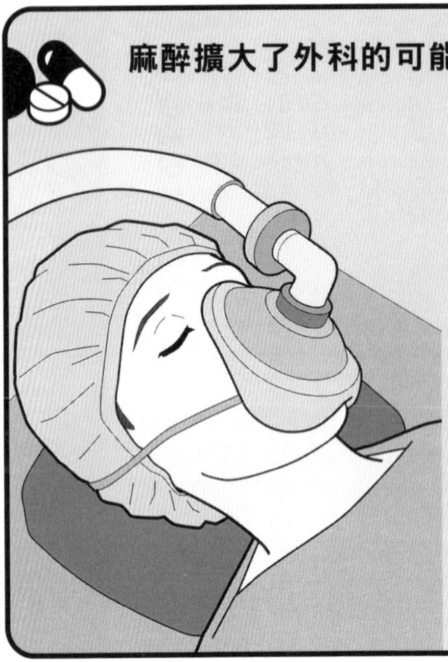

以病患不覺得痛的方式進行手術，是外科醫師多年的夢想。1846 年，美國牙醫威廉．莫頓將乙醚用於手術麻醉上，結果實驗成功。此後，無痛的麻醉手術從美國傳到歐洲，逐漸普及。

在日本，擁有荷蘭醫學與中國漢方藥學知識的華岡青洲，於 1804 年時使用主要成分是洋金花的藥物，替病患施以全身麻醉，並且成功完成乳癌手術。

插圖／加藤貴夫

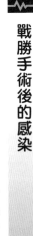

戰勝手術後的感染

在不懂得受傷和手術傷口需要消毒的時代，很多人儘管接受了手術，最後還是因為微生物造成傷口化膿感染而死。因此，英國的外科醫師約瑟夫．萊斯特於一八六五年，在動完骨折手術的少年身上，使用浸泡過苯酚（殺菌用石碳酸）的繃帶，成功避免術後感染後，他開始提倡用苯酚消毒醫生的雙手和手術器械。

後來，各式各樣的消毒劑陸續發明問世，現在普遍使用的是醇類的消毒劑，如酒精。

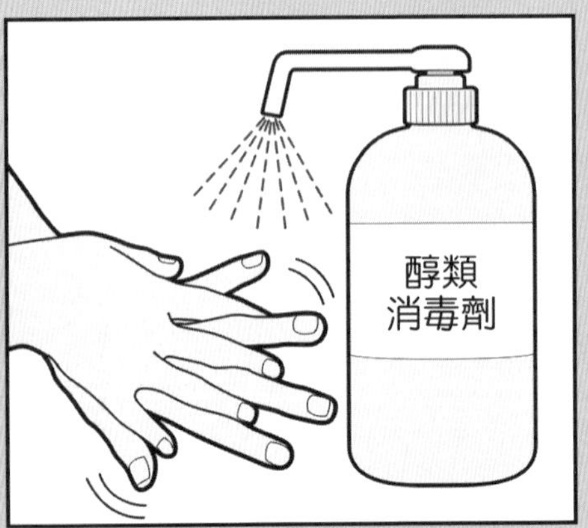

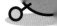

◀消毒用乙醇（俗稱酒精）的醇類濃度大約為80％，已經稀釋成適合消毒、殺菌的濃度。

插圖／加藤貴夫

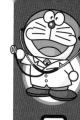

動手術可以不流血

雷射手術刀利用雷射的熱能切開皮膚和組織，可在切割的同時止血，減少手術的出血量，經常用在切除內臟腫瘤、痔瘡、痣或眼科、牙科的治療上。

內視鏡微創手術是器械從肚子上開的小洞探入體內，一邊看著螢幕一邊遙控進行的手術。不需要把肚子剖開，因此出血量與疼痛感較少，傷口小，手術後的復原也比較快，經常用在腸胃、肺臟、肝臟等各種疾病的治療上。

影像提供／ASAKA MEDICAL Inc.

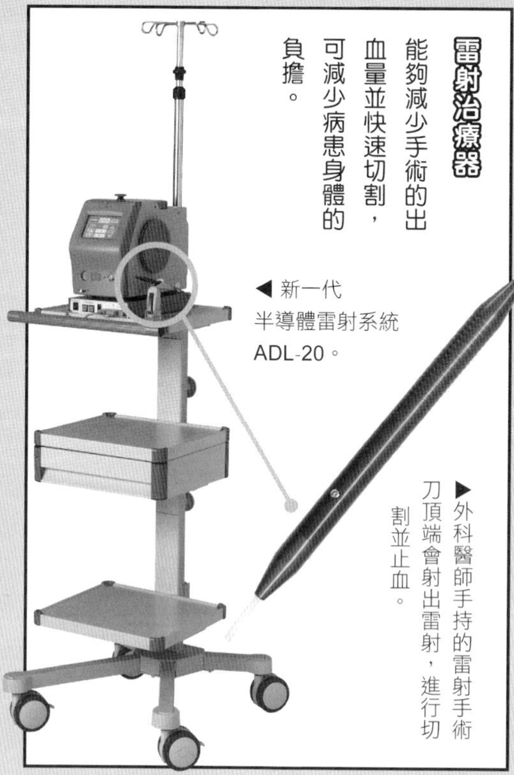

雷射治療器

能夠減少手術的出血量並快速切割，可減少病患身體的負擔。

◀新一代半導體雷射系統ADL-20。

▶外科醫師手持的雷射手術刀頂端會射出雷射，進行切割並止血。

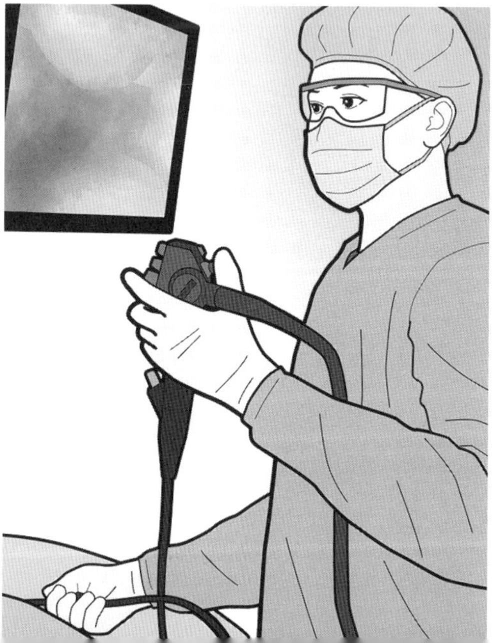

插圖／加藤貴夫

3D立體視野與機器人手術

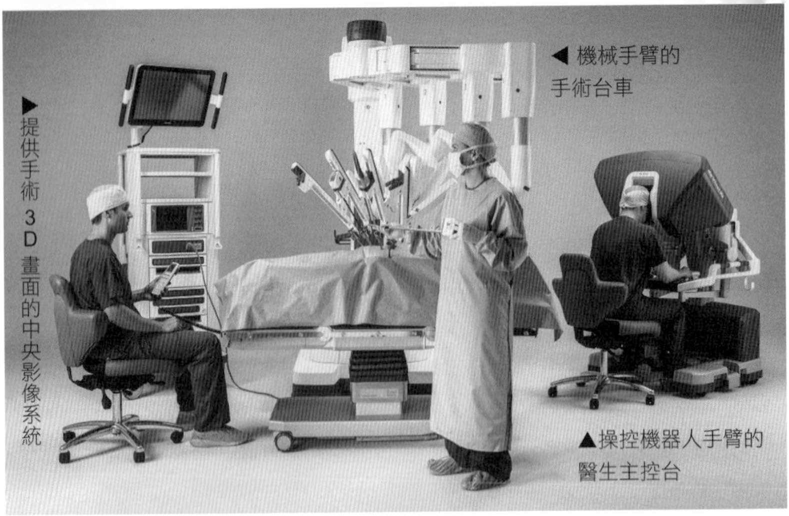

▲機械手臂的手術台車
▲提供手術3D畫面的中央影像系統
▲操控機器人手臂的醫生主控台

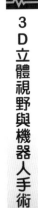

目前最先進的手術支援機器人「達文西」，是以四條機械手臂深入肚子小洞動手術的儀器。外科醫師坐在醫生主控台前看著3D螢幕，操作機械手臂進行手術。機械手臂的頂端裝上鉗子和手術刀，照著外科醫師的操控活動，就能夠完成精密手術。

iPS 細胞與再生醫療

iPS 細胞（誘導型多功能幹細胞）是將皮膚等部位取出的細胞進行基因重組後，製造出來的人造細胞，具有分化成各種組織和器官的能力。山中伸彌教授也因為這項研究而在 2012 年獲得諾貝爾生理學或醫學獎。利用 iPS 細胞，就能夠將原本認為無法治癒的器官和骨頭等恢復原狀，治好疾病，因此目前正在研究各類疾病的治療。

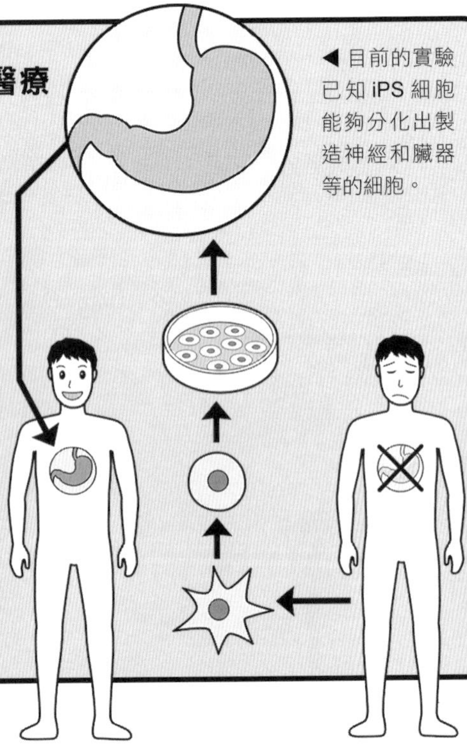

◀目前的實驗已知 iPS 細胞能夠分化出製造神經和臟器等的細胞。

插圖／加藤貴夫

記憶鎚

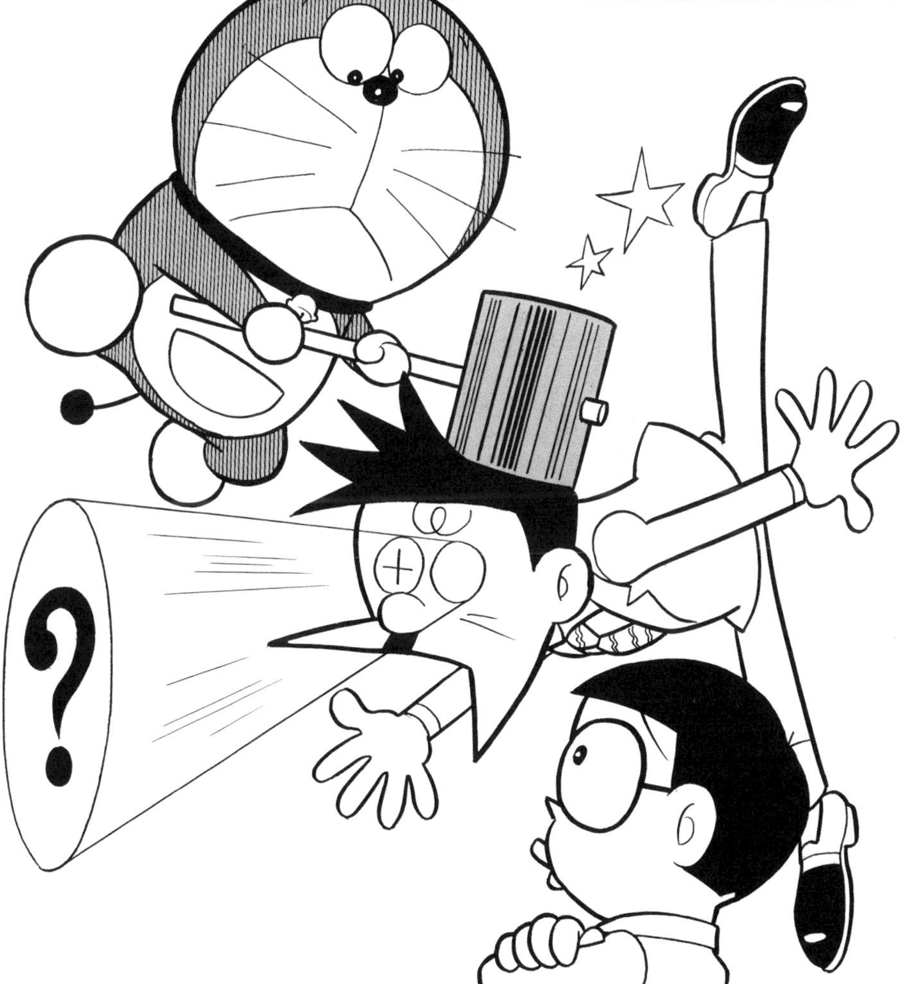

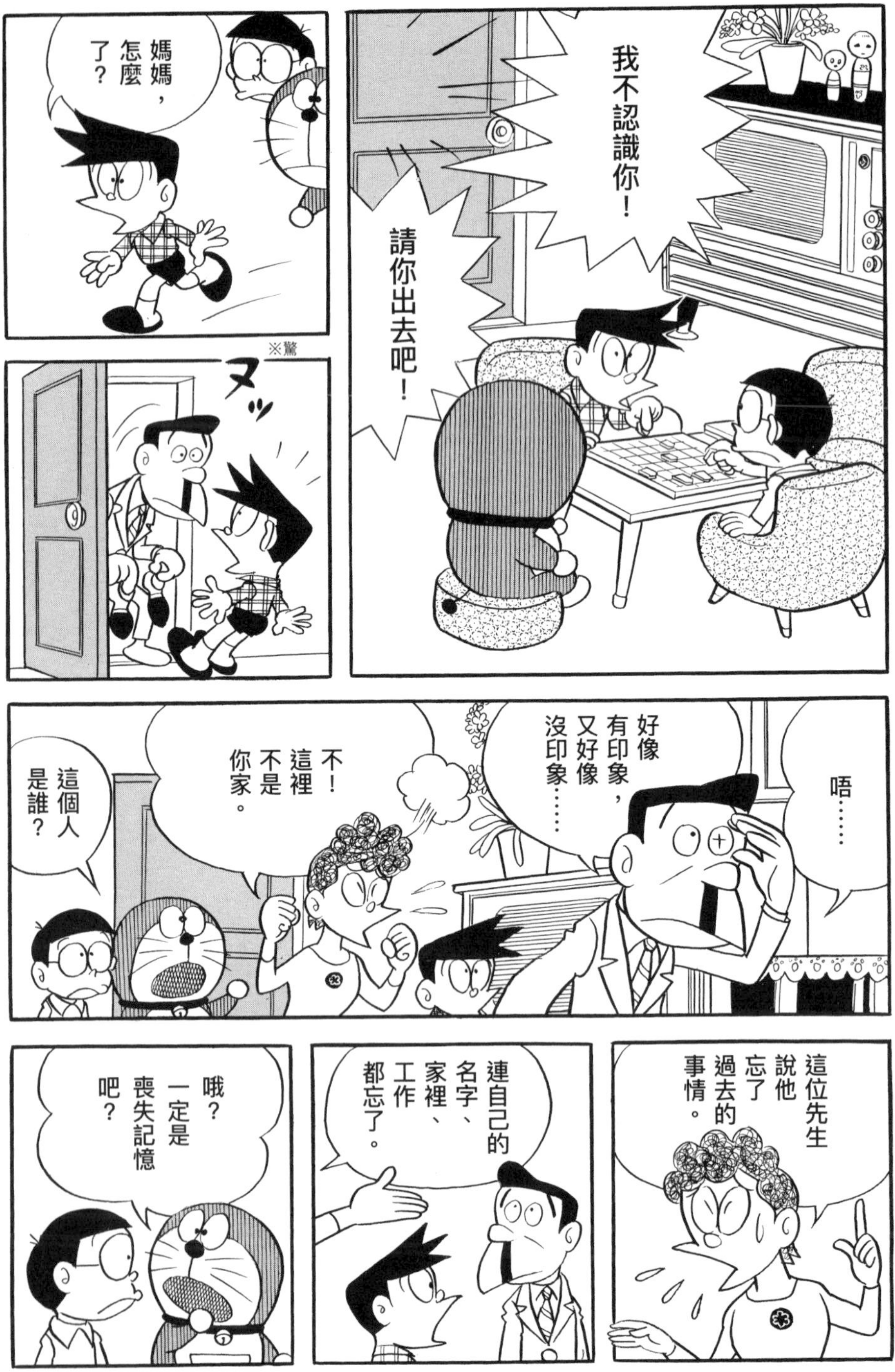
我不認識你！
請你出去吧！
媽媽，怎麼了？
※驚
ヌッ
唔……
好像有印象，又好像沒印象……
不！這裡不是你家。
這個人是誰？
這位先生說他忘了過去的事情。
連自己的名字、家裡、工作都忘了。
哦？一定是喪失記憶吧？

萬能醫生手提包Q&A

Q 人腦用掉多少呼吸取得的氧氣？

① 1%

② 10%

③ 20%

A ③20%。腦的許多神經細胞使用血液送來的大量氧氣和能量。

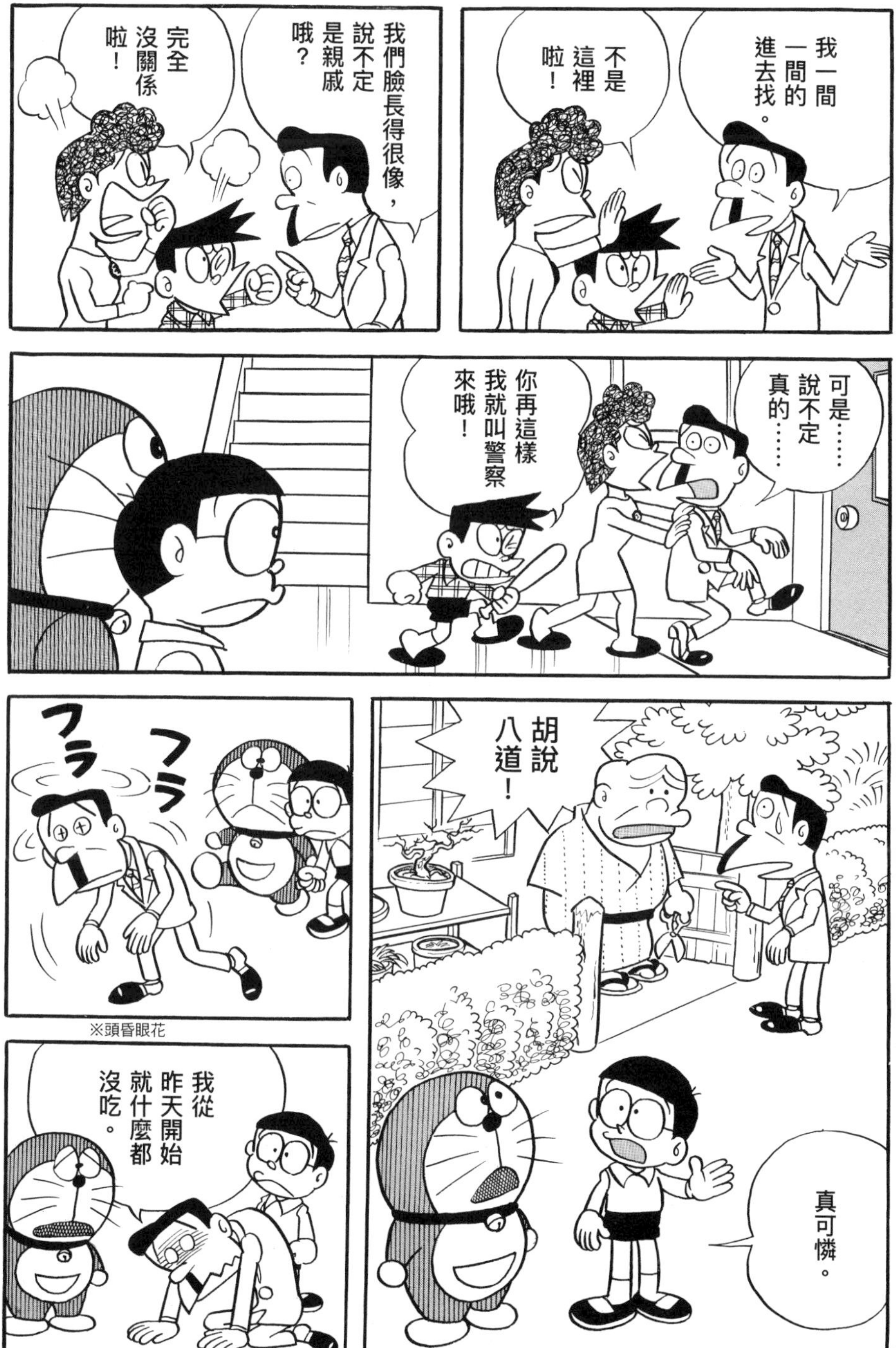
我一間一間的進去找。
不是這裡啦！
我們臉長得很像，說不定是親戚哦？
完全沒關係啦！
可是……說不定真的……
你再這樣我就叫警察來哦！
胡說八道！
フラ
フラ
真可憐。
我從昨天開始就什麼都沒吃。

※頭昏眼花

萬能醫生手提包Q&A

Q 腦的重量越重表示越聰明。這是真的嗎？

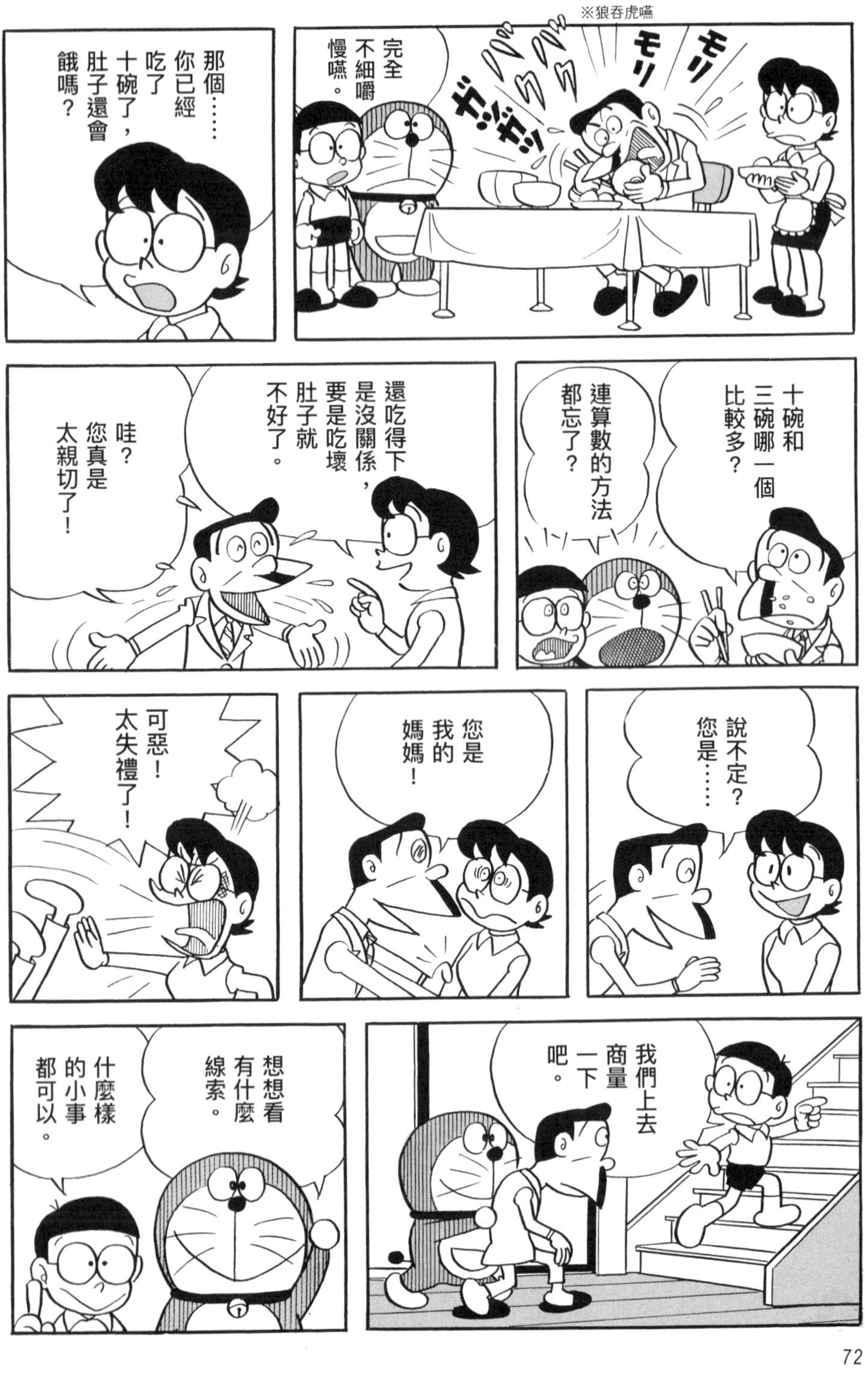

※狼吞虎嚥
モリ
モリ
完全不細嚼慢嚥。
那個……你已經吃了十碗了，肚子還會餓嗎？
十碗和三碗哪一個比較多？
連算數的方法都忘了？
還吃得下是沒關係，要是吃壞肚子就不好了。
哇？您真是太親切了！
說不定？您是……
您是我的媽媽！
可惡！太失禮了！
我們上去商量一下吧。
想想看有什麼線索。
什麼樣的小事都可以。

A 假的。聰明與否跟重量無關。腦的平均重量約一千四百公克，但鼎鼎大名的天才科學家愛因斯坦只有一千兩百三十公克。

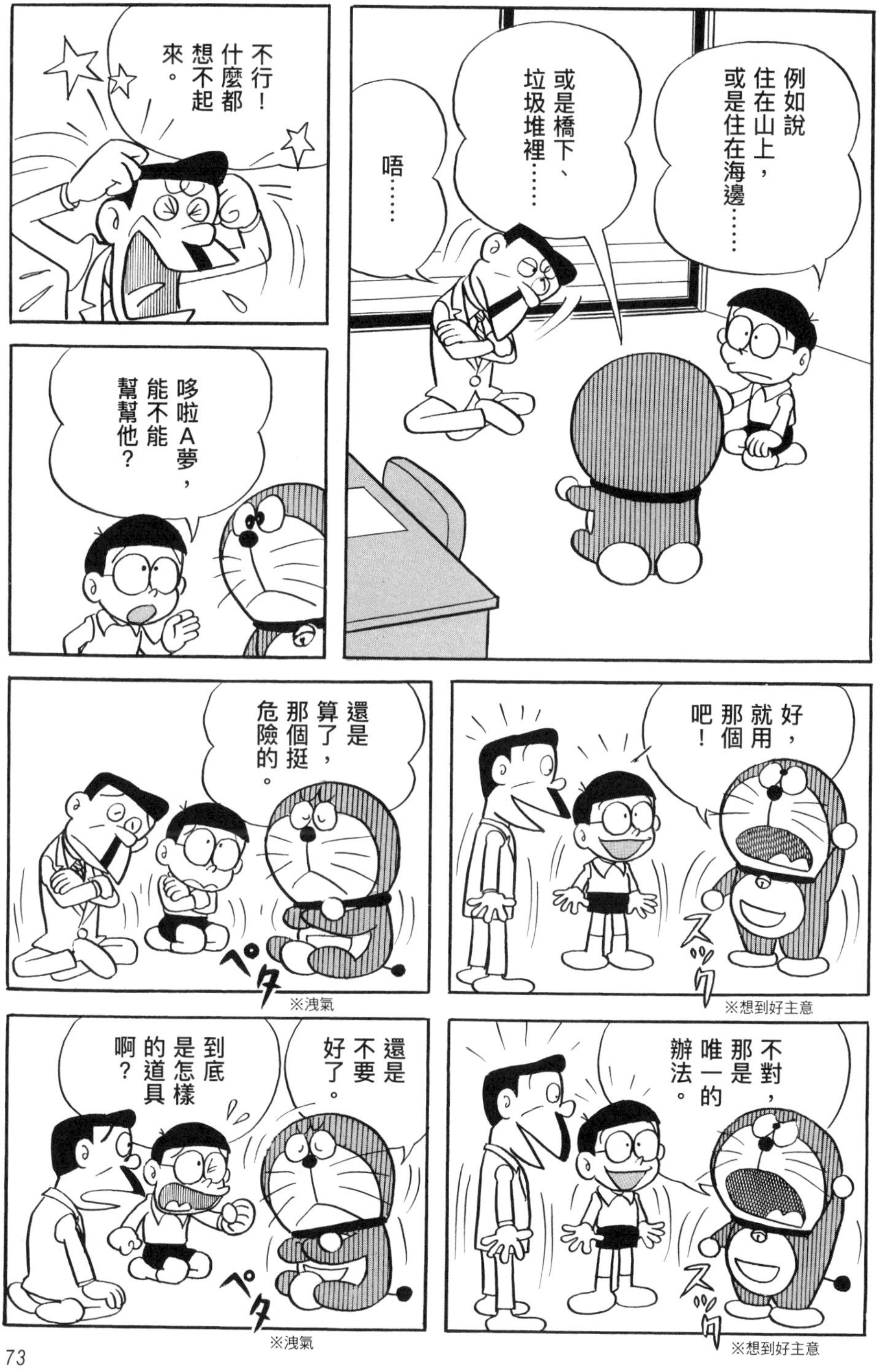
例如說住在山上，或是住在海邊……
或是橋下、垃圾堆裡……
唔……
不行！什麼都想不起來。
哆啦A夢，能不能幫幫他？
好，就用那個吧！
スック
還是算了，那個挺危險的。
ペタ
不對，那是唯一的辦法。
スック
還是不要好了。
到底是怎樣的道具啊？
ペタ

※想到好主意

※洩氣

※想到好主意

※洩氣

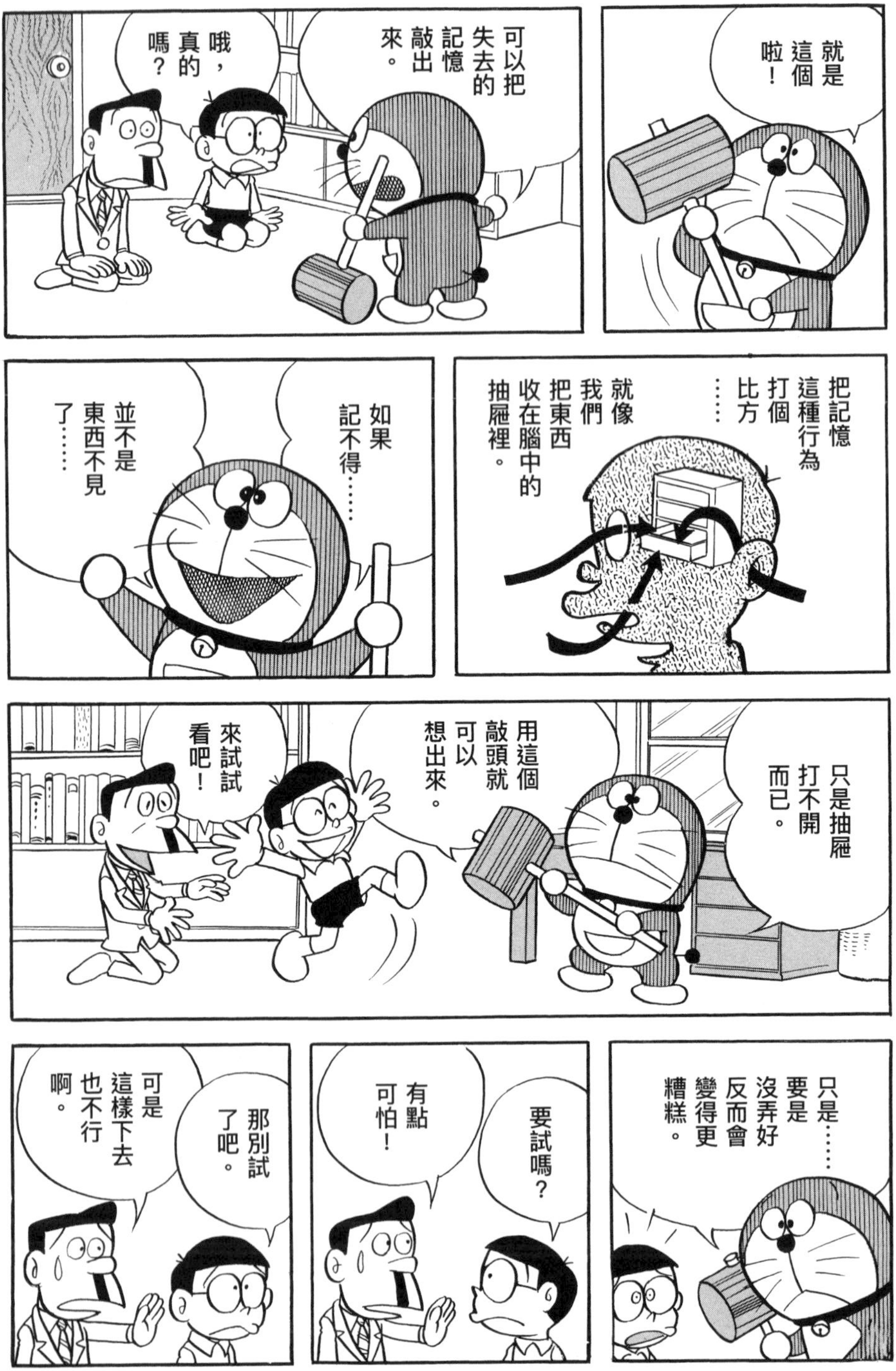
就是這個啦！
可以把失去的記憶敲出來。
哦，真的嗎？
把記憶這種行為打個比方……
就像我們把東西收在腦中的抽屜裡。
如果記不得……
並不是東西不見了……
只是抽屜打不開而已。
用這個敲頭就可以想出來。
來試試看吧！
只是……
要是沒弄好反而會變得更糟糕。
要試嗎？
有點可怕！
那別試了吧。
可是這樣下去也不行啊。

萬能醫生手提包Q&A

Q 腦細胞在何時停止成長？①十幾歲 ②二十幾歲 ③三十幾歲

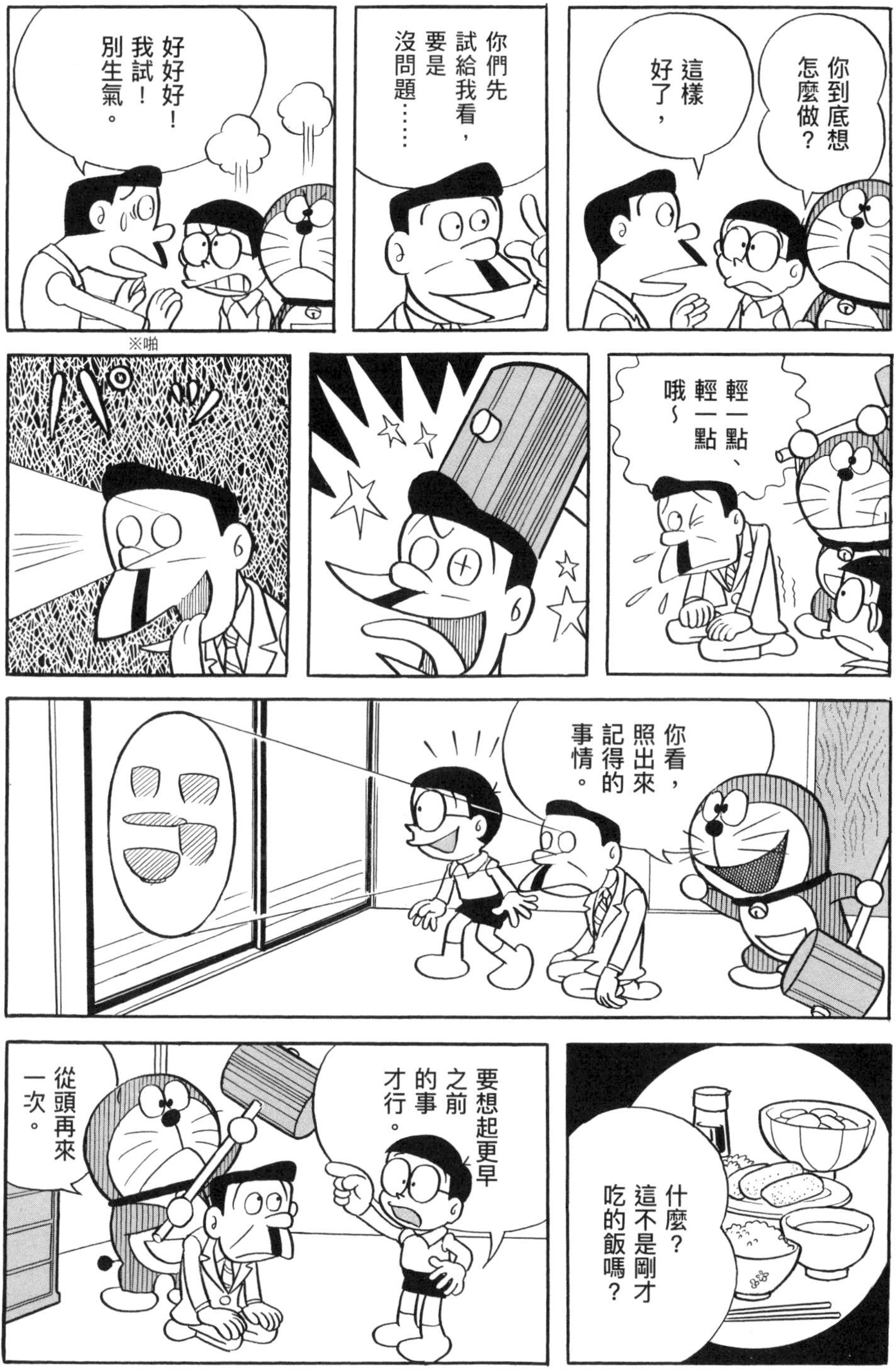

你到底想怎麼做？
這樣好了，
你們先試給我看，要是沒問題……
好好好！我試！別生氣。
輕一點、輕一點哦～
※啪
你看，照出來記得的事情。
什麼？這不是剛才吃的飯嗎？
要想起更早之前的事才行。
從頭再來一次。

A ①十幾歲。據說腦細胞在不到15歲時就會停止成長。成年人比小孩聰明只是因為更擅長動腦而已。

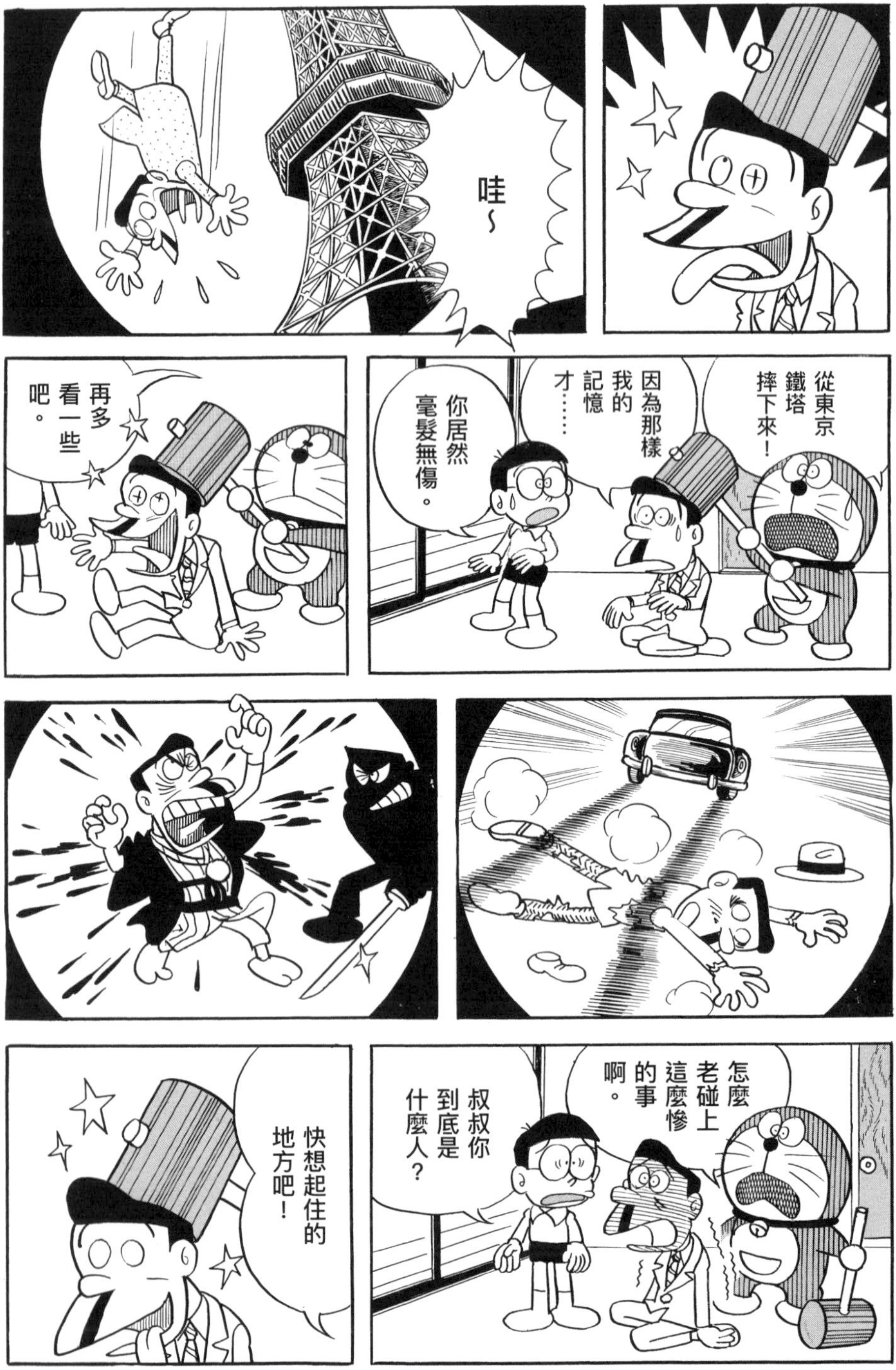
哇～
從東京鐵塔摔下來！
因為那樣我的記憶才……
你居然毫髮無傷。
再多看一些吧。
怎麼老碰上這麼慘的事啊。
叔叔你到底是什麼人？
快想起住的地方吧！

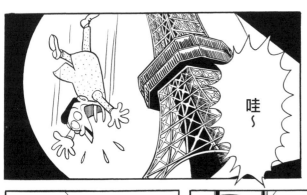

萬能醫生手提包Q&A

Q 腦有多硬？①跟豆腐差不多 ②跟香腸差不多 ③跟水煮蛋差不多

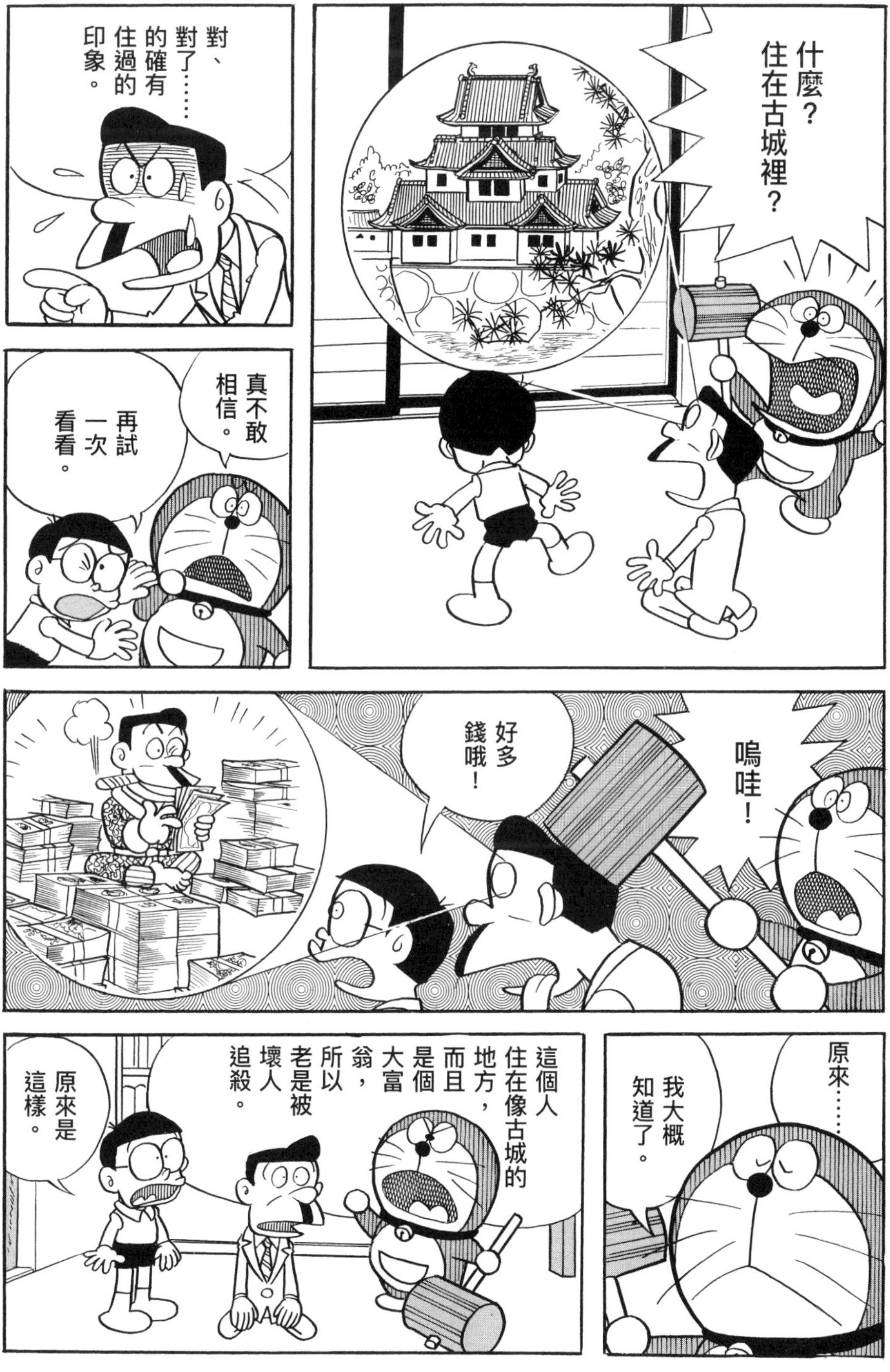
什麼？住在古城裡？
對、對了……的確有住過的印象。
真不敢相信。
再試一次看看。
嗚哇！
好多錢哦！
原來……
我大概知道了。
這個人住在像古城的地方，而且是個大富翁，所以老是被壞人追殺。
原來是這樣。

A
①跟豆腐差不多。腦很柔軟，因此有堅硬的頭骨，以及頭骨底下的腦脊髓液保護。

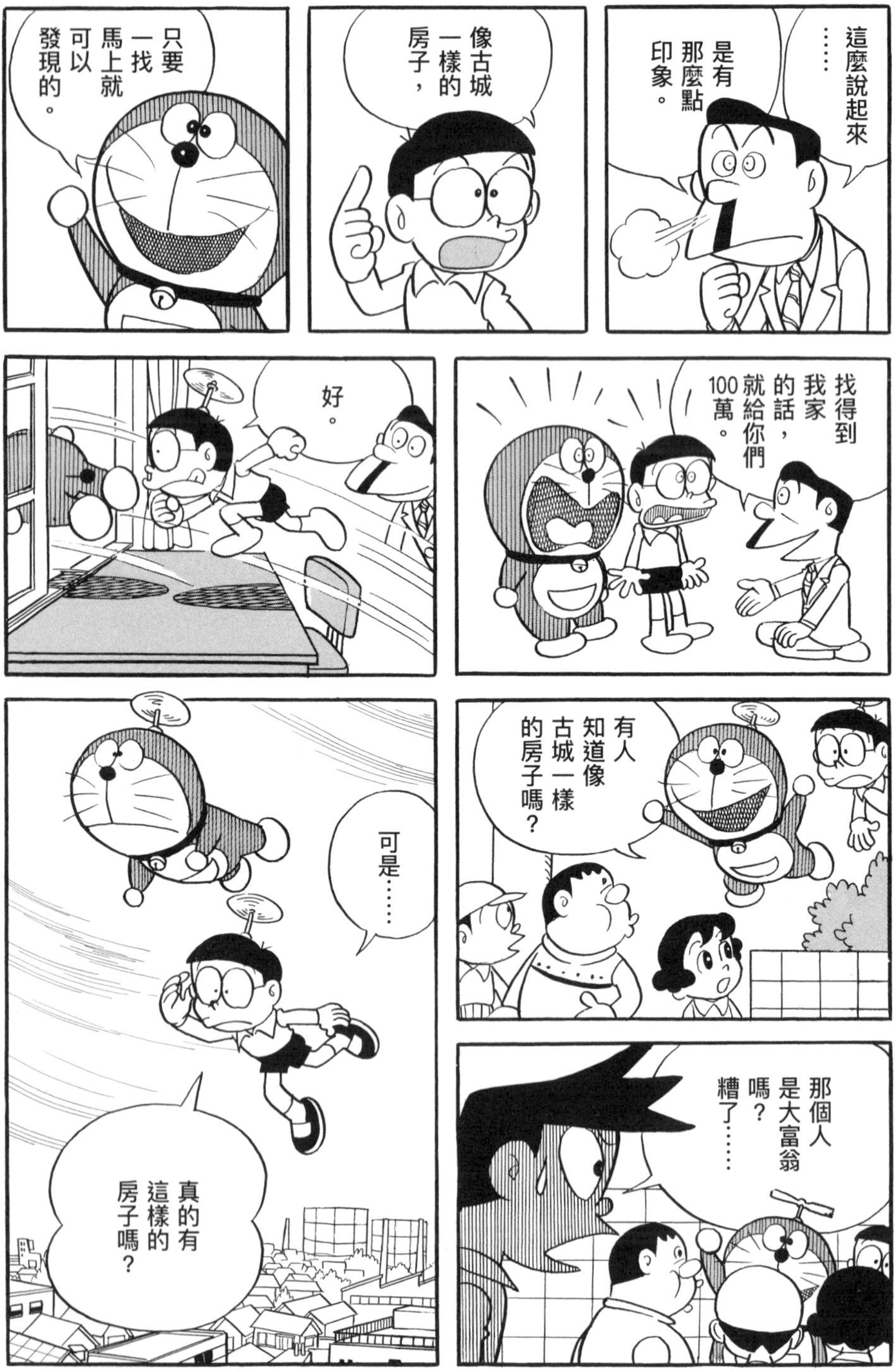
這麼說起來……
是有那麼點印象。
像古城一樣的房子，
只要一找馬上就可以發現的。
找得到我家的話，就給你們100萬。
好。
有人知道像古城一樣的房子嗎？
可是……
真的有這樣的房子嗎？
那個人是大富翁嗎？
糟了……

萬能醫生手提包Q&A

Q 假如展開並拉平大腦的皺褶，大概有多大？①學校桌子 ②報紙 ③教室

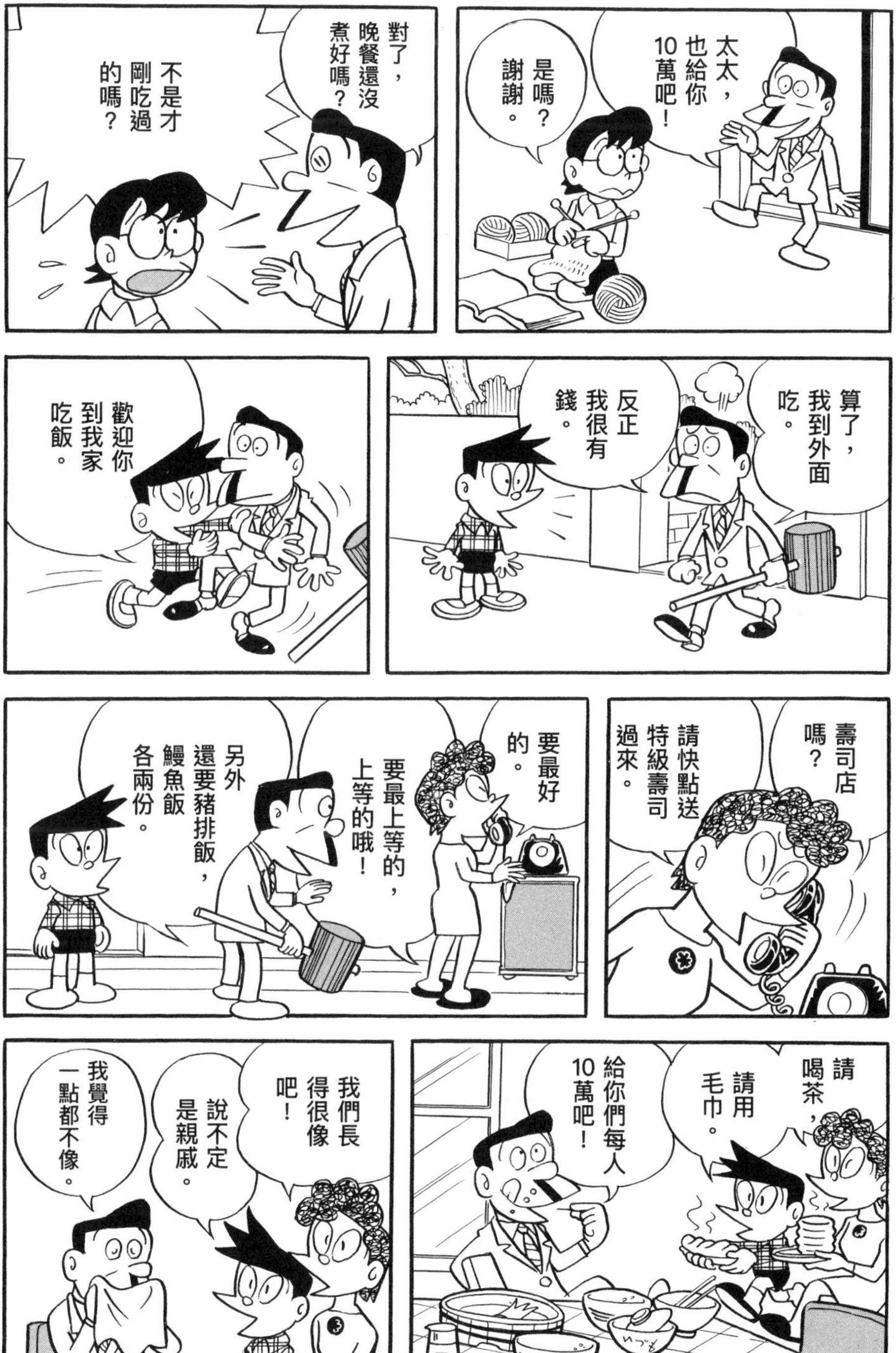
太太，也給你10萬吧！
是嗎？謝謝。
對了，晚餐還沒煮好嗎？
不是才剛吃過的嗎？
算了，我到外面吃。
反正我很有錢。
歡迎你到我家吃飯。
壽司店嗎？
請快點送特級壽司過來。
要最好的。
要最上等的，上等的哦！
另外還要豬排飯，鰻魚飯各兩份。
請喝茶，
請用毛巾。
給你們每人10萬吧！
我們長得很像吧！
說不定是親戚。
我覺得一點都不像。

A ②報紙。大約是一張報紙的大小。皺褶的多寡也跟聰明與否無關。

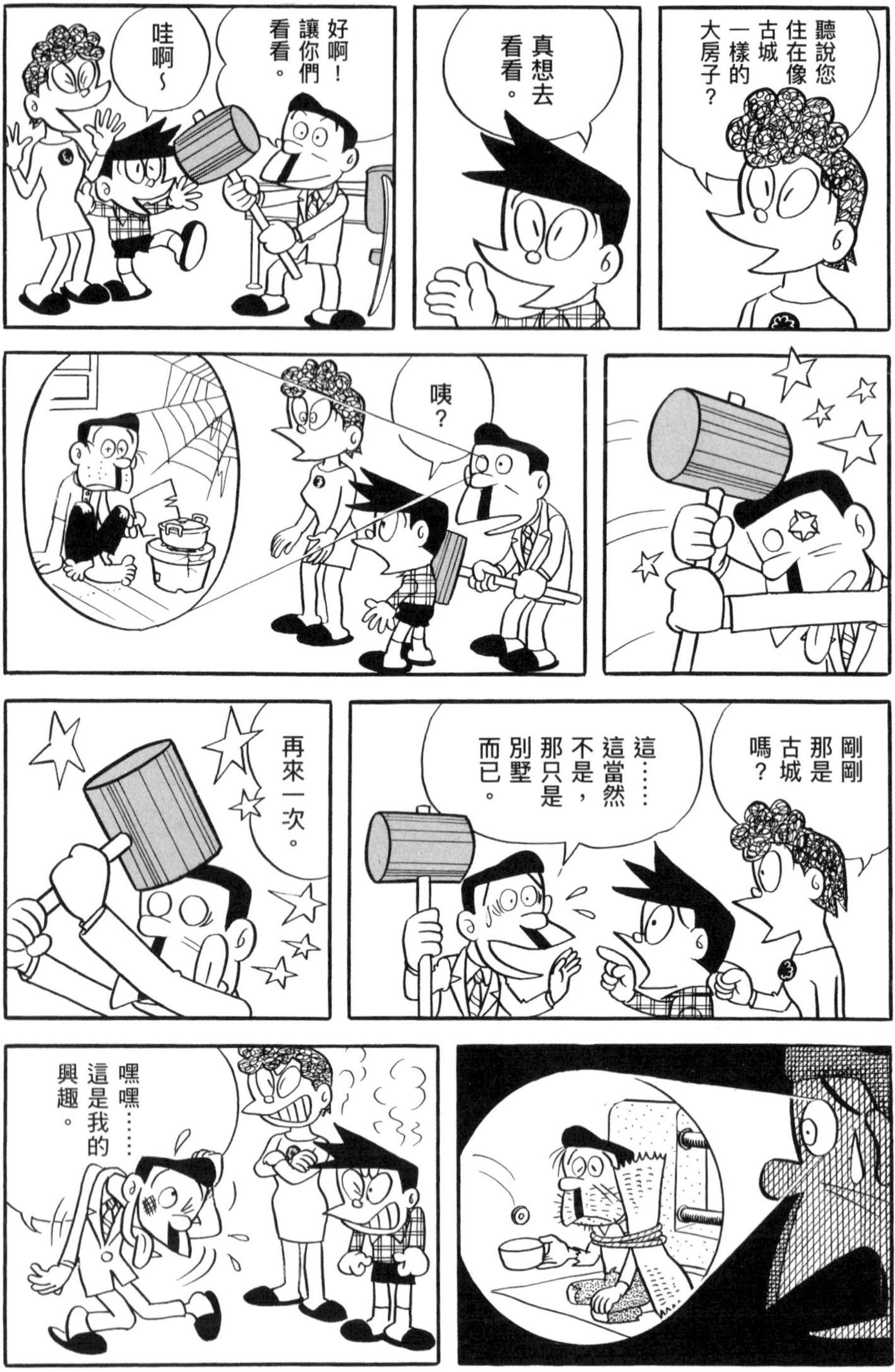

聽說您住在像古城一樣的大房子?
真想去看看。
好啊!讓你們看看。
哇啊~
咦?
剛剛那是古城嗎?
這……這當然不是,那只是別墅而已。
再來一次。
嘿嘿……這是我的興趣。

萬能醫生手提包Q&A

Q 下列哪個生物沒有腦? ①章魚 ②烏賊 ③水母

A ③水母。水母沒有腦，但全身布滿「神經」，靠神經反射活動。

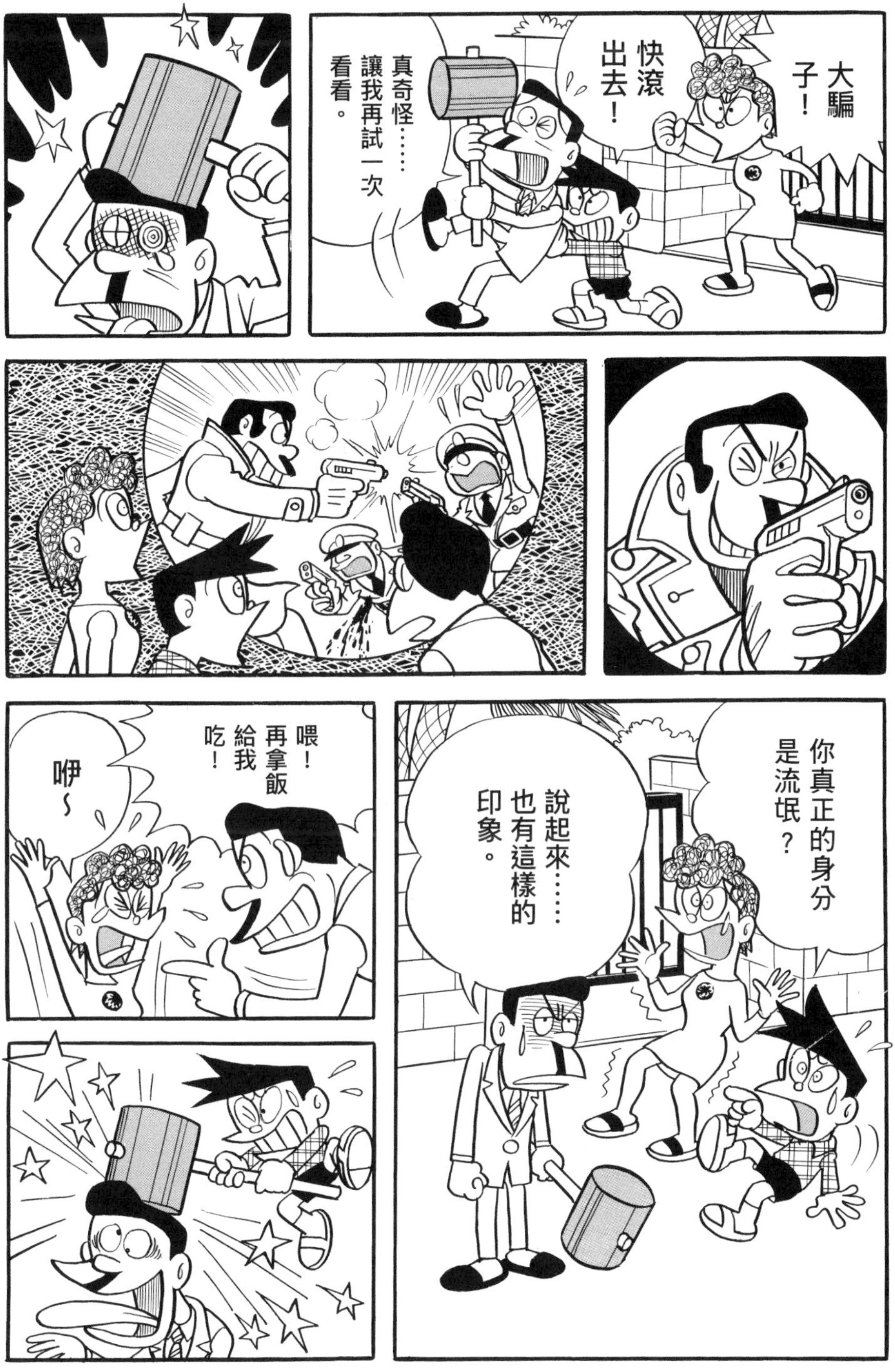

大騙子！
快滾出去！
真奇怪……讓我再試一次看看。
你真正的身分是流氓？
說起來……也有這樣的印象。
喂！再拿飯給我吃！
咿～

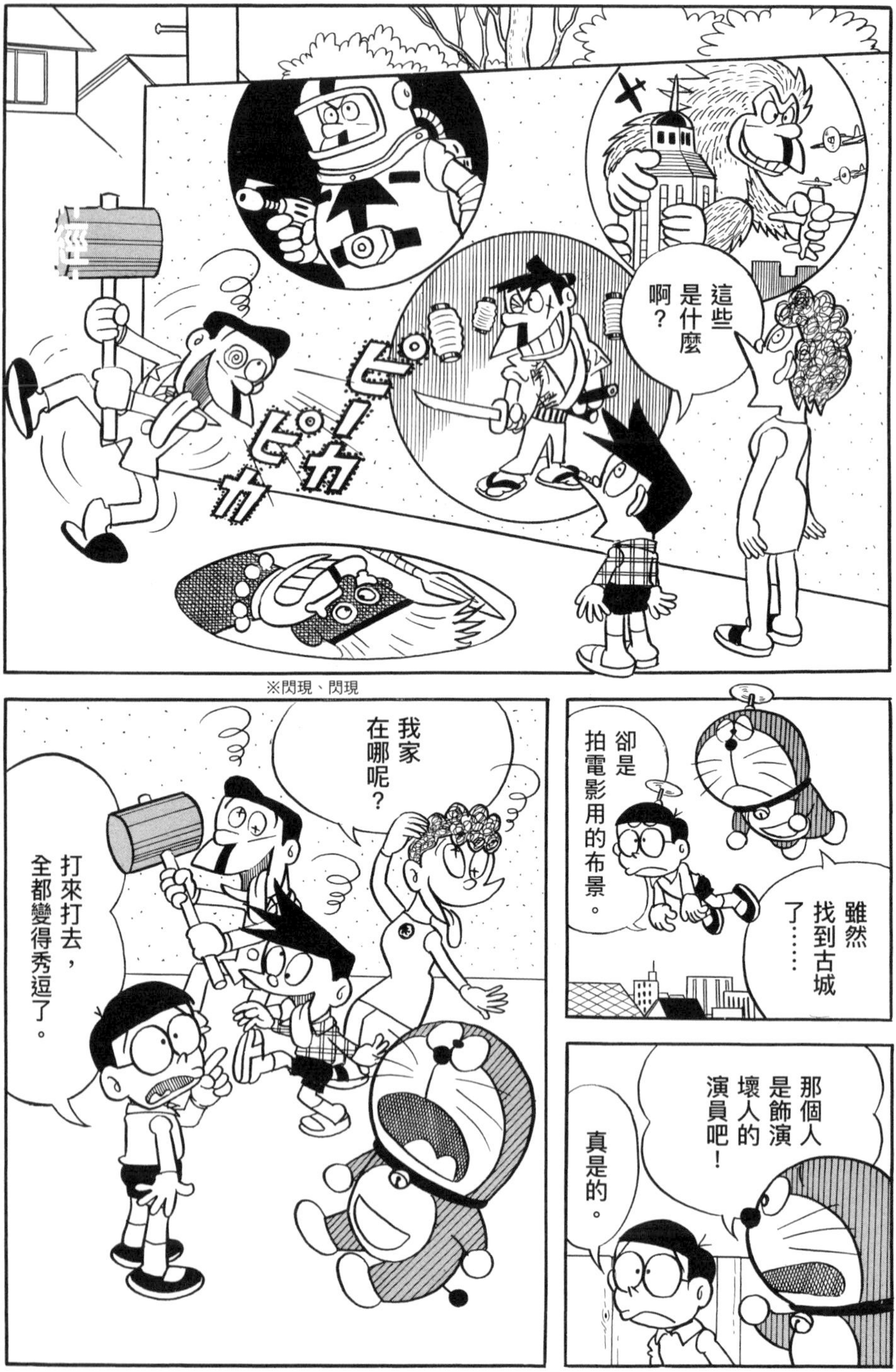
這些是什麼啊？
ピーカピカ
雖然找到古城了……
卻是拍電影用的布景。
那個人是飾演壞人的演員吧！
真是的。
我家在哪呢？
打來打去，全都變得秀逗了。
※閃現、閃現

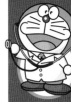

神經外科 用手術治療腦損傷與疾病的醫學專科

從神經系統疾病到高難度的腦手術

神經外科除了腦之外，也透過手術治療脊髓、神經系統的疾病與損傷。至於不需要動手術的頭痛、腦炎、流行性腦脊髓膜炎等症狀，則是會與神經內科會診，一同診療。

人腦的重量約一千四百公克，不超過體重的百分之二，但使用的氧氣量卻佔全身用量的大約百分之二十。輸送氧氣需要大量的血液，因此血液的流動如果不足，人在幾秒鐘之內就會喪失意識，幾分鐘之內神經細胞就會死亡。

腦的自我調節功能

腦為了取得一定分量的氧和能量（葡萄糖），通常具有自我調節功能，維持血液循環。另外，為了避免有害物質進入腦，腦還具備過濾器，稱為「血腦障壁（Blood-brain barrier，縮寫 BBB）」。

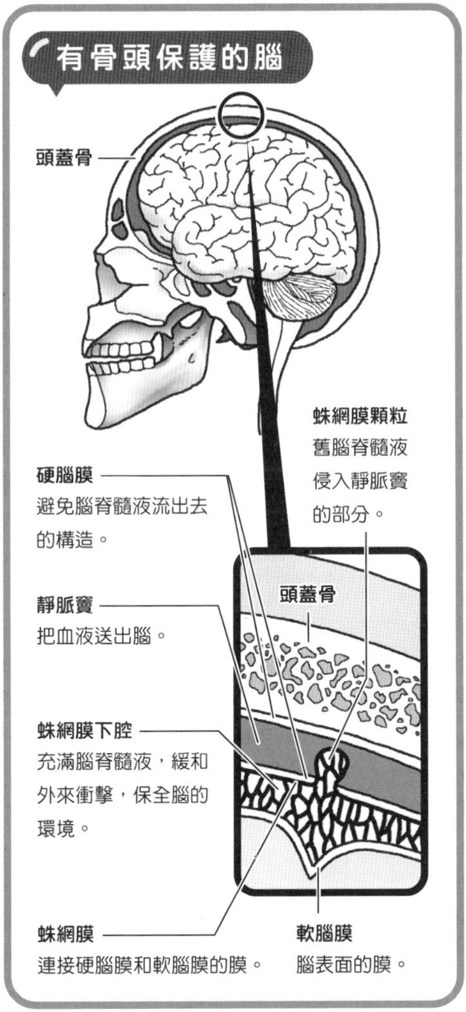
有骨頭保護的腦
頭蓋骨
蛛網膜顆粒
舊腦脊髓液侵入靜脈竇的部分。
硬腦膜
避免腦脊髓液流出去的構造。
頭蓋骨
靜脈竇
把血液送出腦。
蛛網膜下腔
充滿腦脊髓液，緩和外來衝擊，保全腦的環境。
蛛網膜
連接硬腦膜和軟腦膜的膜。
軟腦膜
腦表面的膜。

插圖／杉山真理

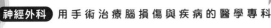

神經外科手術主要有兩種方式

神經外科主要進行的是開顱手術，也就是割開頭皮和頭蓋骨，直接對腦動手術。另外一種是不開顱的腦血管栓塞手術（正式名稱是「顱內動脈瘤微創手術」）。這個手術是將導管從大腿根部送入主動脈，讓導管進入腦動脈，再以更細的導管進入腦部病灶，以線圈或藥物等進行治療。

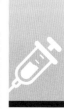

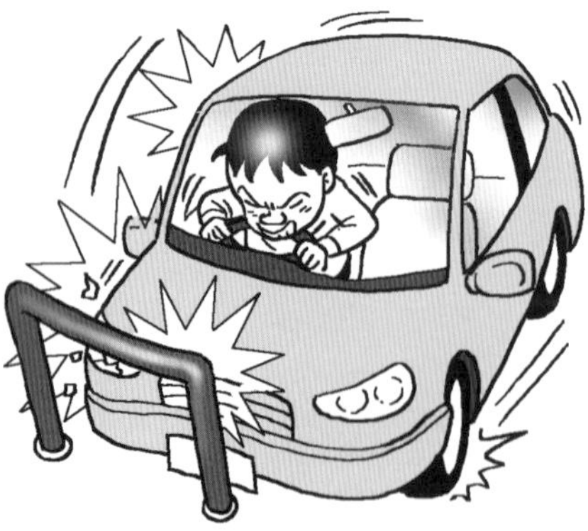

插圖／杉山真理

腦的構造精密、柔軟而且不會再生，因此手術需要高超的技術。不開顱就能夠治癒固然很好，但也有很多情況是必須開顱，否則無法治癒。

除了各種疾病之外，神經外科還要治療很多車禍導致頭部損傷的病患。

也進行腦血管疾病、腦腫瘤等的手術

有慢性病的患者很多，尤其是腦血管堵塞或破裂導致腦中風（腦血管疾病）的人越來越多。高血壓會帶給血管沉重的負擔，膽固醇（人體內的脂質之一）則會堆積在血管內側造成阻塞。這些情況如果發生在腦，多半攸關性命安危。

另外，神經外科也經常要負責處理長在腦部的腫瘤（細胞團塊構成的惡性腫瘤稱為「癌」）。

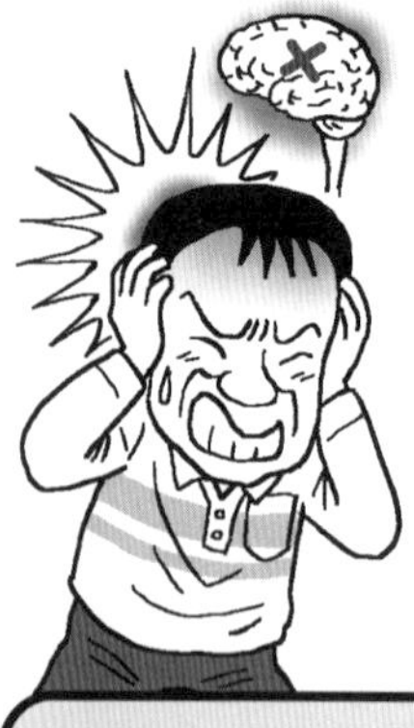

插圖／杉山真理

石器時代也有開顱手術？

從石器時代的遺跡中發現疑似動過「開顱手術」、頭蓋骨上有洞的人骨。

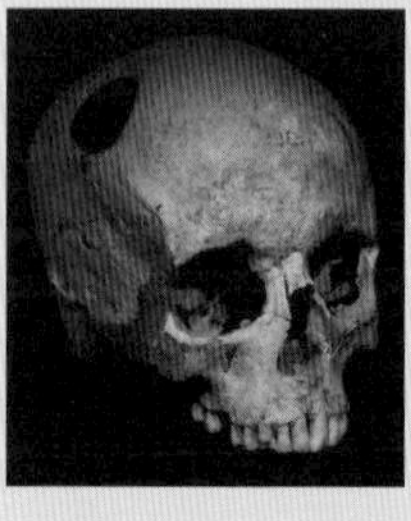

影像提供／Rama via Wikimedia Commons

神經外科的主要疾病

腦中風（腦血管疾病）排名日本死因的第三名（台灣第四名），也是治癒後仍然需要最多照護的疾病。一旦發生腦中風，人會突然失去意識、手腳麻痺。主要原因有三，分別是腦血管堵塞的「腦梗塞」、腦血管破裂的「腦溢血」、腦動脈瘤（腦動脈上有一部分鼓出囊泡的疾病）破裂引起的「蛛網膜下腔出血」。

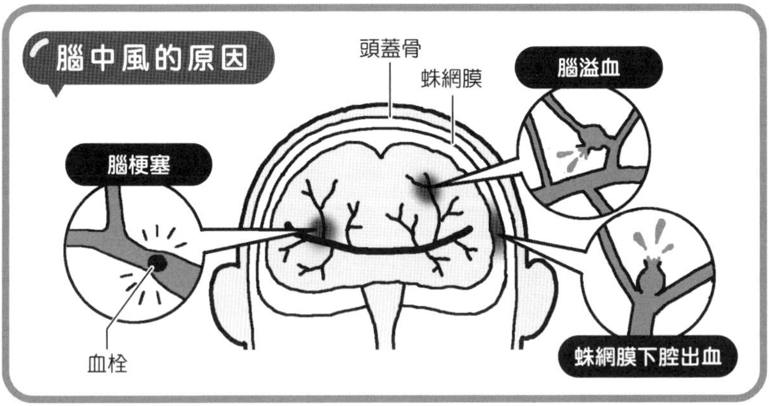

插圖／杉山真理

小心！與這些症狀有關的疾病

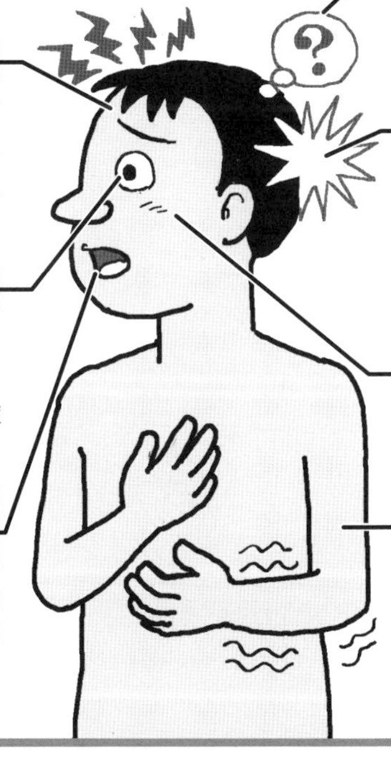

頭痛

腦瘤、腦中風（蛛網膜下腔出血、腦溢血）、慢性硬腦膜下腔出血、緊縮型頭痛、偏頭痛等。

眩暈

腦瘤、腦中風（腦梗塞、腦溢血）、梅尼爾氏症、良性陣發性姿勢性眩暈症等等。

構音困難、發音困難

緊縮型頭痛、偏頭痛、腦瘤、腦中風（腦梗塞、腦溢血）、暫時性腦缺血、慢性硬腦膜下腔出血等。

健忘

失智症、腦梗塞、慢性硬腦膜下腔出血、水腦症、腦瘤等等。

頭部撞擊

腦挫傷、頭蓋骨骨折、腦髓液鼻漏、外傷性氣腦症、慢性硬腦膜下腔出血、急性硬腦膜外出血等。

臉或嘴半邊歪斜或麻痺

顏面痙攣、癲癇、腦瘤等等。

手腳無法行動自如、行走功能障礙

暫時性腦缺血、腦中風（腦梗塞、腦溢血）、慢性硬腦膜下腔出血、腦瘤、水腦症等等。

插圖／杉山真理

神經外科的最新技術

■核子醫學腦質斷層灌注掃描

找出腦血流細微變化的儀器，也稱為腦血流灌注斷層掃描。流程是先注射示蹤劑，也就是具放射性的「放射性同位素」藥物，使藥物隨著血液循環進入腦，再以特殊攝影機拍攝該藥物釋出的放射線。

影像提供／Siemens Healthineers AG

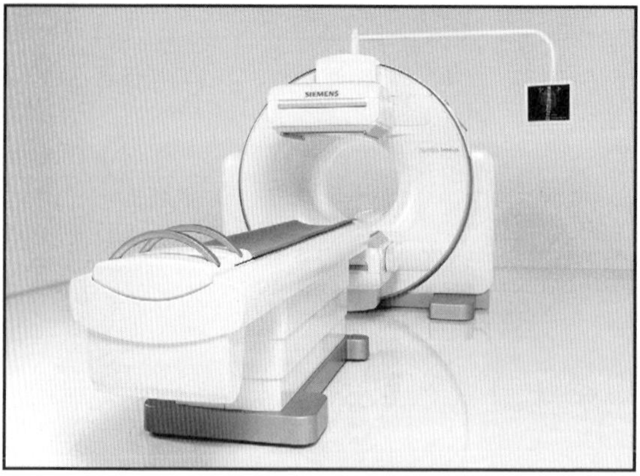

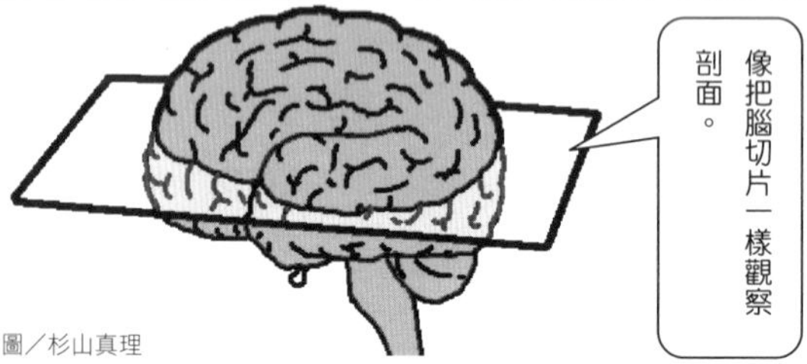
像把腦切片一樣觀察剖面。

插圖／杉山真理

■微創手術

以手術專用的顯微鏡，在肉眼看不到的微小部位進行手術，能夠連接直徑零點一至零點三毫米的血管或神經。除了一邊觀看顯微鏡一邊動手術的方式之外，也有越來越多的醫院會使用大螢幕來顯示高畫質影像。

另外，由醫生操控、手術進行可以比單靠人類時精準十倍以上的「微創手術機器人」，也在陸續積極的研發中。

▲奧林巴斯（Olympus）的手術顯微鏡系統「ORBEYE」。

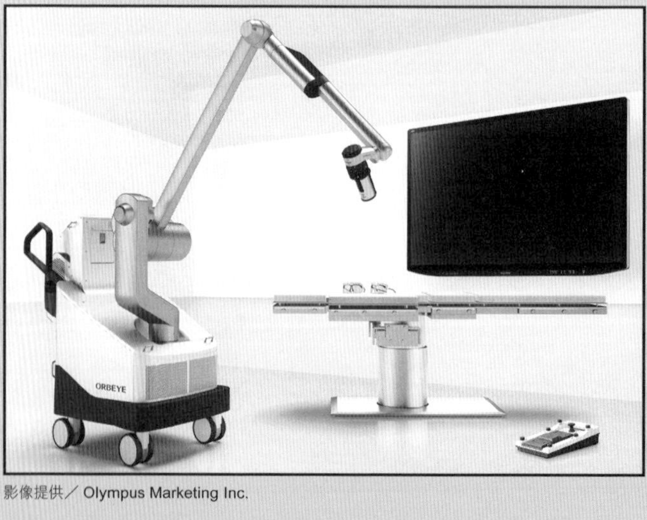

影像提供／Olympus Marketing Inc.

■神經調控技術

這是使用器材給予腦、腦神經電流或磁力的刺激、藥物刺激，藉以改善症狀的治療方式。由於醫學工程的進步，使得一些疾病可經由不破壞神經的方式，利用特殊器材調控神經系統。

器材包括植入式與攜帶式兩種。神經調控對於治療身體無法自主活動的巴金森氏症、肌張力不全症等也有效。

插圖／杉山真理

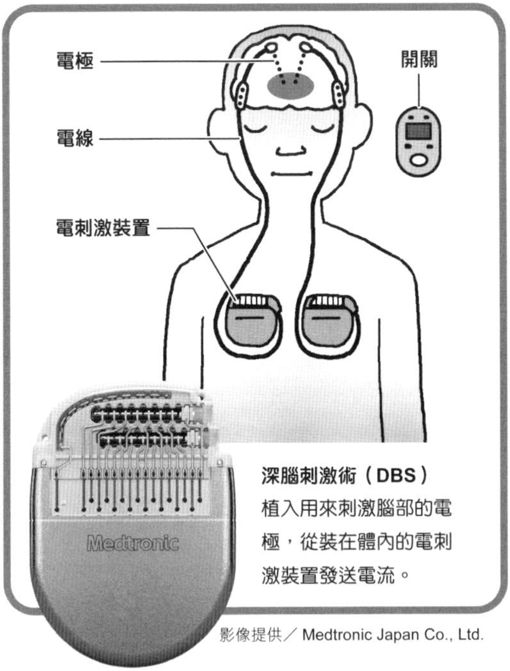
電極
開關
電線
電刺激裝置
Medtronic

深腦刺激術（DBS）
植入用來刺激腦部的電極，從裝在體內的電刺激裝置發送電流。

影像提供／Medtronic Japan Co., Ltd.

■腦機介面

為了彌補無法再生的腦神經功能，因此開發出結合腦與電腦的技術，稱為「腦機介面」。這項技術能夠讀取腦波等，並發送指令驅動電腦或義肢。

相反的，電腦也能夠對腦發送訊號，給予視覺、聲音、味道等的感覺。而腦機介面的英文縮寫是BMI（Brain-Machine Interface）或BCI（Brain-Computer Interface）。

插圖／杉山真理

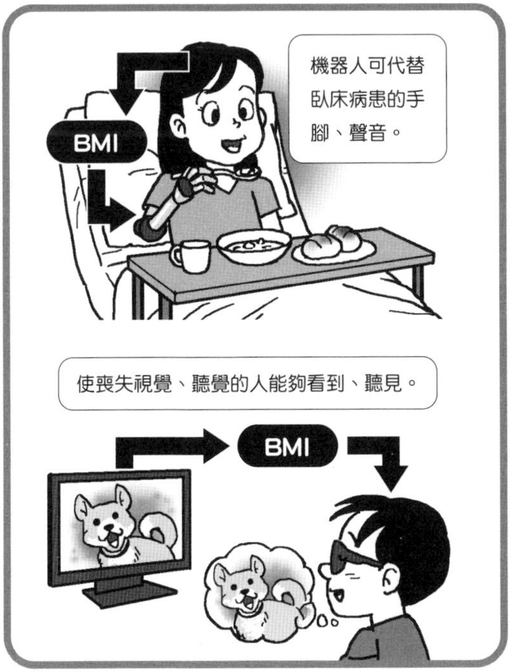
BMI
機器人可代替臥床病患的手腳、聲音。
使喪失視覺、聽覺的人能夠看到、聽見。
BMI

窗邊道別

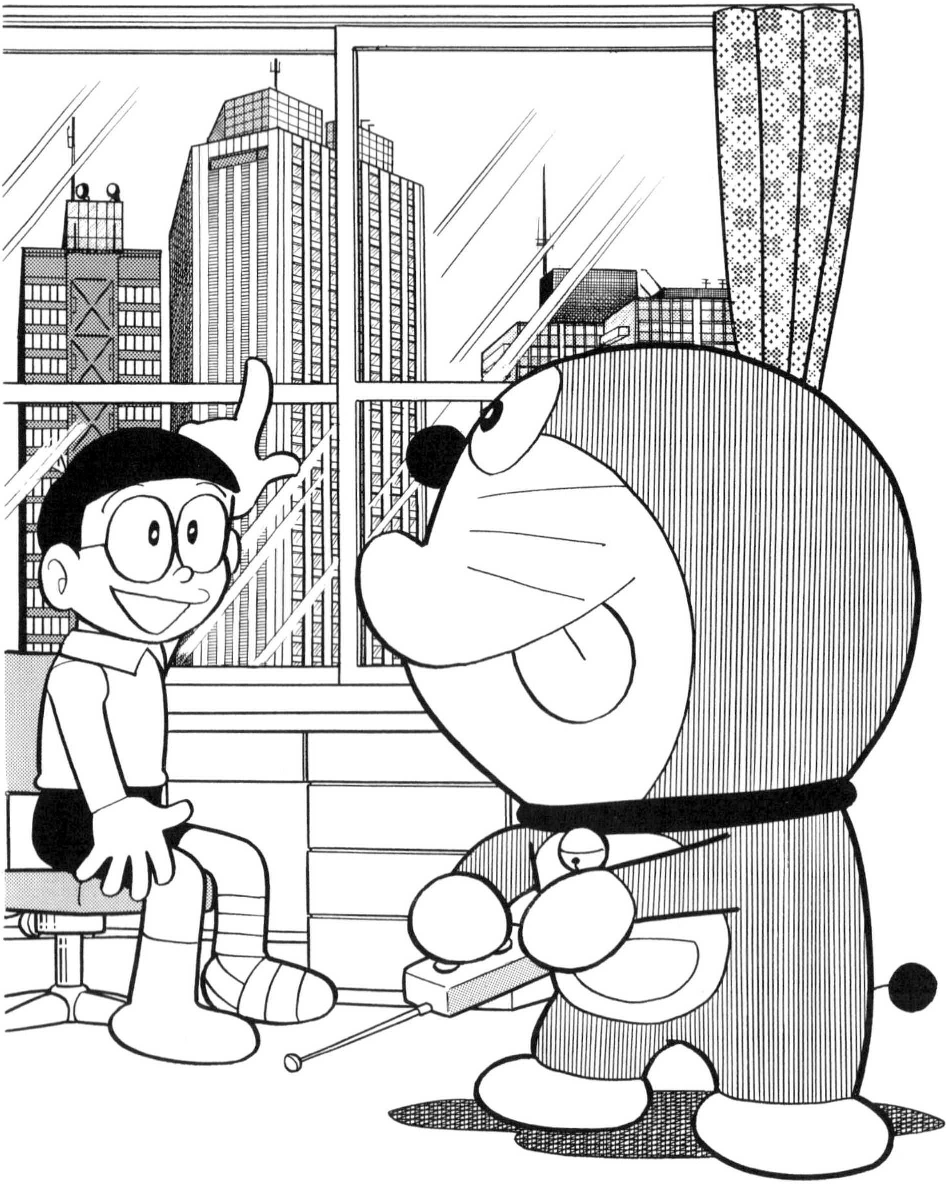

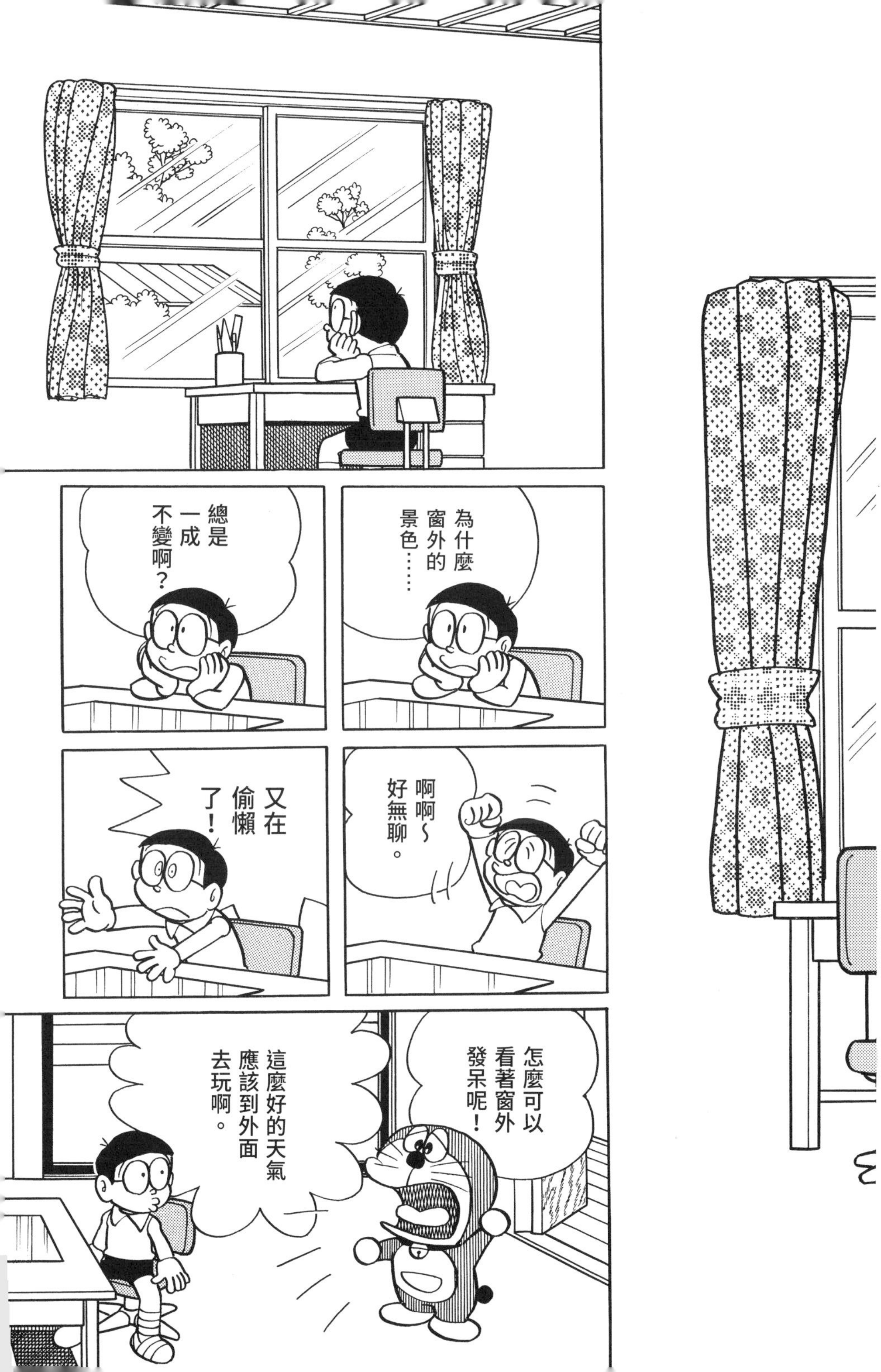
為什麼窗外的景色……
總是一成不變啊？
啊啊～好無聊。
又在偷懶了！
怎麼可以看著窗外發呆呢！
這麼好的天氣應該到外面去玩啊。

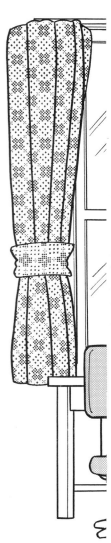

萬能醫生手提包Q&A

Q 關節發出的聲響是下列何者的聲音？①骨頭 ②肌肉 ③空氣

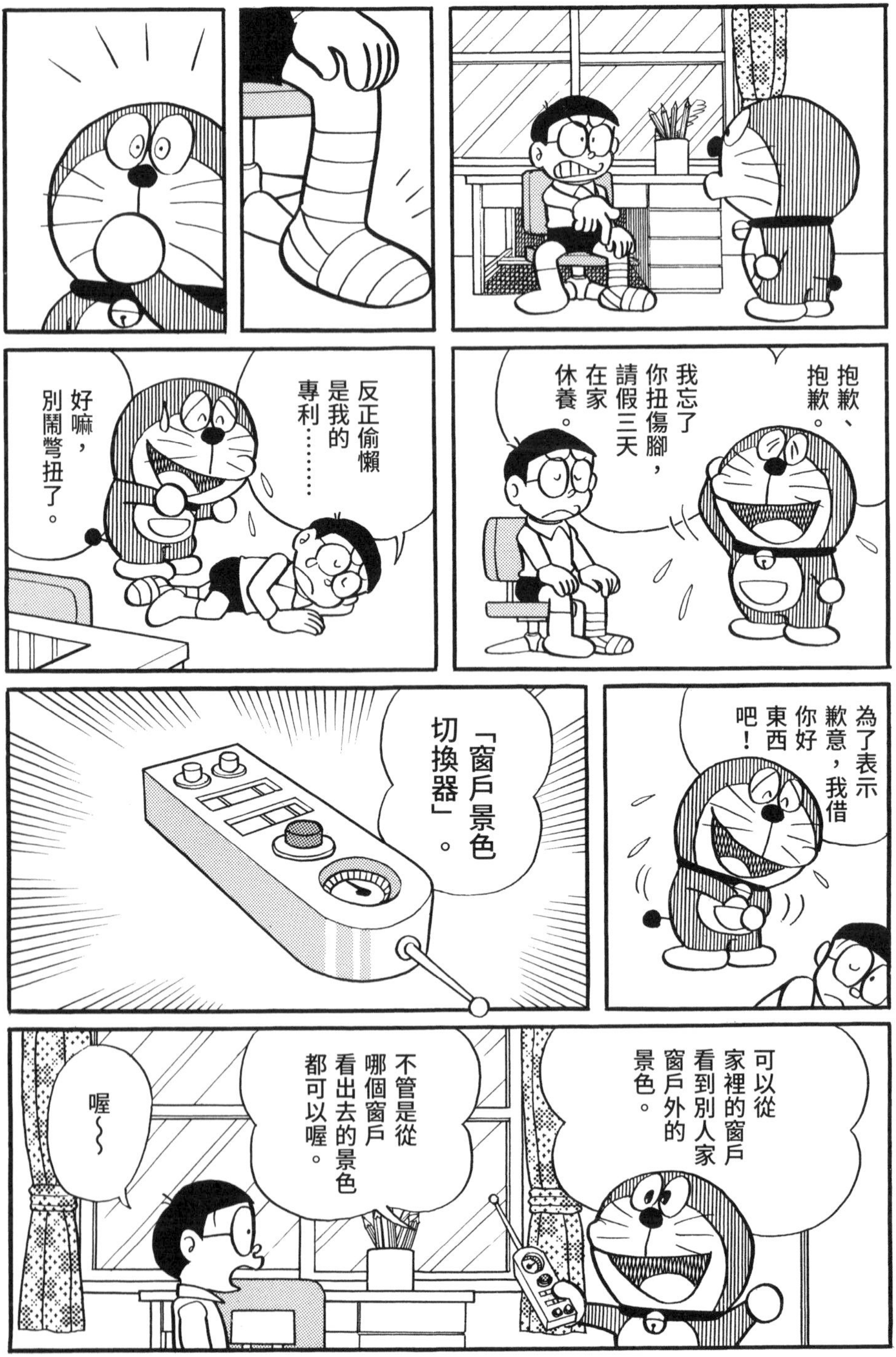
抱歉、抱歉。
我忘了你扭傷腳，請假三天在家休養。
反正偷懶是我的專利………
好嘛，別鬧彆扭了。
為了表示歉意，我借你好東西吧！
「窗戶景色切換器」。
可以從家裡的窗戶看到別人家窗戶外的景色。
不管是從哪個窗戶看出去的景色都可以喔。
喔～～

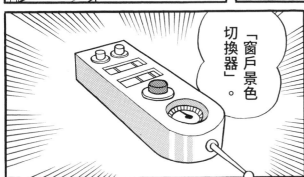

※喀喳

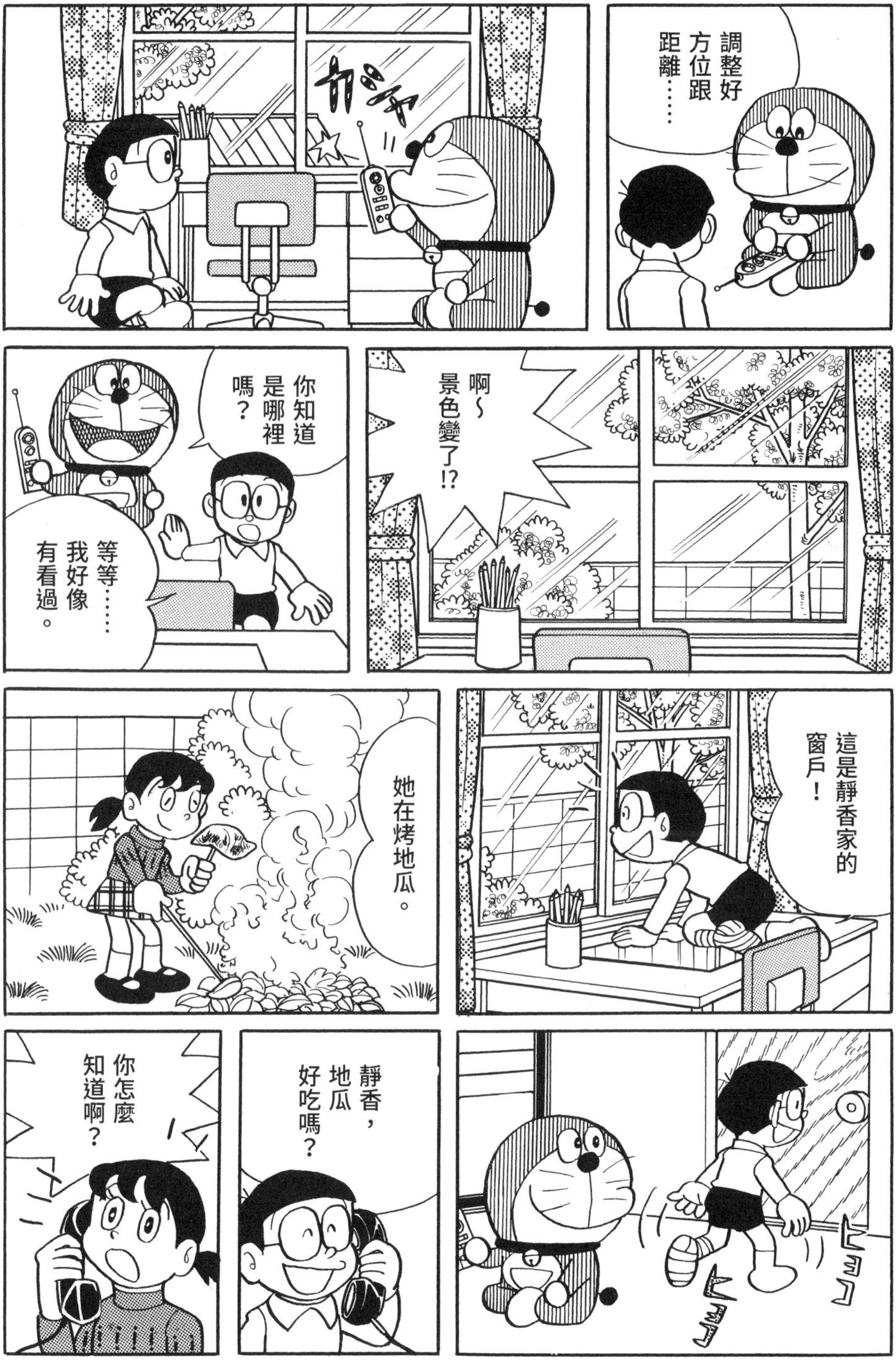
調整好方位跟距離……
啊~景色變了!?
你知道是哪裡嗎?
等等……我好像有看過。
這是靜香家的窗戶!
她在烤地瓜。
靜香,地瓜好吃嗎?
你怎麼知道啊?

※輕快的移動

A ③空氣。那是關節之間液體內的氣泡破裂所發出的聲音。

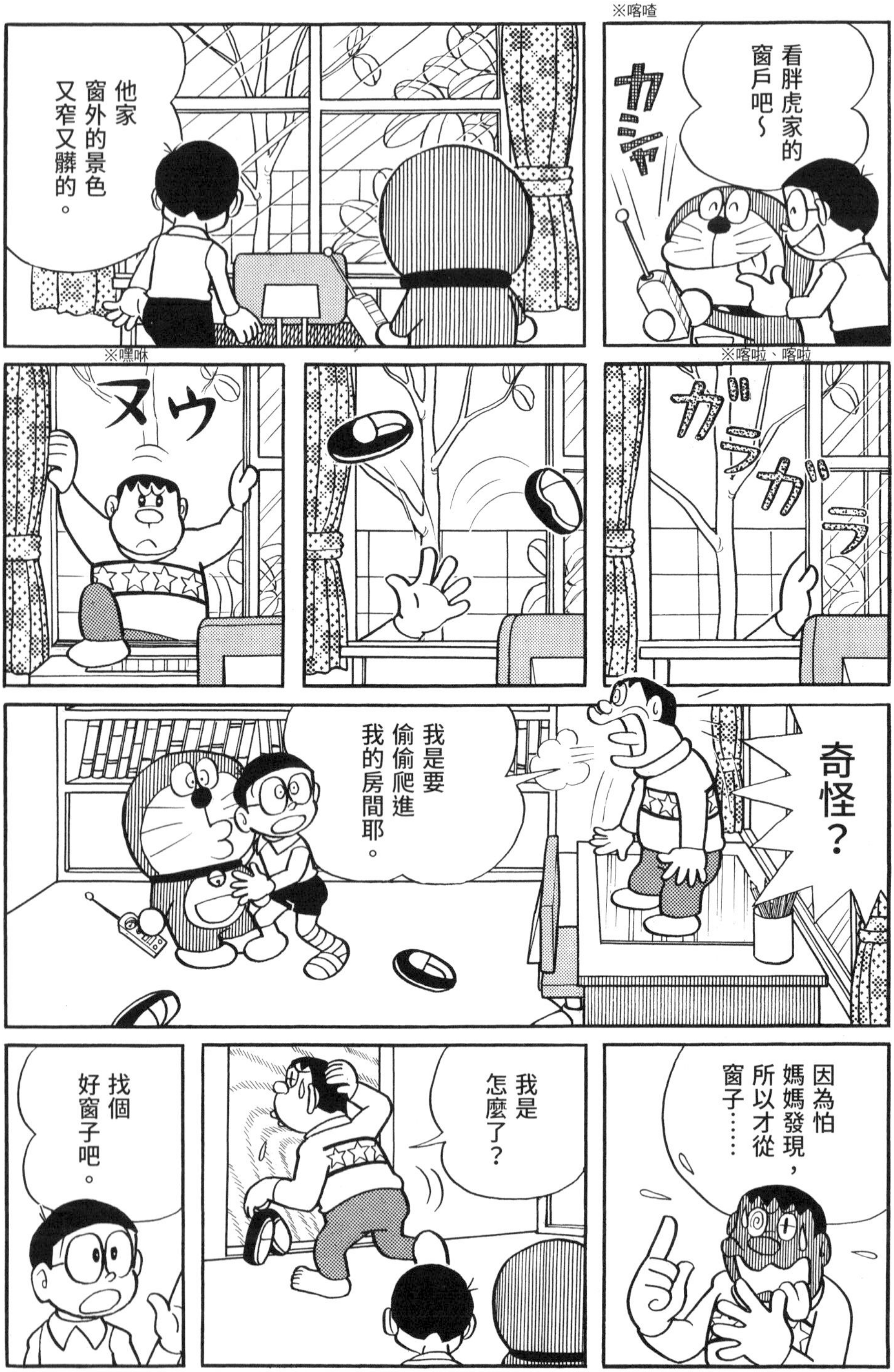
※喀喳
カシャ
看胖虎家的窗戶吧～
他家窗外的景色又窄又髒的。
※喀啦、喀啦
ガラガラ
※嘿咻
ヌゥ
奇怪？
我是要偷偷爬進我的房間耶。
因為怕媽媽發現，所以才從窗子……
我是怎麼了？
找個好窗子吧。

萬能醫生手提包Q&A

Q 拍攝體內狀態的檢查項目稱為什麼？ ①A光檢查 ②G光檢查 ③X光檢查

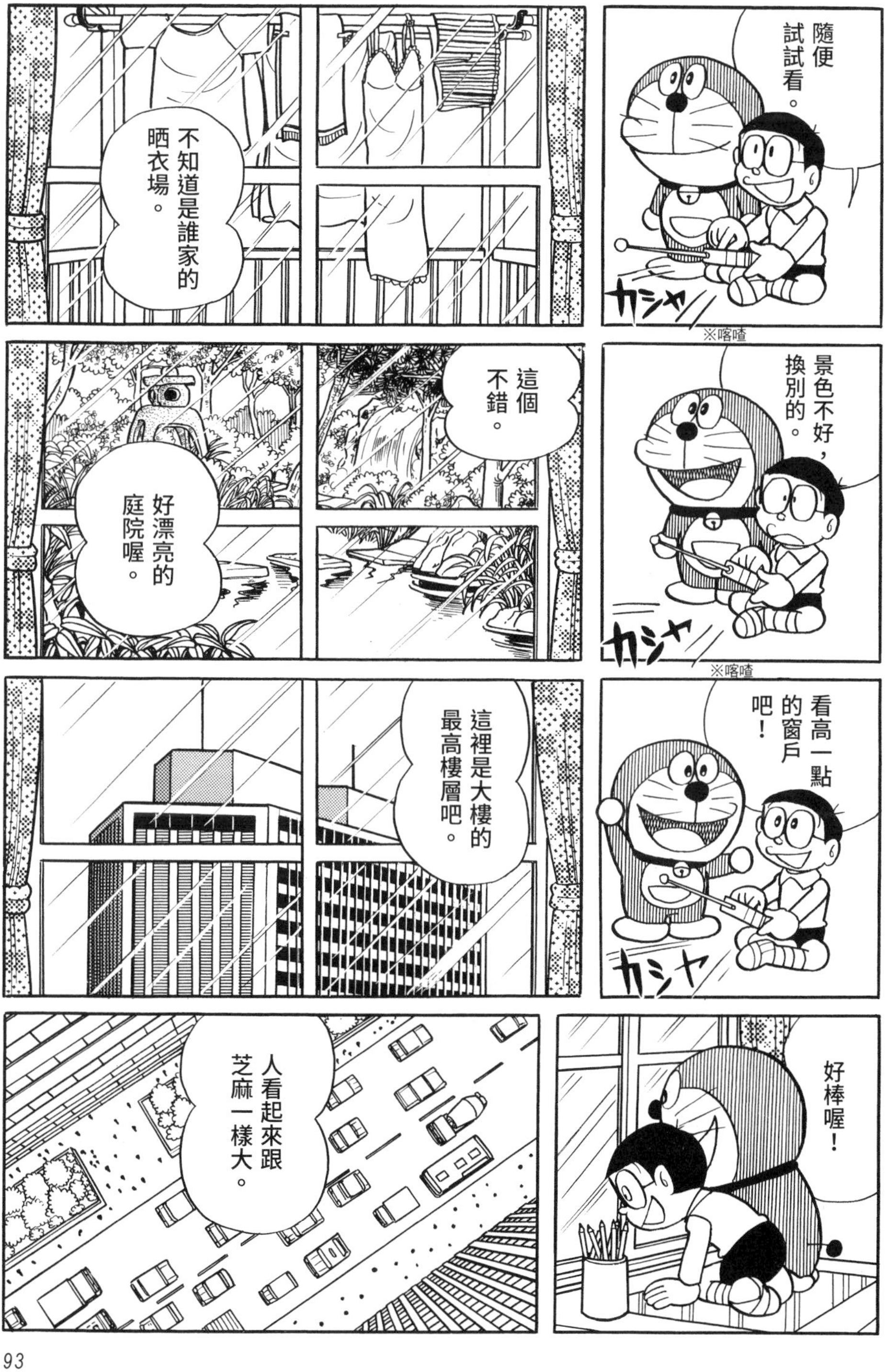
隨便試試看。
カシャ
※喀喳
不知道是誰家的晒衣場。
景色不好，換別的。
カシャ
※喀喳
這個不錯。
好漂亮的庭院喔。
看高一點的窗戶吧！
カシャ
這裡是大樓的最高樓層吧。
好棒喔！
人看起來跟芝麻一樣大。

A ③ X光檢查。X光是德國物理學家倫琴於一八九五年發現的電磁波。

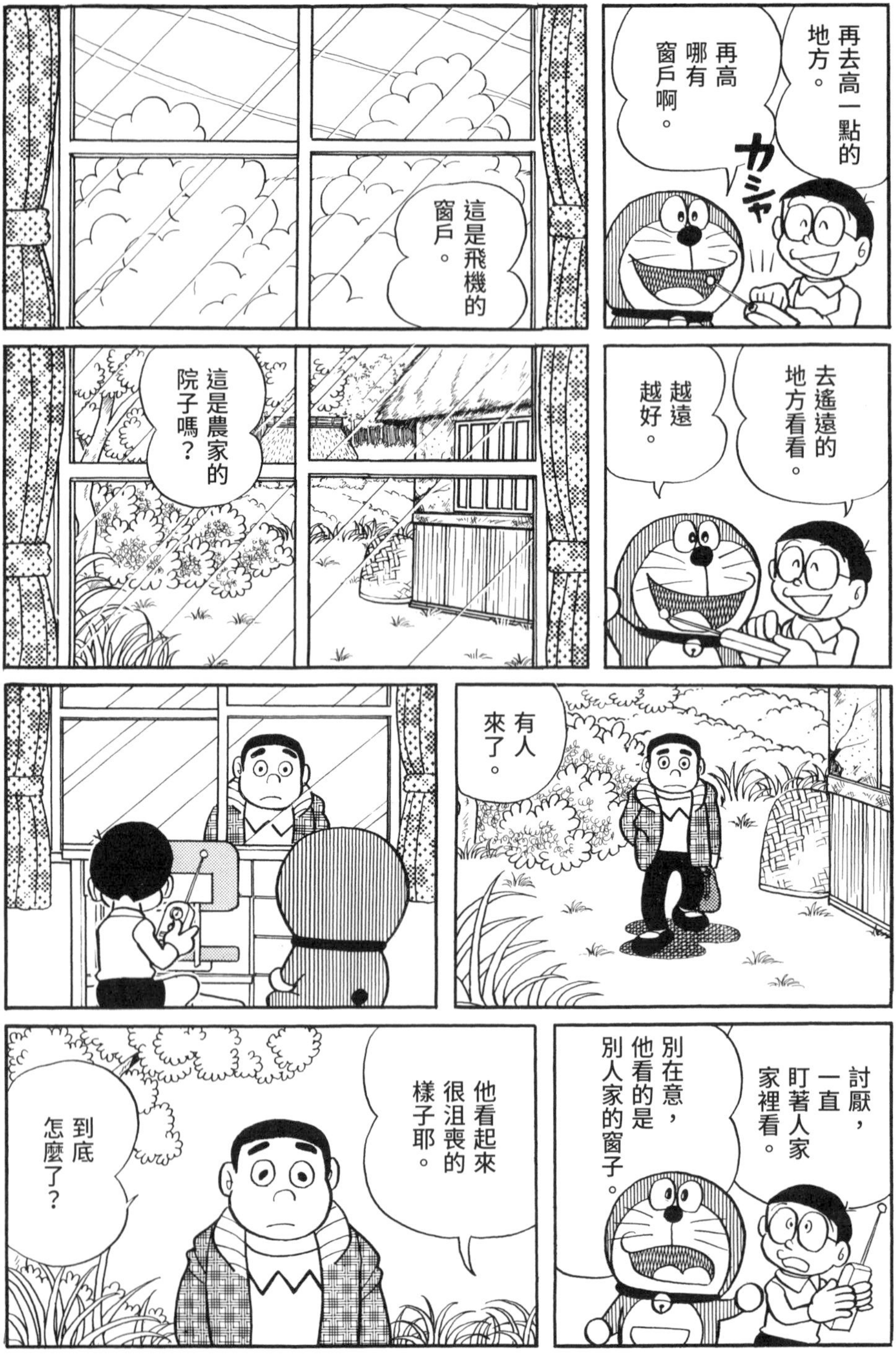
再去高一點的地方。
カシャ
再高哪有窗戶啊。
這是飛機的窗戶。
去遙遠的地方看看。
越遠越好。
這是農家的院子嗎？
有人來了。
討厭，一直盯著人家家裡看。
別在意，他看的是別人家的窗子。
他看起來很沮喪的樣子耶。
到底怎麼了？

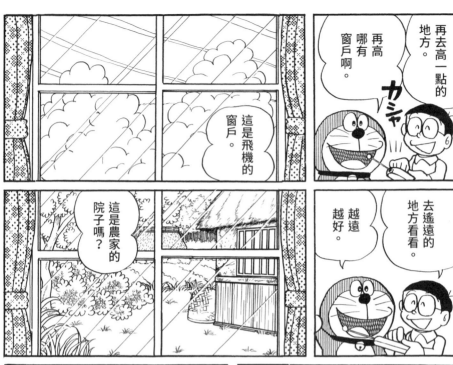

萬能醫生手提包Q&A

Q 希望骨骼強健，最重要的是什麼？①運動 ②吃肉 ③剪指甲

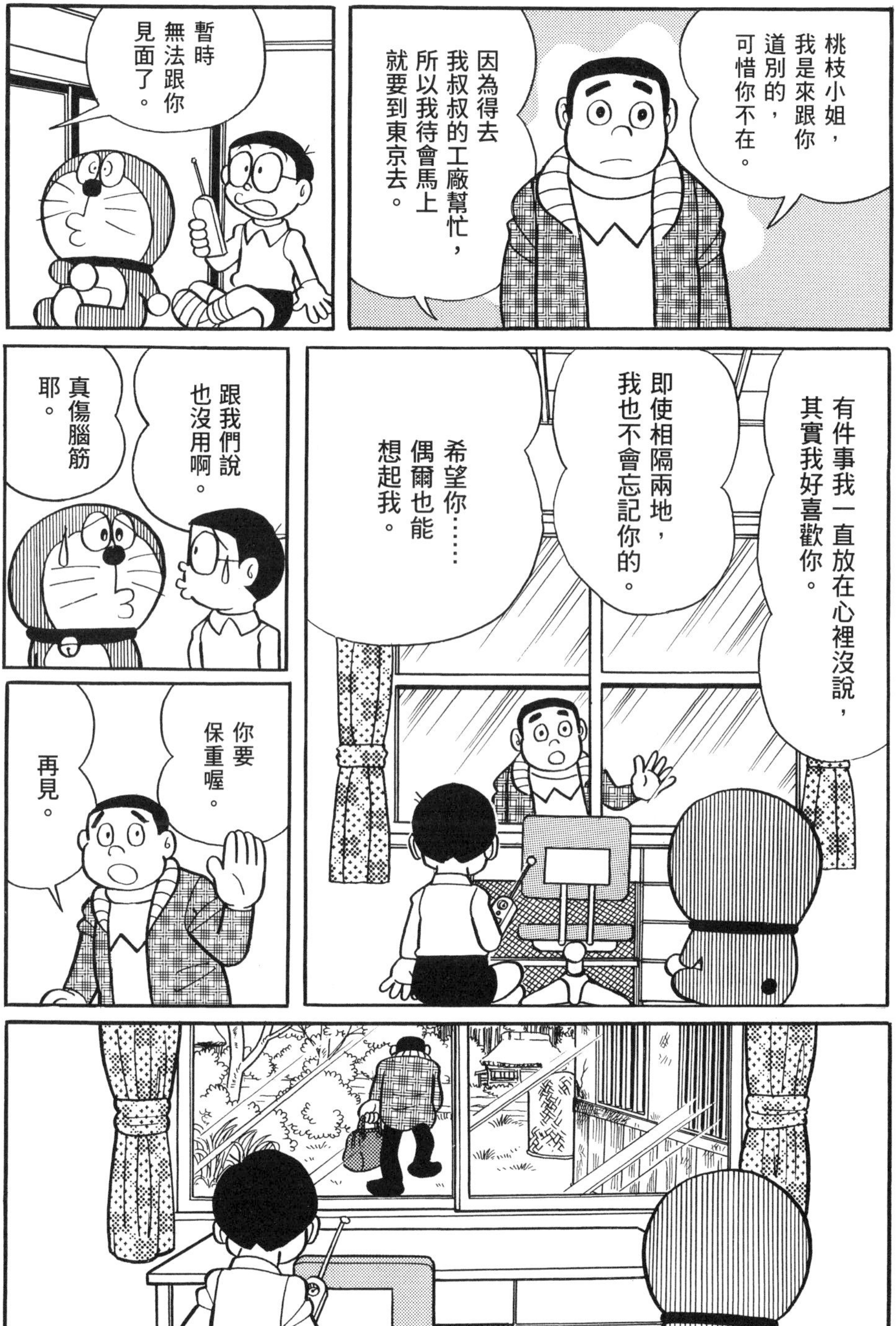

桃枝小姐，我是來跟你道別的，可惜你不在。
因為得去我叔叔的工廠幫忙，所以我待會馬上就要到東京去。
暫時無法跟你見面了。
有件事我一直放在心裡沒說，其實我好喜歡你。
即使相隔兩地，我也不會忘記你的。
希望你……偶爾也能想起我。
跟我們說也沒用啊。
真傷腦筋耶。
你要保重喔。
再見。

A ①運動。適度運動、攝取鈣與維生素D、晒太陽很重要。

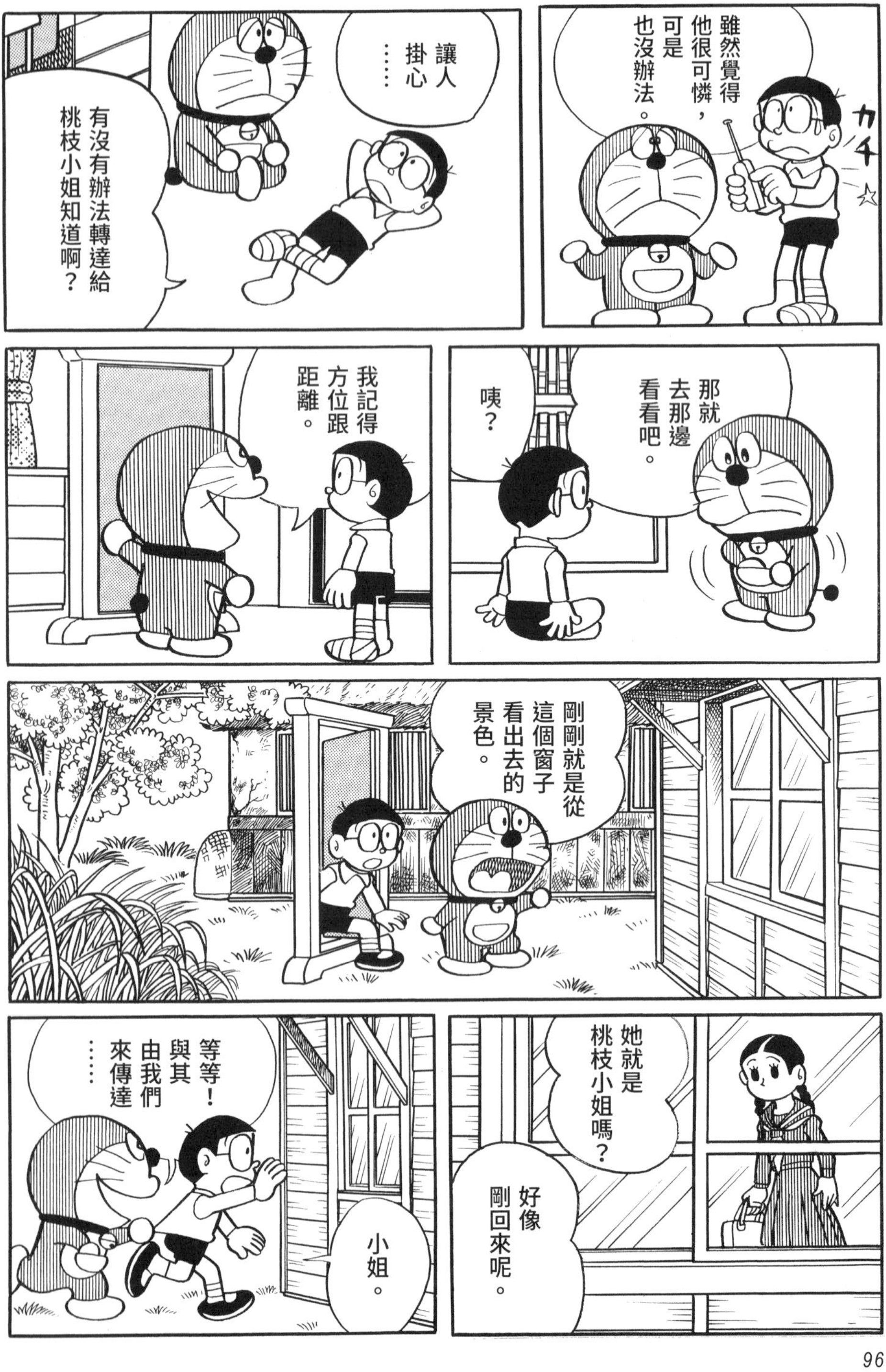
雖然覺得他很可憐，可是也沒辦法。
カチ
讓人掛心……
有沒有辦法轉達給桃枝小姐知道啊？
那就去那邊看看吧。
咦？
我記得方位跟距離。
剛剛就是從這個窗子看出去的景色。
她就是桃枝小姐嗎？
好像剛回來呢。
小姐。
等等！與其由我們來傳達……

萬能醫生手提包Q&A

Q 緩和肌肉疼痛最有效的方法是什麼？ ①吃肉 ②泡澡 ③喝牛奶

A

②泡澡。泡澡溫熱身體，能夠放鬆肌肉，舒緩肌肉疼痛。

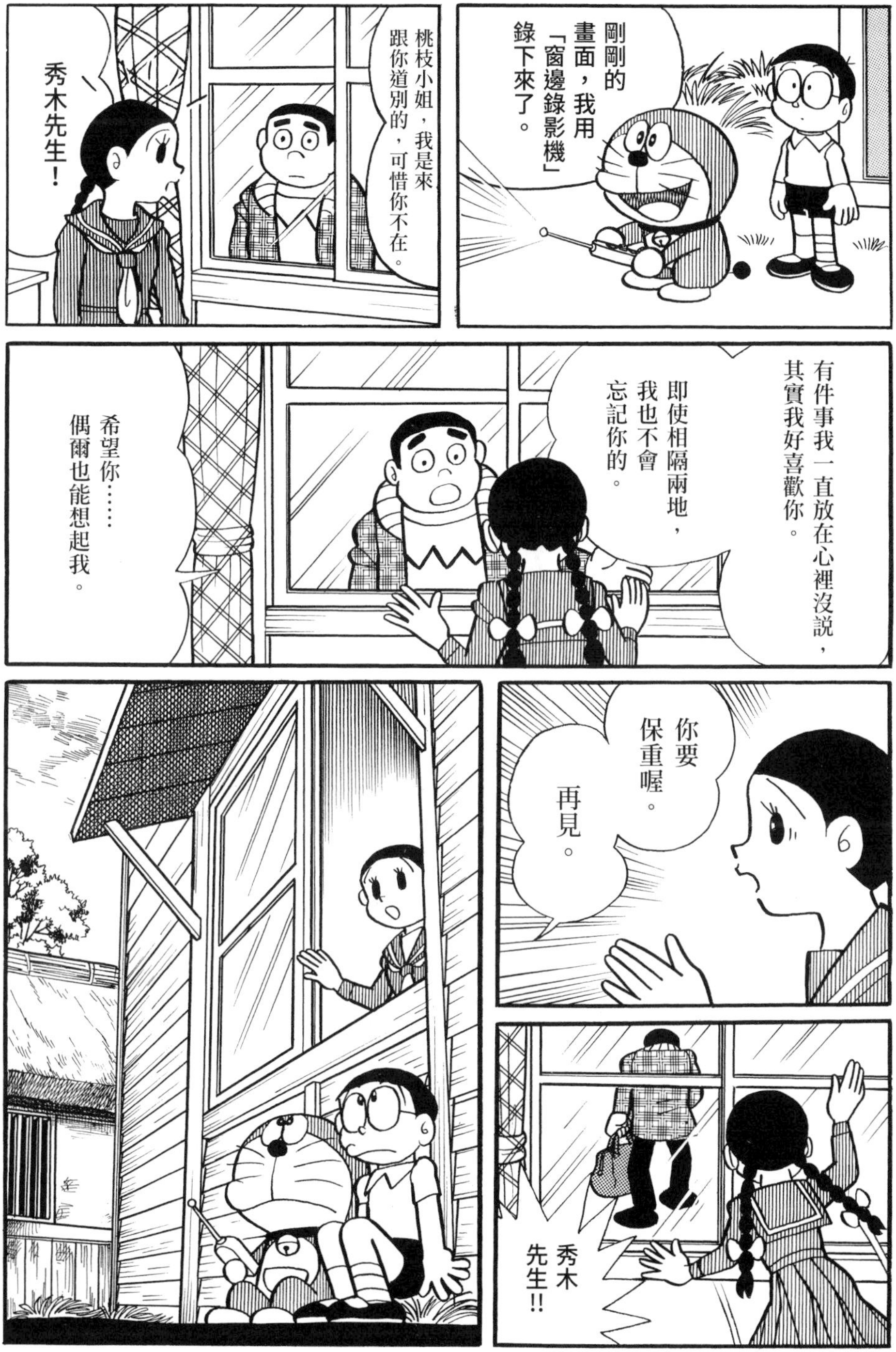

剛剛的畫面，我用「窗邊錄影機」錄下來了。
桃枝小姐，我是來跟你道別的，可惜你不在。
秀木先生！
有件事我一直放在心裡沒說，其實我好喜歡你。
即使相隔兩地，我也不會忘記你的。
希望你……偶爾也能想起我。
你要保重喔。
再見。
秀木先生!!

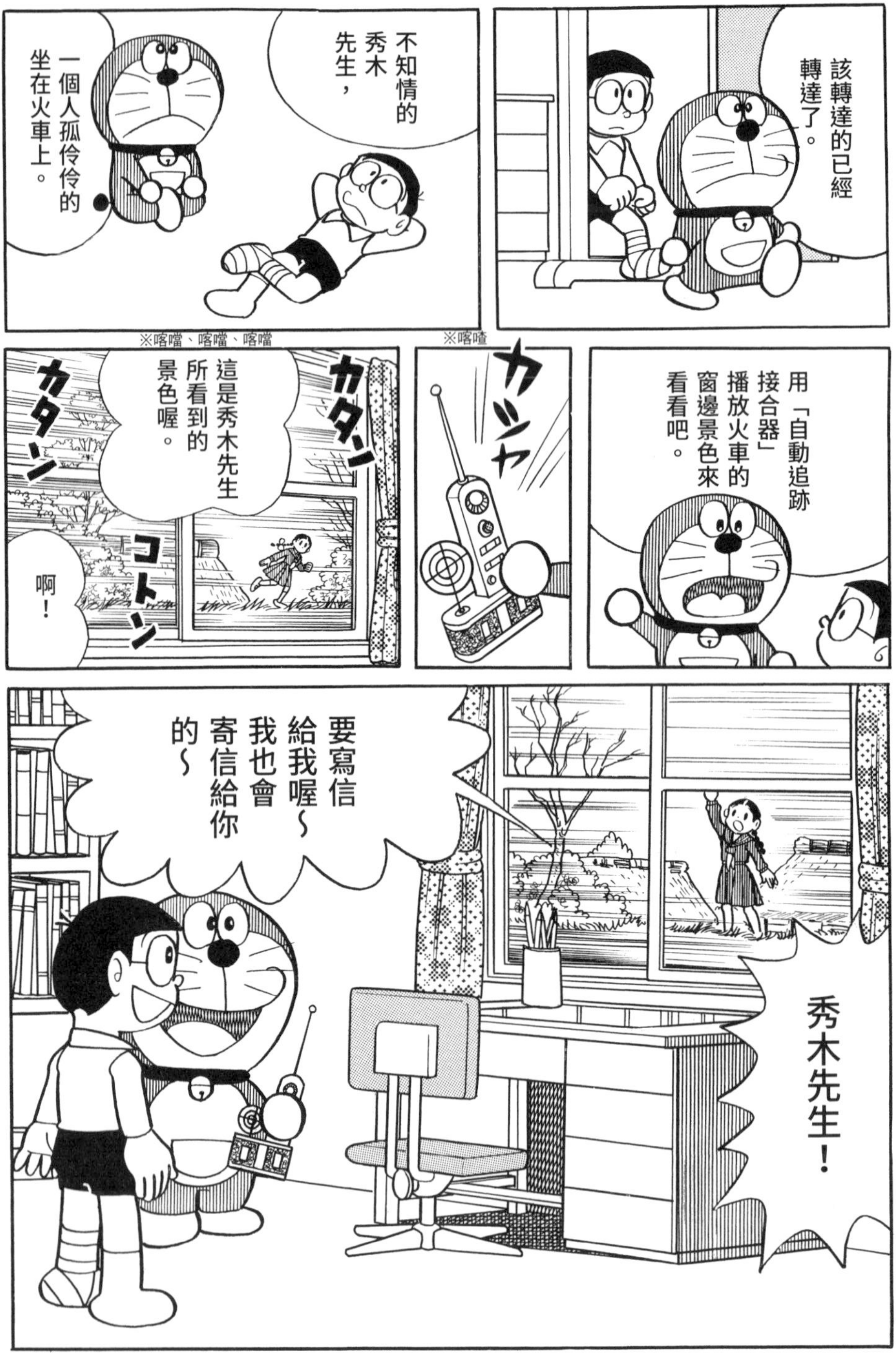
該轉達的已經轉達了。
不知情的秀木先生，
一個人孤伶伶的坐在火車上。
用「自動追跡接合器」播放火車的窗邊景色來看看吧。
※喀喳
カシャ
※喀噹、喀噹、喀噹
カタン
カタン
這是秀木先生所看到的景色喔。
コトン
啊！
秀木先生！
要寫信給我喔～我也會寄信給你的～

骨科 治療骨頭和肌肉的損傷

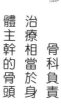

骨頭和肌肉的各種傷害

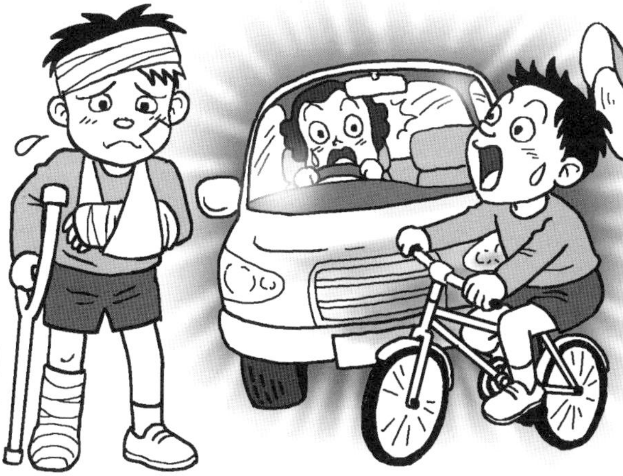

▲意外事故造成手臂或腳受傷，也是要看骨科。

插圖／杉山真理

骨科負責治療相當於身體主幹的骨頭與關節，以及在其四周的肌肉、神經等的損傷與疾病，也包括跌倒、扭傷、脫臼、骨折等。當出現關節痛、脖子痛、肩膀僵硬、手臂手掌麻痺、腰痛、腳麻等症狀的患者，就是找骨科看診。

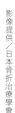

從脖子到骨盆、手指到肩膀、腳趾到大腿、全身的骨頭與關節、肌肉與神經，都是骨科的治療項目。看診的年齡層從新生兒、兒童、成年人到高齡者，範圍很大，因此患者人數相當多也是骨科的一項特徵。另外，骨科醫師為了幫助患者的身體盡可能恢復原本的功能，因此也經常與專業的復健專家（物理治療師等）合作進行治療。

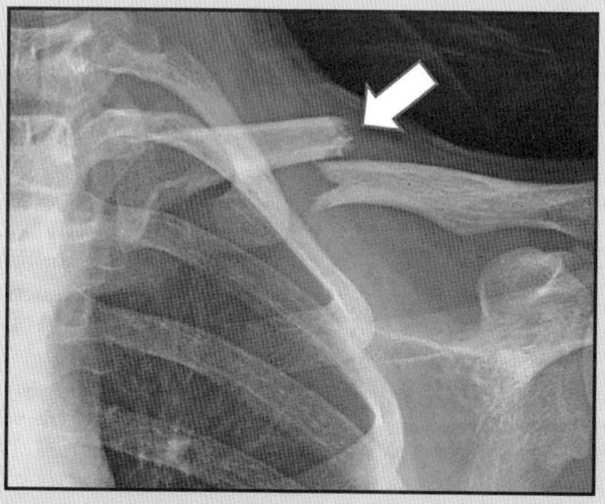

影像提供／日本骨折治療學會

▲鎖骨（位在肩膀前側的骨頭）骨折的 X 光片。

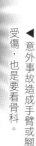

運動傷害與復健科

運動傷害是指運動造成的腳、手臂、關節等出現疼痛症狀。

常見於棒球選手的「棒球肘」和「肩部旋轉肌群肌腱炎」這類關節疼痛。慢跑等經常使用膝蓋的運動會引起「跑者膝」；小學中年級生到國中生會有膝蓋疼痛的「成長痛」等，這些均屬於運動傷害。

有些醫院還會設有復健科，不是只有治療運動傷害，也有專家協助運動選手重回賽場。

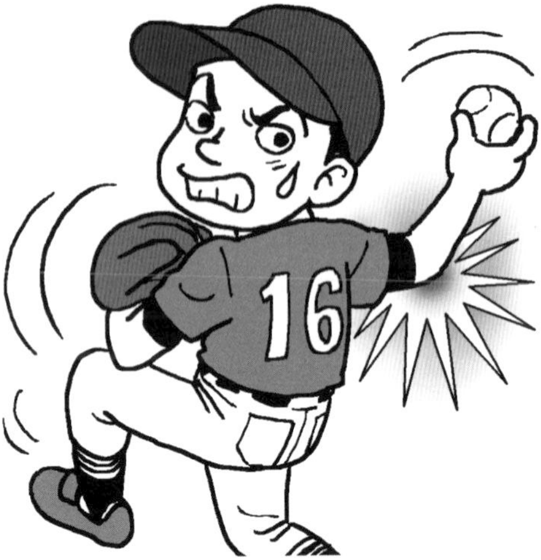

插圖／杉山真理

手指挫傷怎麼辦？

手指挫傷經常發生在球類運動上。手指一旦挫傷，首先要做的就是冷卻疼痛的手指。運動時，最好事先準備急速冷凍噴劑或裝冰塊的冰桶。

還有，不可以強行拉扯手指。有時痛的可能是韌帶或骨頭，或是需要治療的損傷，建議遇到手指挫傷時，還是要去骨科看診。

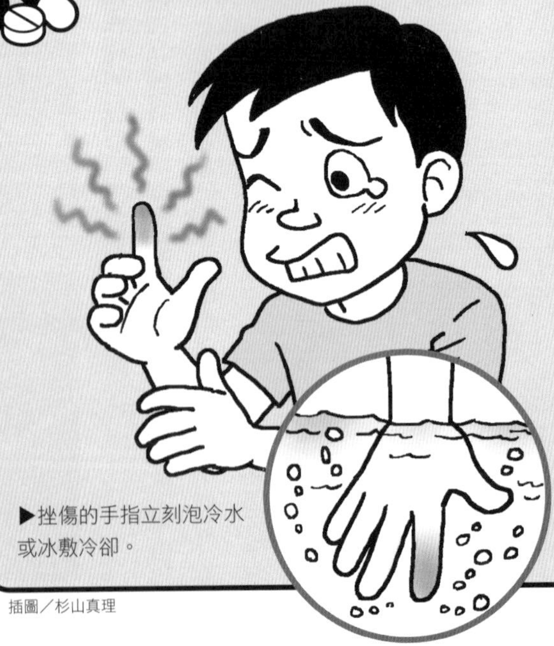

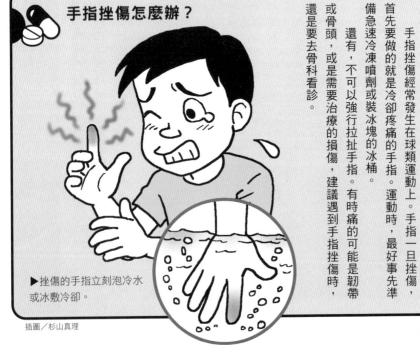

▶挫傷的手指立刻泡冷水或冰敷冷卻。

插圖／杉山真理

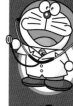

也治療骨頭與關節的疾病

骨頭和關節的各種傷害

除了開放性傷口之外，骨科也治療關節、骨頭、肌肉相關的各種疾病。這些疾病主要多出現在高齡者身上。

椎間盤突出、脊椎狹窄症是脊椎關節、軟骨變形，壓迫到神經，使人感覺疼痛的疾病。類風溼性關節炎是手腳關節變形的疾病，症狀是手指腳趾變得僵硬，繼續惡化下去疼痛會更加劇烈。骨質疏鬆症是骨頭變得脆弱、容易骨折的疾病。

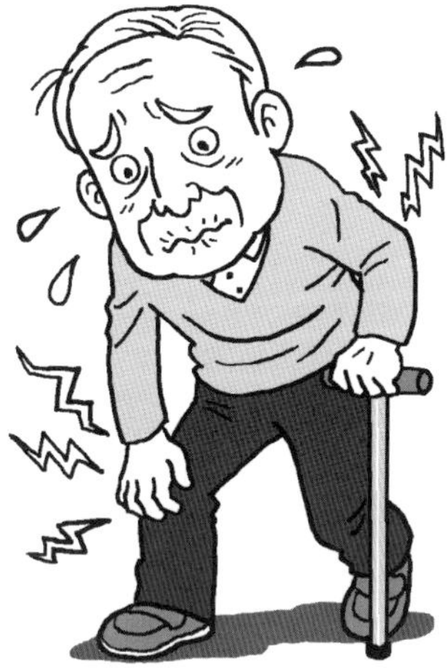

插圖／杉山真理

什麼是運動器官？

骨科是治療運動器官的專科，包括身體活動所需用到的骨頭、關節、肌肉、神經都是運動器官的範疇。運動器官互相串連、發揮作用，因此只要有一部分出現問題，身體就無法正常活動。

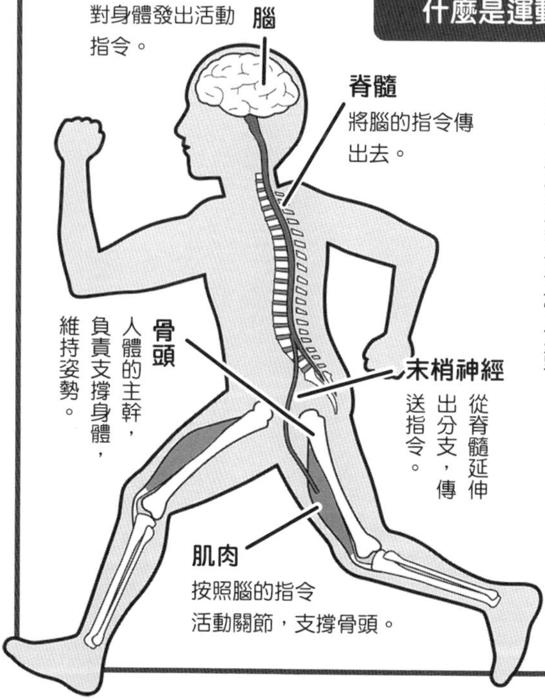
腦
對身體發出活動指令。
脊髓
將腦的指令傳出去。
末梢神經
從脊髓延伸出分支，傳送指令。
骨頭
人體的主幹，負責支撐身體，維持姿勢。
肌肉
按照腦的指令活動關節，支撐骨頭。

插圖／加藤貴夫

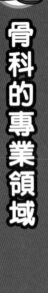

骨科的專業領域

插圖／杉山真理

身體各部位分屬不同的專業領域

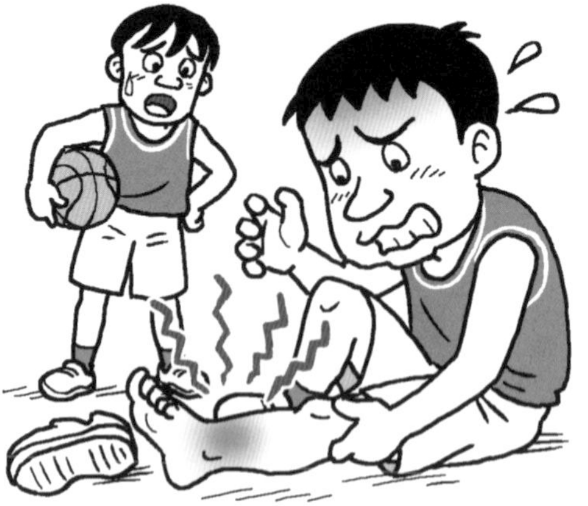

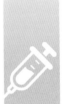

從頭到腳都是骨科的治療範圍，範圍很大，因此不同的身體部位分屬不同的骨科次專科。

脊椎外科治療脊椎和脊髓的問題。手外科治療手傷、手疾與肩膀毛病。足踝外科負責治療腳踝、腳骨、韌帶等的問題，以及膝蓋損傷和疾病造成的疼痛。

骨科與整形外科

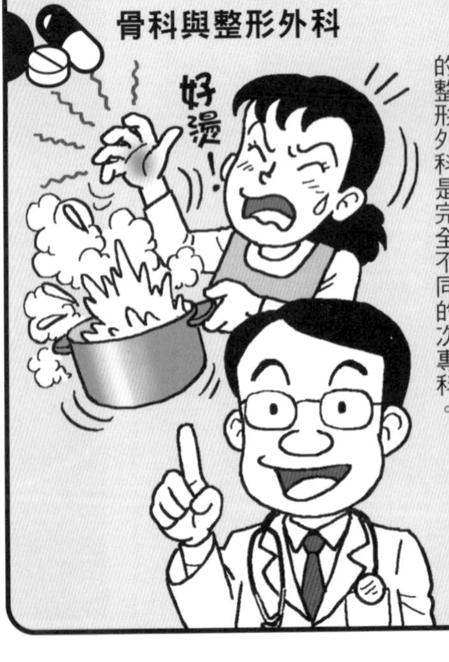

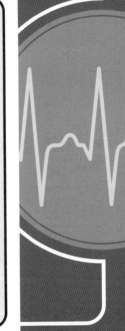

骨科是治療骨骼、肌肉等運動器官的外科。整形外科則是當你生病或受傷影響到身體外觀時，用來解決問題的外科。消除燙傷或手術後的傷疤、與生俱來的胎記等，都是整形外科的治療範疇。另一方面，美容醫學是皮膚科的其中一個領域，稱為「皮膚美容外科」，與全名是「整形與重建外科」的整形外科是完全不同的次專科。

插圖／杉山真理

骨科的最新技術

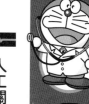

人工關節

因類風溼性關節炎、退化性關節炎等疾病，或重大損傷等，導致肩膀或膝蓋關節喪失功能時，可進行置換人工關節的手術。

人工關節的材質是鈦合金、陶瓷、超耐磨高分子聚乙烯等。

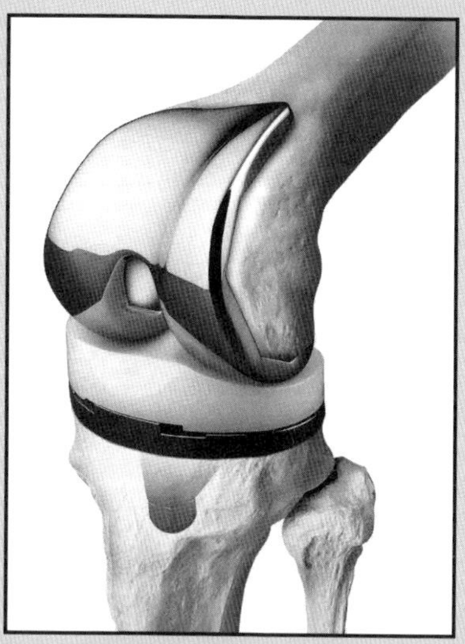

▲人工膝關節是將生病引發疼痛的膝關節表面換成金屬，消除疼痛，幫助患者恢復正常生活。

影像提供／Teijin Nakashima Medical Co., Ltd.

人工骨與骨板

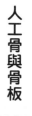

人工骨的開發是為了代替因受傷或生病而失去的骨頭。材質多半是陶瓷，3D列印機製作的耳骨也曾經成功用在移植手術上。

固定骨折斷骨的骨板通常是由鈦合金等材質製成。最新的可吸收聚合物骨板，能夠在體內分解吸收，不需要另外動手術取出。

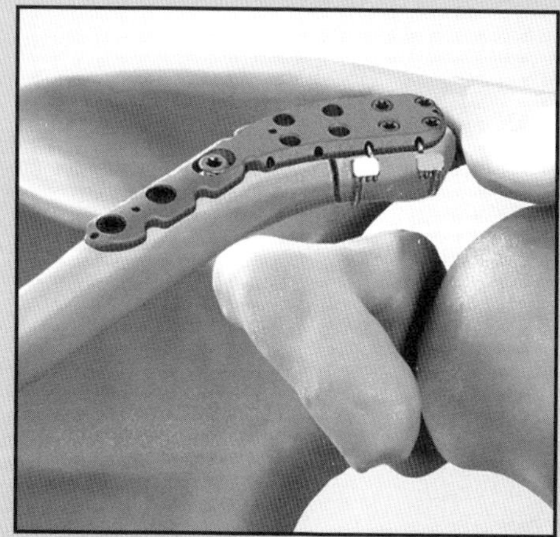

▲骨板（鎖骨板）是鎖骨骨折時，使骨頭長回原本形狀使用的固定骨材。

影像提供／Teijin Nakashima Medical Co., Ltd.

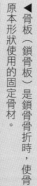

脫皮記

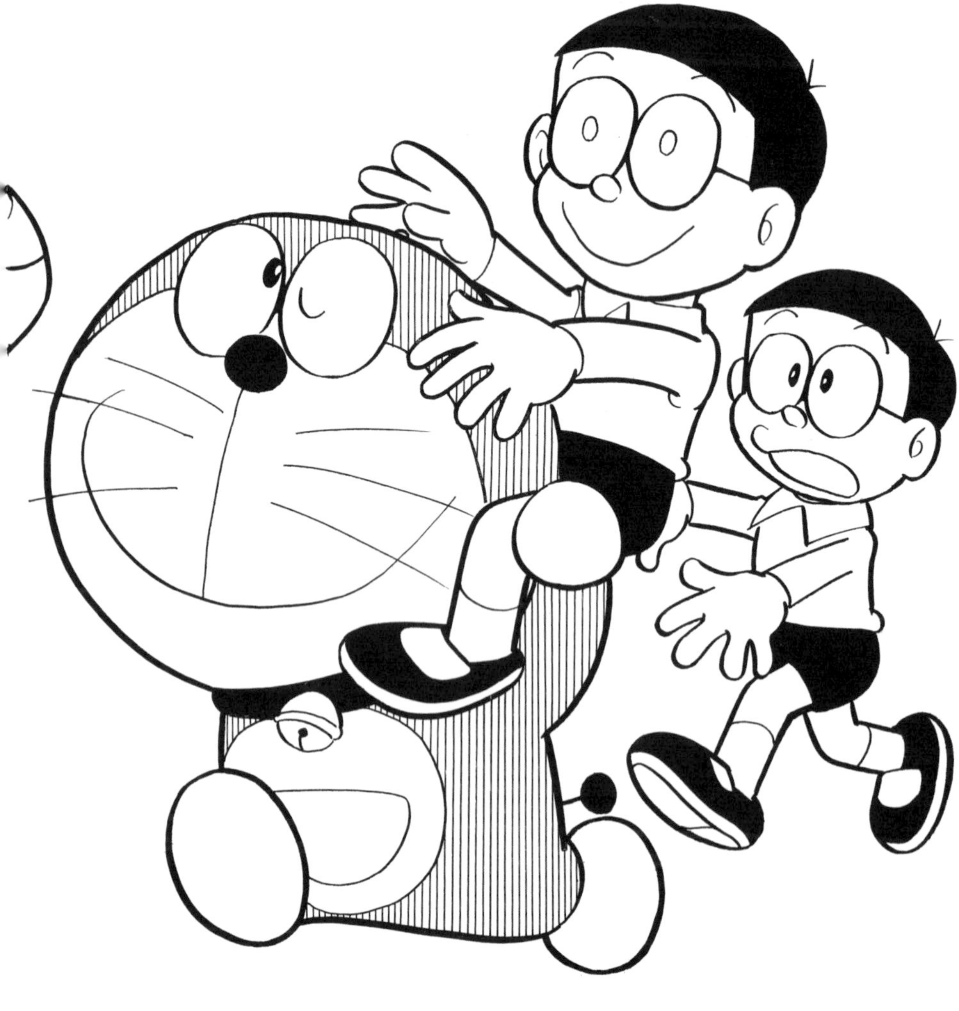

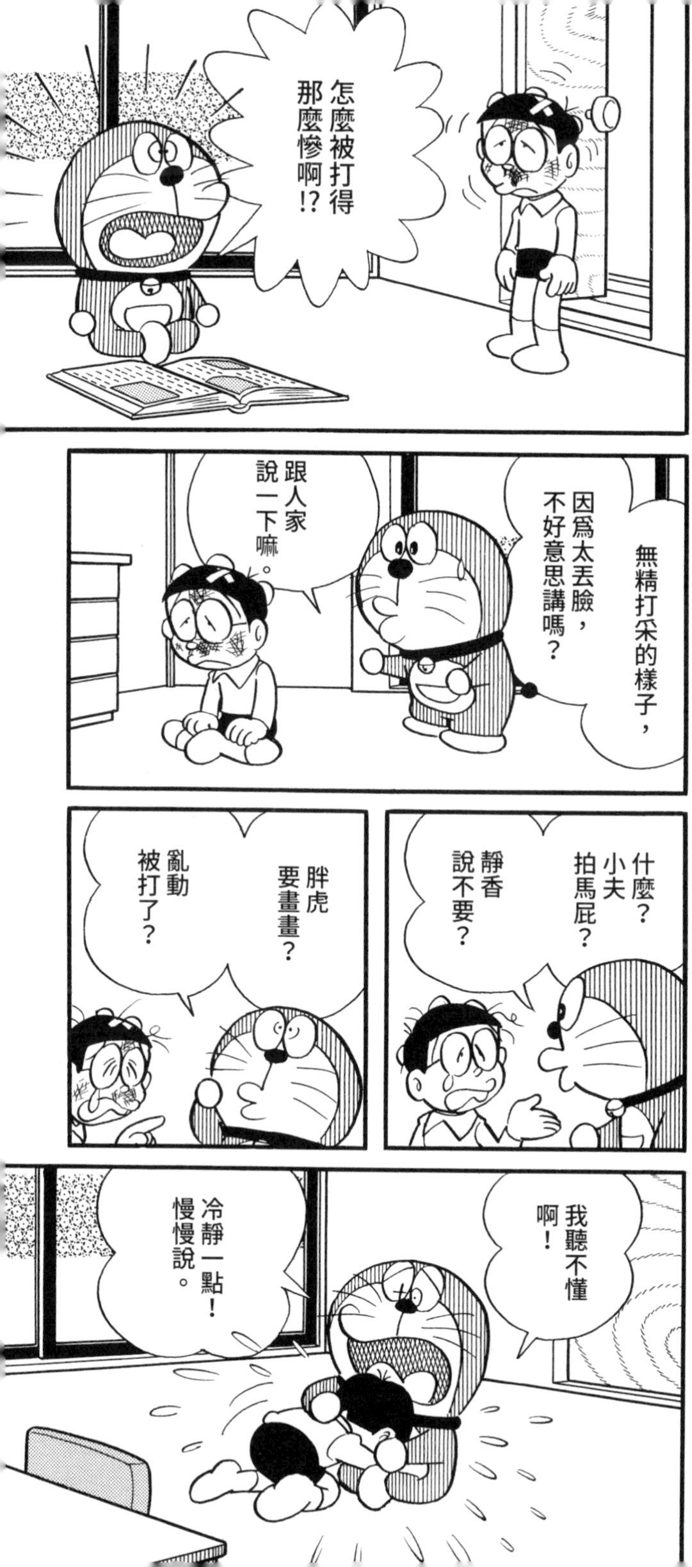
怎麼被打得那麼慘啊!?
無精打采的樣子，因爲太丟臉，不好意思講嗎？
跟人家說一下嘛。
什麼？小夫拍馬屁？靜香說不要？
胖虎要畫畫？亂動被打了？
我聽不懂啊！
冷靜一點！慢慢說。

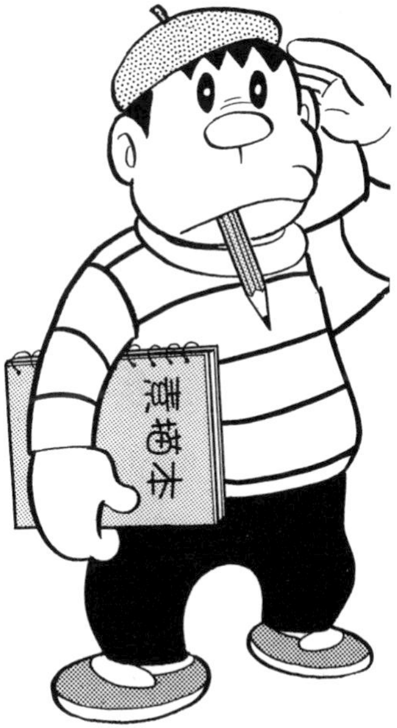

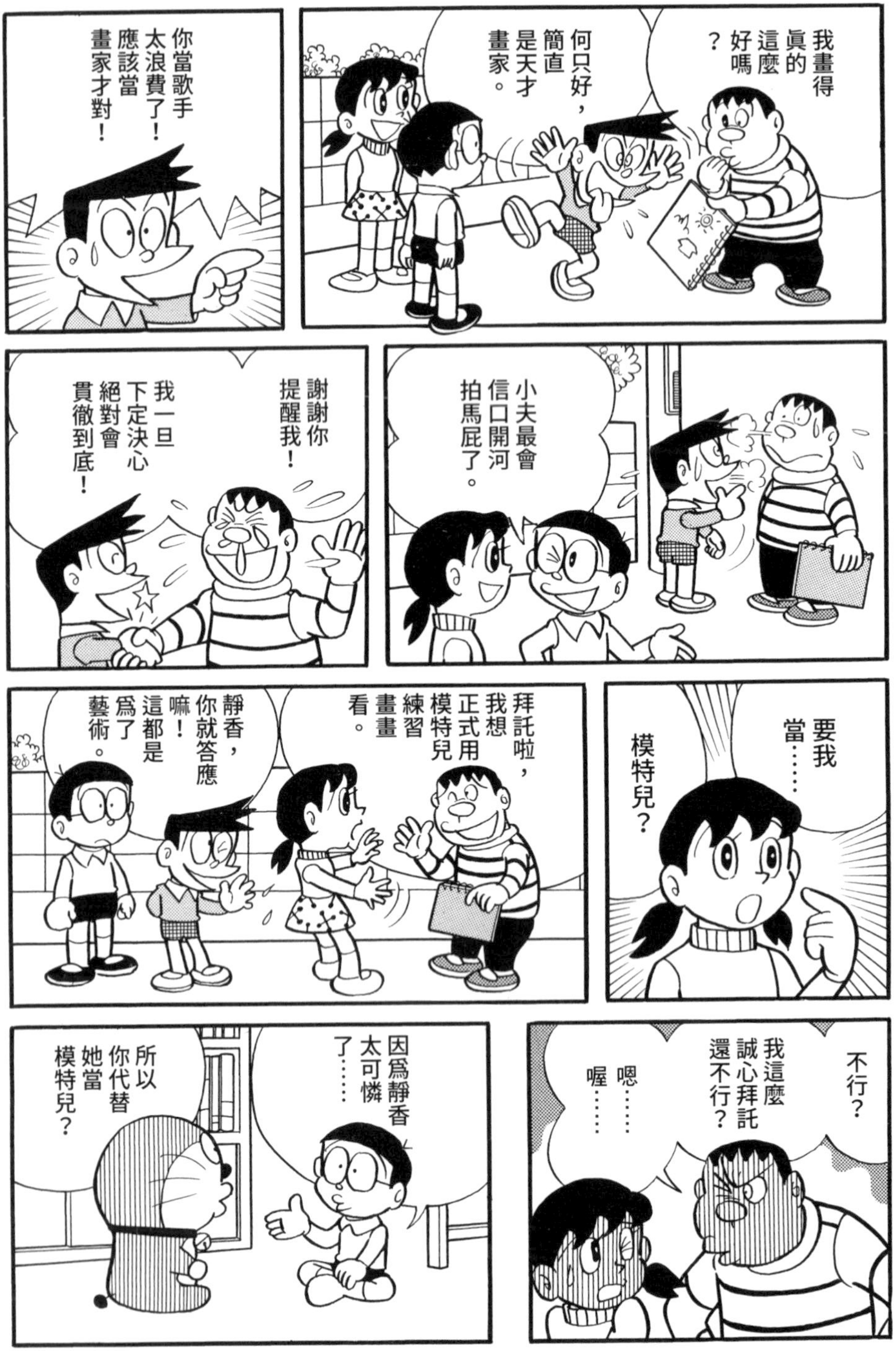
我畫得真的這麼好嗎？
何只好，簡直是天才畫家。
你當歌手太浪費了！應該當畫家才對！
小夫最會信口開河拍馬屁了。
謝謝你提醒我！
我一旦下定決心絕對會貫徹到底！
要我當……模特兒？
拜託啦，我想正式用模特兒練習畫畫看。
靜香，你就答應嘛！這都是爲了藝術。
不行？
我這麼誠心拜託還不行？
嗯……喔……
因爲靜香太可憐了……
所以你代替她當模特兒？

萬能醫生手提包Q&A

Q 人類的皮膚重量約佔體重的百分之幾？①約5 ②約16 ③約42

A ②約16%。皮膚的重量約佔體重的16%，是人體最大的器官。

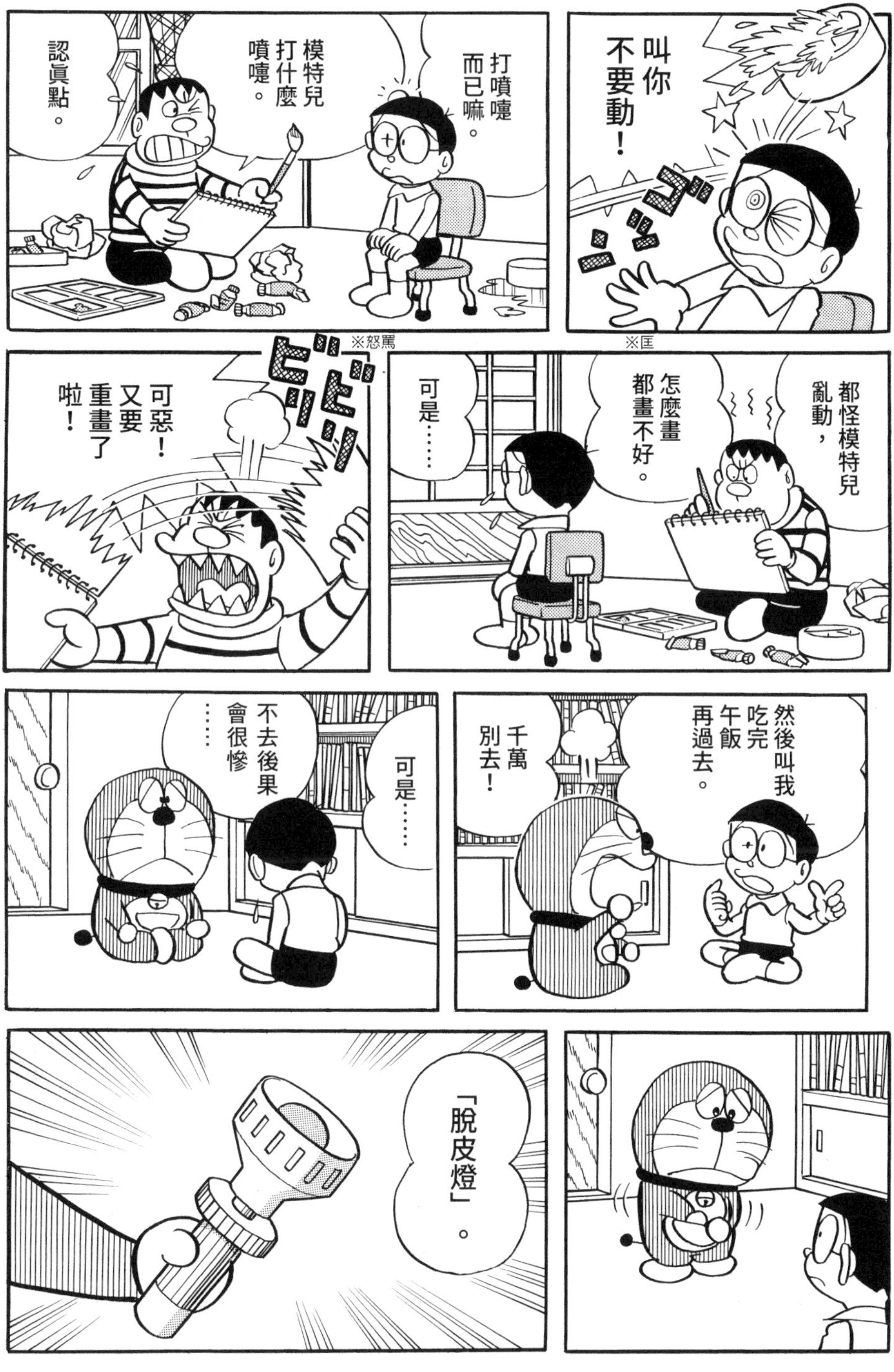

叫你不要動！
打噴嚏而已嘛。
模特兒打什麼噴嚏。
認真點。
※匡
都怪模特兒亂動，
怎麼畫都畫不好。
可是……
※怒罵
可惡！又要重畫了啦！
然後叫我吃完午飯再過去。
千萬別去！
可是……
不去後果會很慘……
「脫皮燈」。

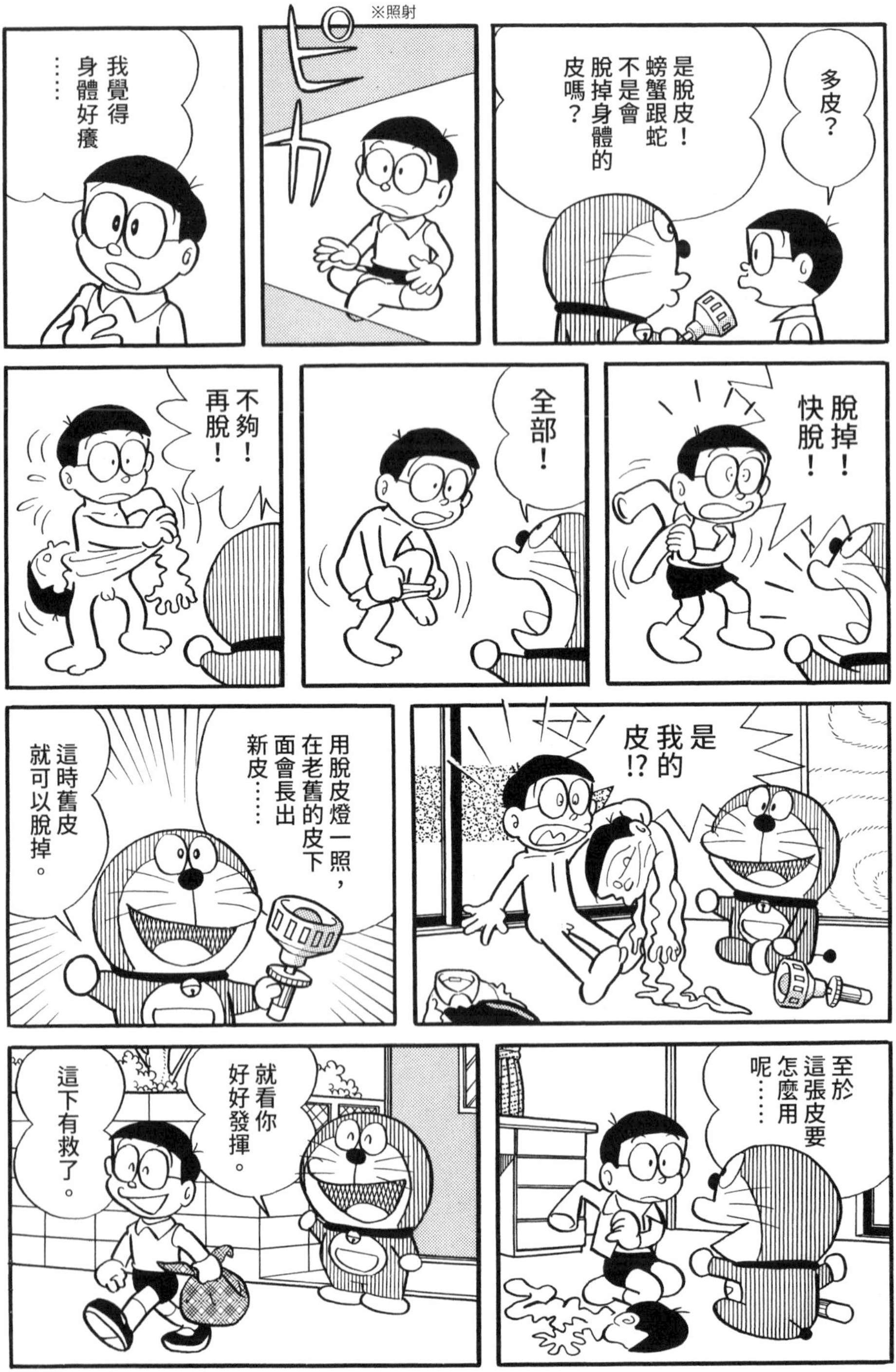
多皮？
是脫皮！螃蟹跟蛇不是會脫掉身體的皮嗎？
※照射
ピカ
我覺得身體好癢……
脫掉！快脫！
全部！
不夠！再脫！
是我的皮!?
用脫皮燈一照，在老舊的皮下面會長出新皮……
這時舊皮就可以脫掉。
至於這張皮要怎麼用呢……
就看你好好發揮。
這下有救了。

萬能醫生手提包Q&A

Q 腳趾冰冷導致血液循環不良所引起的皮膚症狀是什麼？①雞眼 ②皮膚乾燥 ③凍瘡

A ③凍瘡。手指、腳趾、耳朵在攝氏12度以下的寒冬容易出現凍瘡，變得紅腫痛癢。記得戴上手套、耳罩保暖。

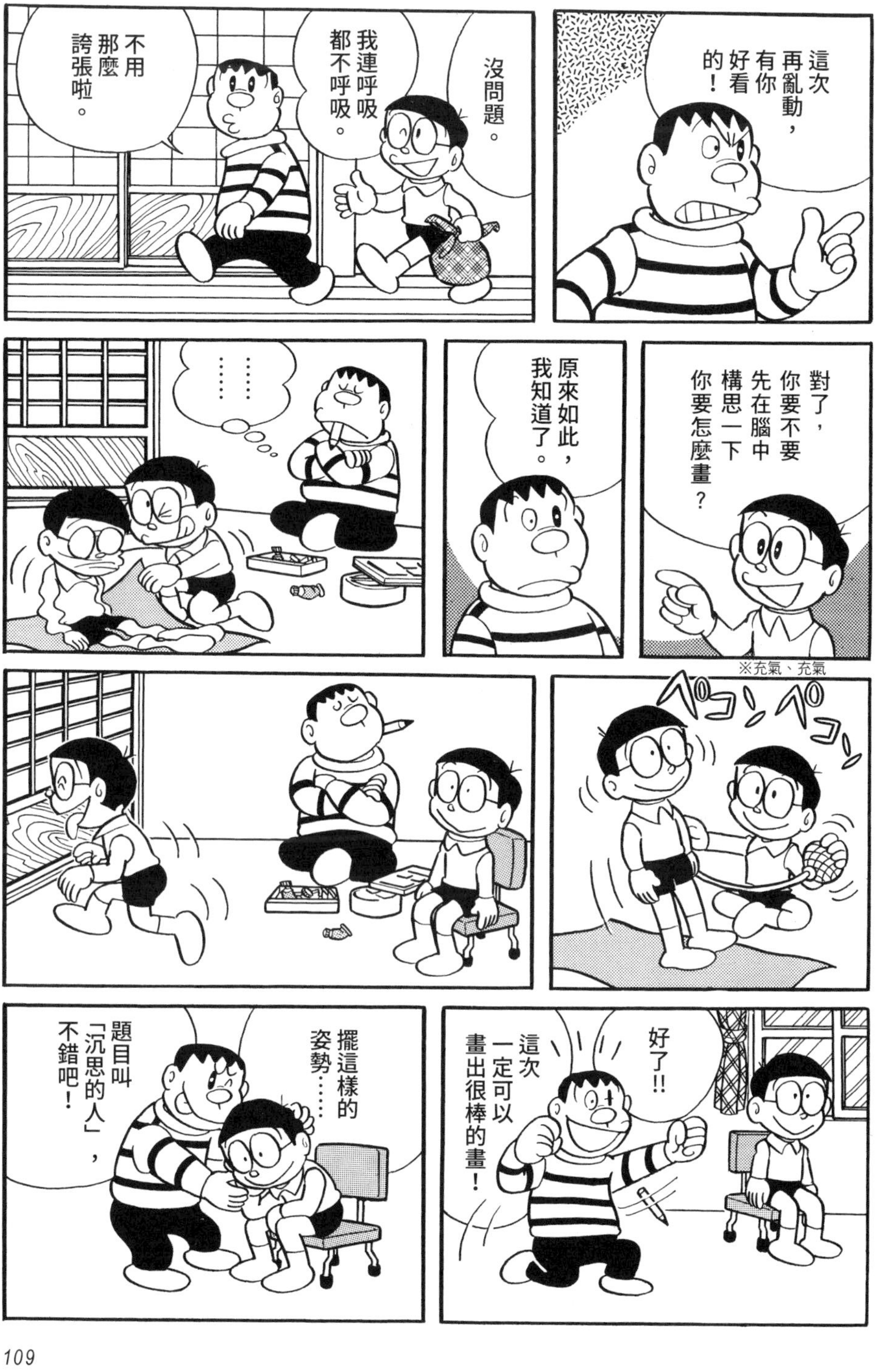
這次再亂動，有你好看的！
沒問題。
我連呼吸都不呼吸。
不用那麼誇張啦。
對了，你要不要先在腦中構思一下你要怎麼畫？
原來如此，我知道了。
……
……
※充氣、充氣
ペコンペコン
好了!!
這次一定可以畫出很棒的畫！
擺這樣的姿勢……
題目叫「沉思的人」，不錯吧！

Q 暖暖包不會使人燙傷。這是真的嗎？

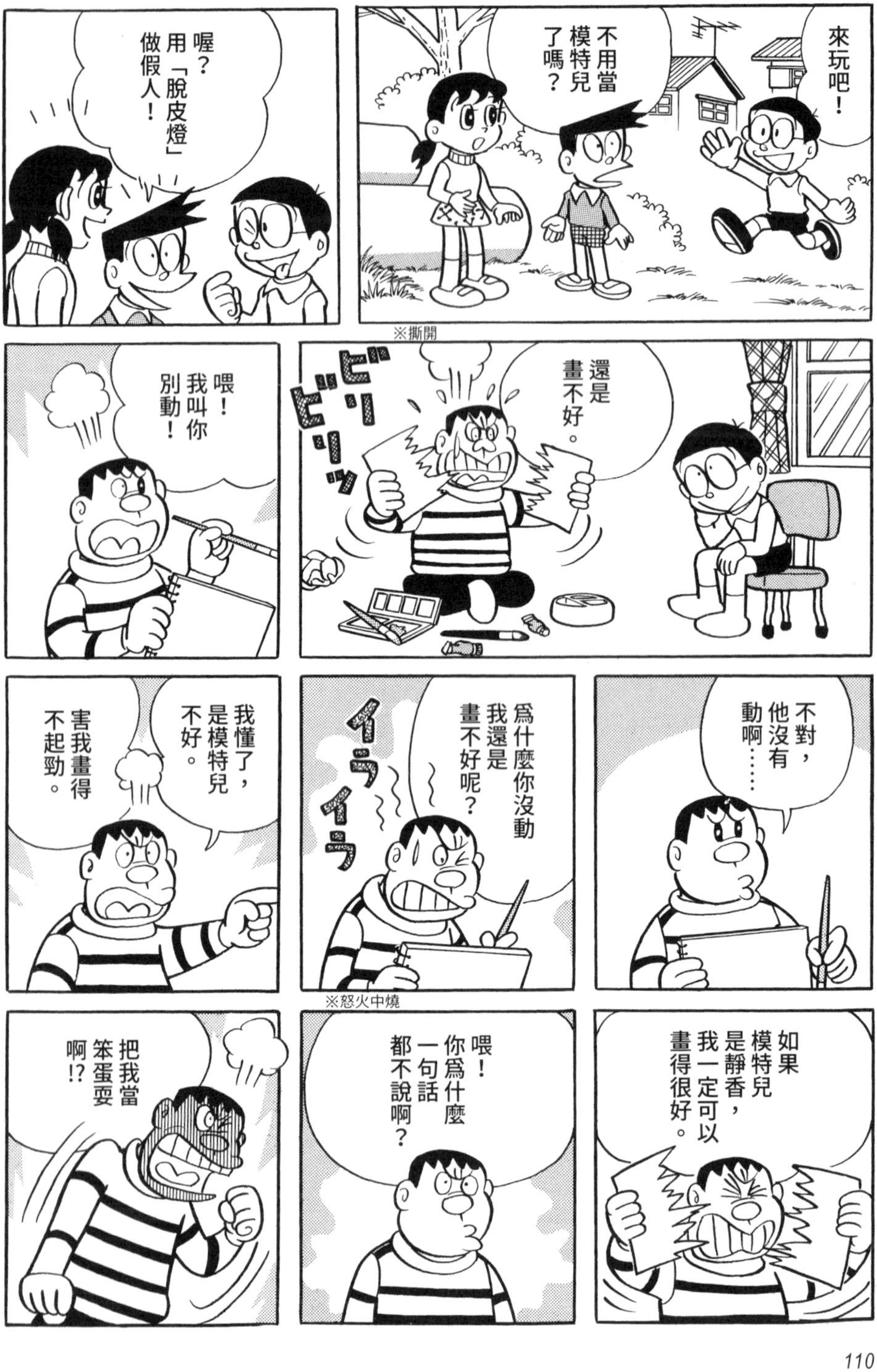
來玩吧！
不用當模特兒了嗎？
喔？用「脫皮燈」做假人！
ビリビリッ
※撕開
還是畫不好。
喂！我叫你別動！
不對，他沒有動啊……
爲什麼你沒動我還是畫不好呢？
イライラ
※怒火中燒
我懂了，是模特兒不好。
害我畫得不起勁。
如果模特兒是靜香，我一定可以畫得很好。
喂！你爲什麼一句話都不說啊？
把我當笨蛋耍啊!?

A 假的。儘管暖暖包的平均溫度只有攝氏40到50度，長時間接觸仍然會造成低溫燙傷。使用時最好不要直接接觸皮膚。

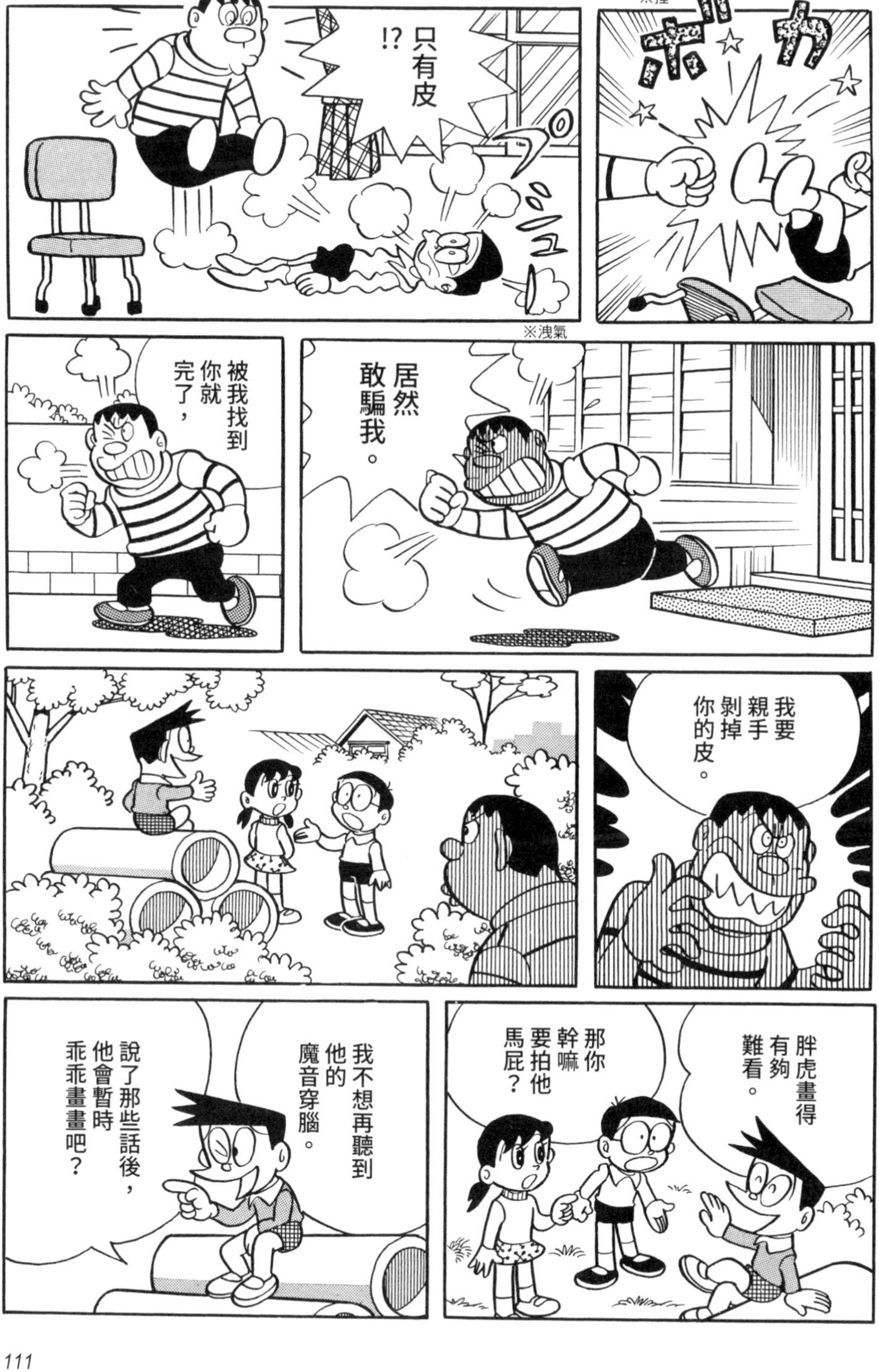

※捶
ボカ
只有皮
!?
プシュ
※洩氣
居然敢騙我。
被我找到你就完了，
我要親手剝掉你的皮。
胖虎畫得有夠難看。
那你幹嘛要拍他馬屁？
我不想再聽到他的魔音穿腦。
說了那些話後，他會暫時乖乖畫畫吧？

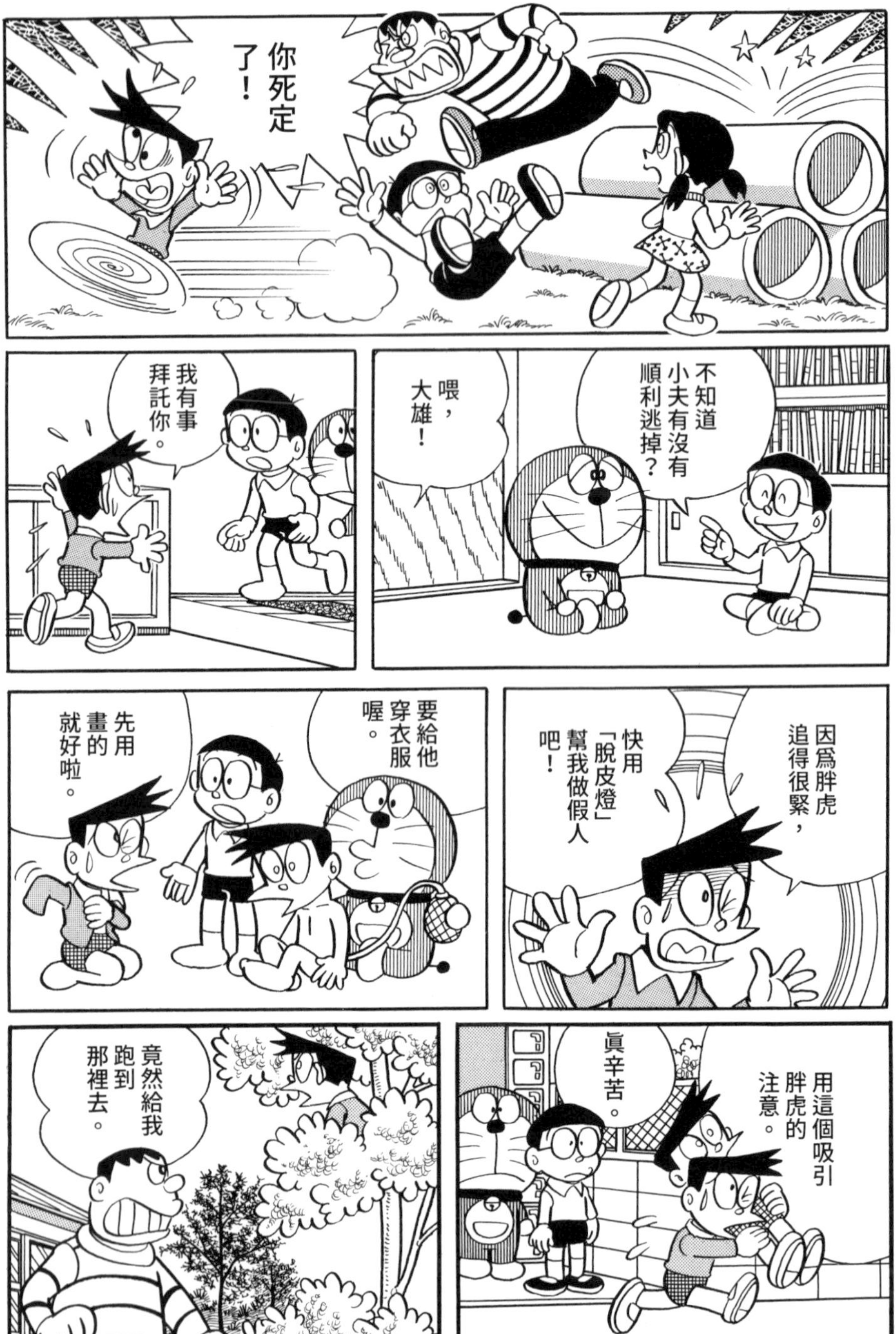
你死定了！
不知道小夫有沒有順利逃掉？
喂，大雄！
我有事拜託你。
因爲胖虎追得很緊，
快用「脫皮燈」幫我做假人吧！
要給他穿衣服喔。
先用畫的就好啦。
用這個吸引胖虎的注意。
眞辛苦。
竟然給我跑到那裡去。

萬能醫生手提包Q&A

Q 可根據皮膚症狀判斷罹患哪些內臟疾病。這是真的嗎？

A 真的。皮膚被稱為是「內臟的鏡子」。有肝臟疾病時，皮膚就會出現症狀。

※充氣、充氣

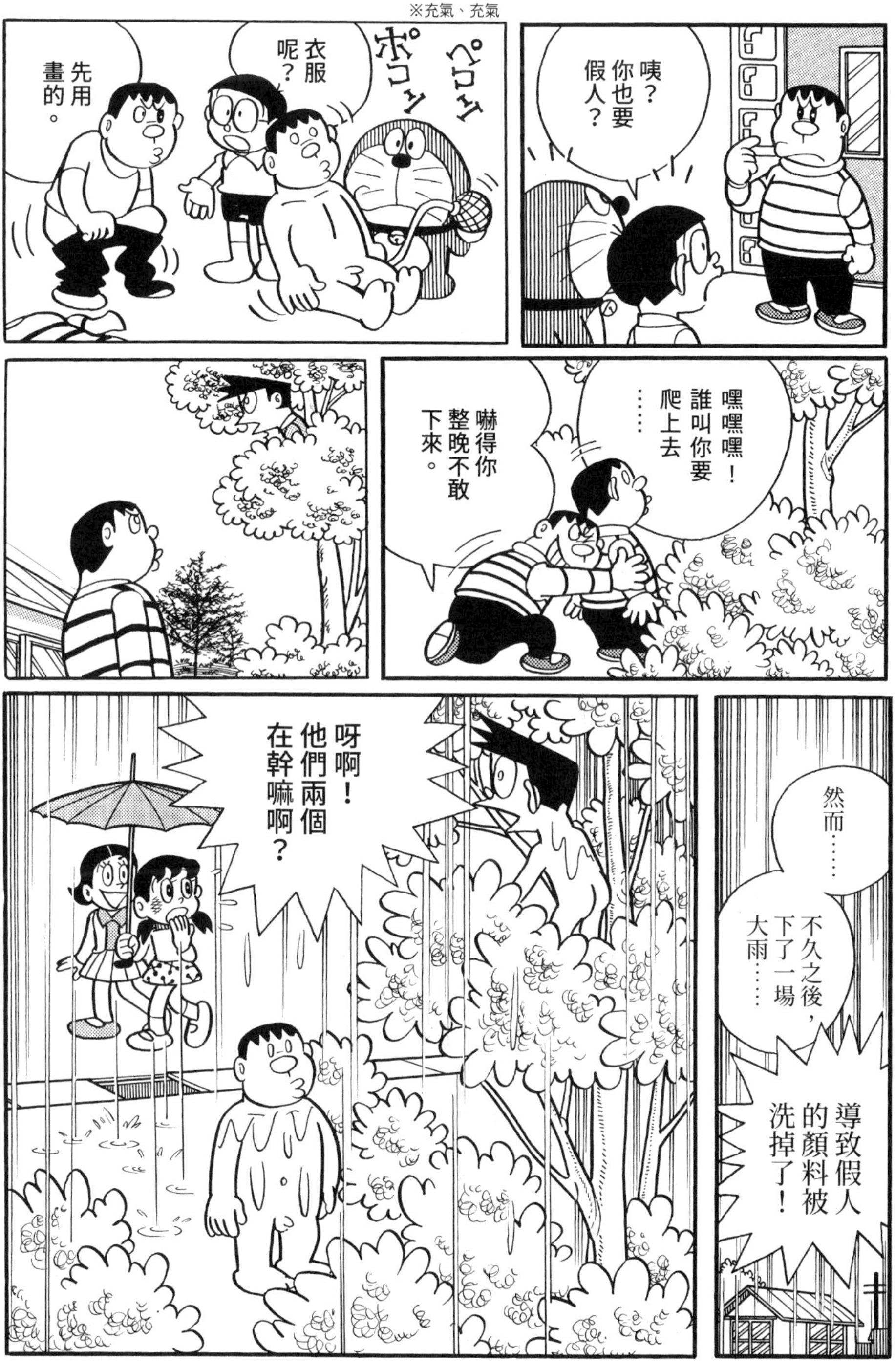

咦？你也要假人？
衣服呢？
先用畫的。
嘿嘿嘿！誰叫你要爬上去……
嚇得你整晚不敢下來。
然而……
不久之後，下了一場大雨……
導致假人的顏料被洗掉了！
呀啊！他們兩個在幹嘛啊？

皮膚科 治療皮膚疾病的醫學專科

眼睛看得見的地方全是皮膚科的領域

皮膚的重量約佔體重的百分之十六，是人體最大的器官，作用是保護人體避免外來的刺激，以及出汗調節體溫。頭髮、指甲也是由皮膚變成，所以皮膚科負責的範圍很廣。

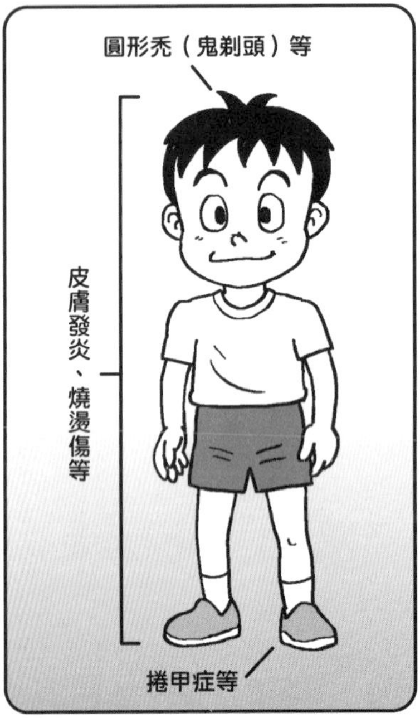
圓形禿（鬼剃頭）等
皮膚發炎、燒燙傷等
捲甲症等

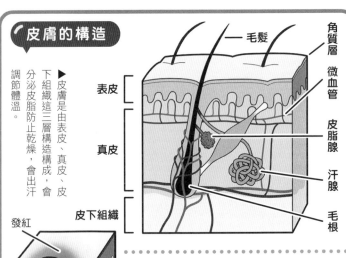

插圖／杉山真理

皮膚的構造

▶皮膚是由表皮、真皮、皮下組織這三層構造構成，會分泌皮脂防止乾燥，會出汗調節體溫。

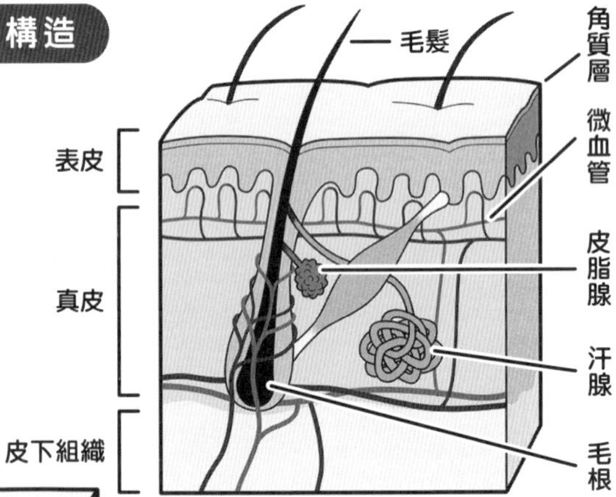
毛髮
角質層
微血管
皮脂腺
汗腺
毛根
表皮
真皮
皮下組織

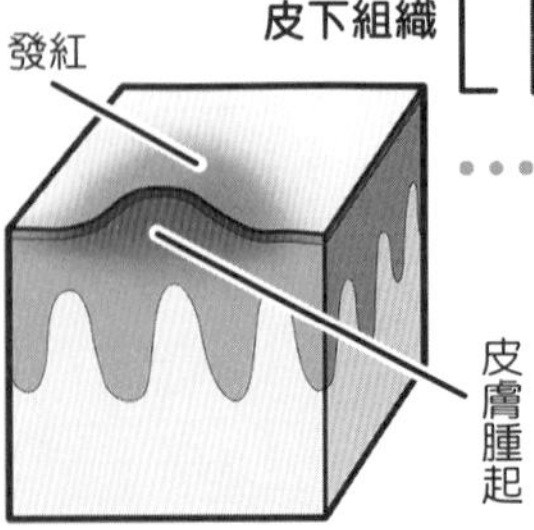
發紅
皮膚腫起

皮膚一旦發炎……

◀蚊蟲叮咬等造成皮膚發炎的話，微血管就會擴張，使得皮膚表面發紅、腫脹、搔癢。

插圖／加藤貴夫

各種皮膚症狀

皮膚會出現各種症狀，例如長青春痘（正式名稱是痤瘡）或溼疹等。皮膚科醫師會從症狀鎖定原因，並配合症狀施以妥善治療。治療主要是塗抹外用藥劑或口服藥，但有時也會需要動手術。

插圖／杉山真理

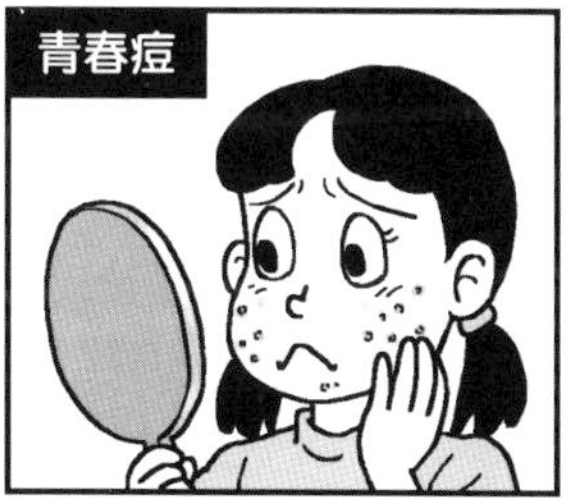
青春痘
▲皮脂堵塞毛孔，造成細菌增生，引起發炎。

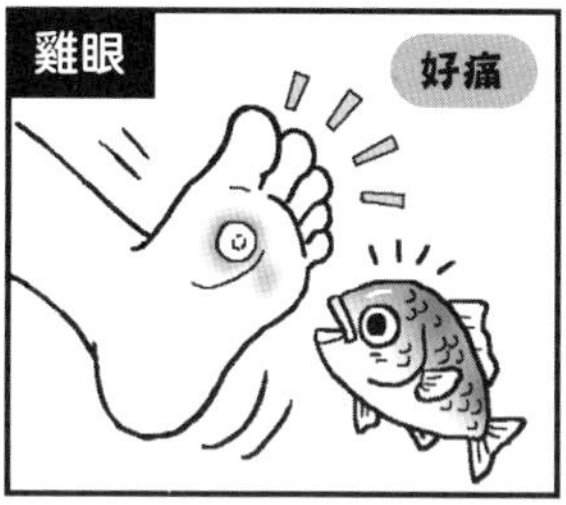
雞眼
好痛
▲鞋子不合腳，造成角質層增厚變硬。

預防皮膚病 洗、補、隔

預防皮膚病要用打出泡沫的肥皂，動作輕柔的清洗身體，保持清潔。塗抹乳液替肌膚補充水分、擦防曬產品隔絕紫外線也很重要。

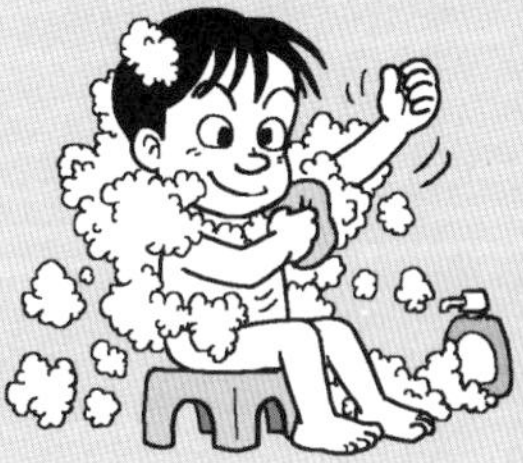

插圖／杉山真理

插圖／杉山真理

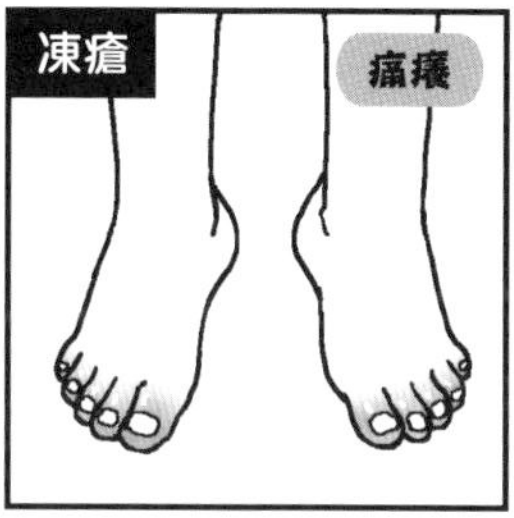
凍瘡
痛癢
▲腳趾等冰冷，使得血液循環不良，出現紅腫。

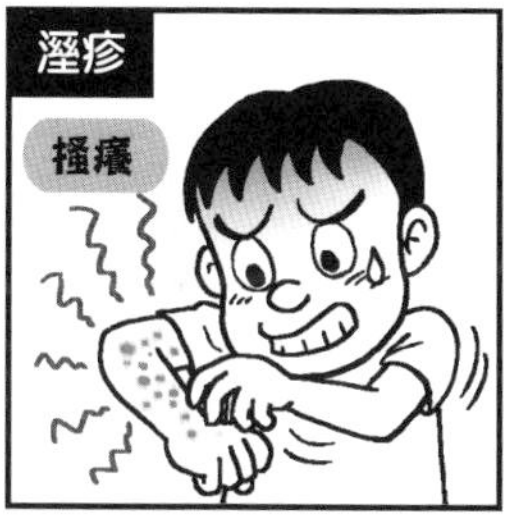
溼疹
搔癢
▲藥物的刺激等引起紅斑、水泡。

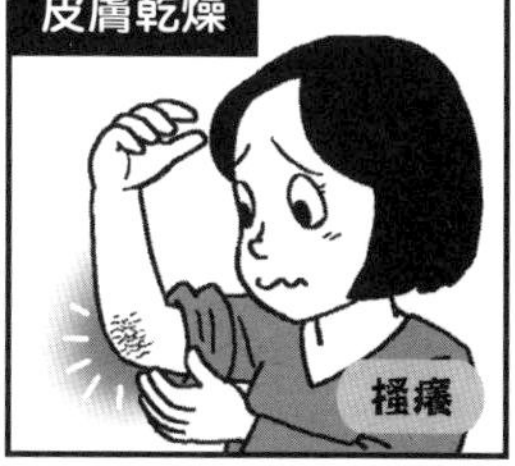
皮膚乾燥
搔癢
▲角質層缺水，使得手肘等地方粗糙乾燥。

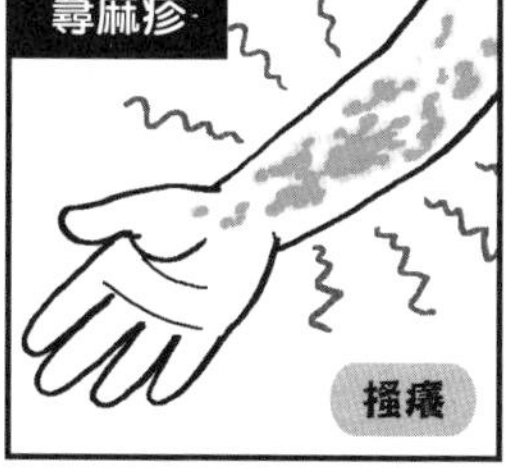
蕁麻疹
搔癢
▲過敏等原因導致皮膚迅速出現紅腫。

外觀像痣的癌變

與一般無害的痣不同，「黑色素瘤」是一種長得像痣的皮膚癌。痣的直徑過大，或是形狀不規則時，就有可能是黑色素瘤，最好盡快去皮膚科接受檢查。

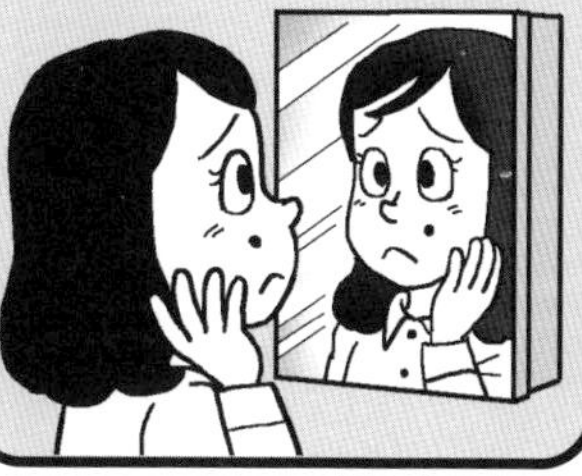

插圖／杉山真理

燒燙傷找皮膚科

皮膚碰到火或熱水等高溫物質，就會造成燒燙傷。燒燙傷的範圍如果過大，很有可能致命。另外，攝氏四十至五十度左右雖然溫度不是很高，但如果持續接觸熱源，仍然會發生「低溫燙傷」。低溫燙傷表面上看來或許不嚴重，但有時燒燙傷的範圍深達皮膚深處，因此一旦燒燙傷，最好盡快就醫。

小心這種燒燙傷

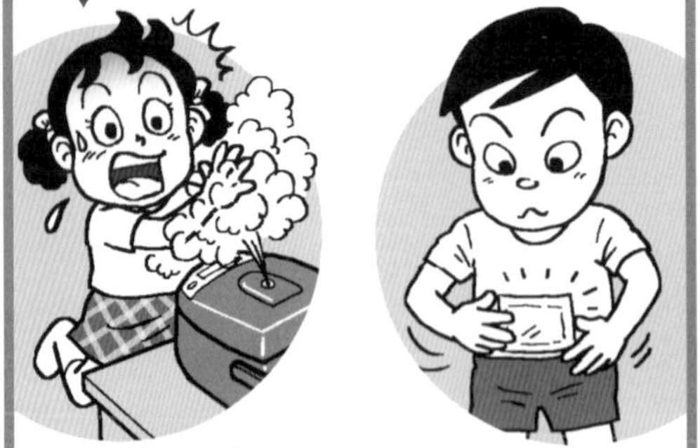

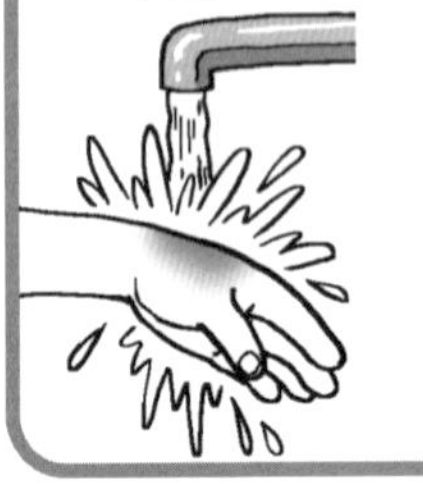

◀▲電鍋、電子鍋的水蒸氣、暖暖包等，也可能造成燒燙傷，必須小心！一旦發生燒燙傷，請盡快沖冷水冷卻傷處，緩和疼痛。

插圖／杉山真理

「晒傷」也是燒燙傷？

曝晒在強烈日照下就會晒傷。晒傷也是燒燙傷的一種，皮膚會變紅、出現水泡。可塗抹防晒產品預防。

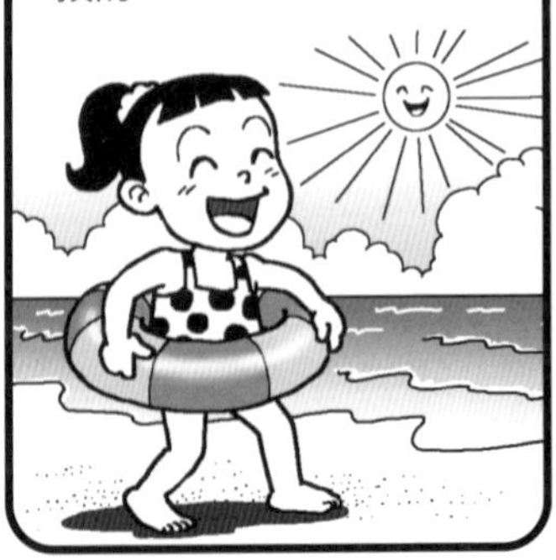

插圖／杉山真理

燒燙傷的深度與症狀

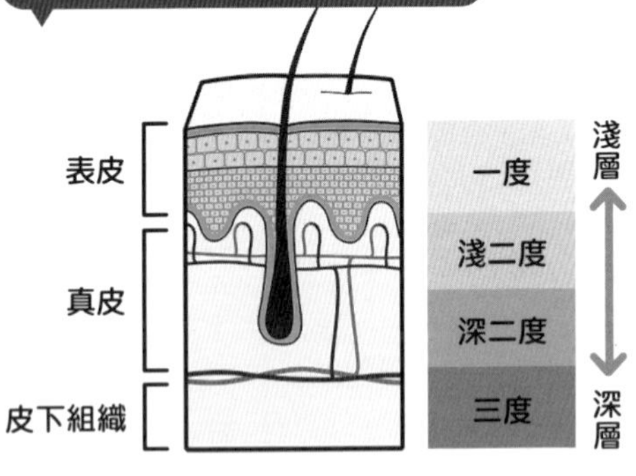
表皮
真皮
皮下組織
一度
淺二度
深二度
三度
淺層
深層

●一度：皮膚發紅，刺痛。

●淺二度：傷口外觀發紅，出現水泡劇烈疼痛。

●深二度：傷口外觀是紅色、紫色或白色，出現水泡，即使痊癒也多半會留疤。

●三度：傷口外觀是褐色、白色或黑色，沒有水泡也不痛，但皮膚幾乎無法再生。

插圖／加藤貴夫

皮膚是內臟的鏡子

以前就有「皮膚是內臟的鏡子」這種說法，表示身體有問題時，皮膚會出現各種症狀。例如皮膚嚴重搔癢，可能是糖尿病。這時，皮膚科醫師會與其他專科醫師會診，施予治療。

從皮膚狀態變化看出內臟疾病的例子

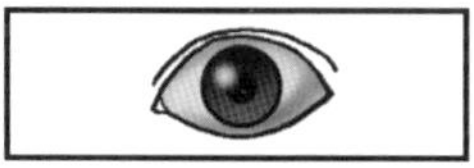

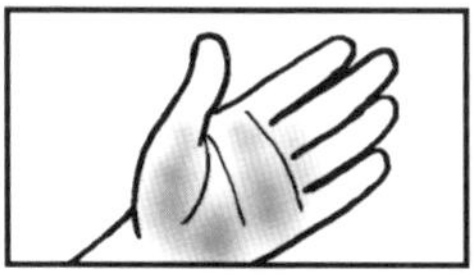

眼白和皮膚泛黃、手掌心泛紅。

→ 可能有肝臟疾病

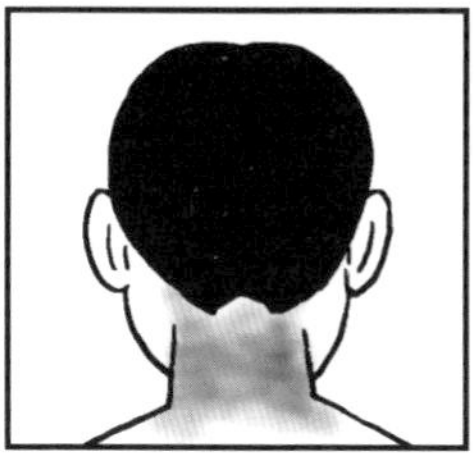

後頸和腋下等地方的皮膚暗沉粗糙。

→ 可能有內分泌系統疾病

插圖／杉山真理

飯後運動引起蕁麻疹？

吃完螃蟹等甲殼類食物後去運動，立刻出現蕁麻疹或咳嗽症狀，或許是有「食物依賴型運動誘發過敏反應（food-dependent exercise-induced anaphylaxis，縮寫 FDEIA）」。這種症狀很危險，必須盡快就醫。

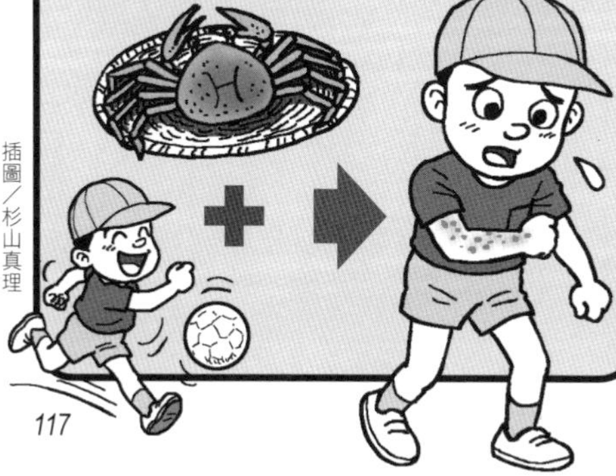

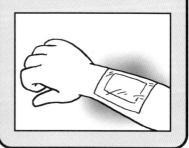

插圖／杉山真理

燒燙傷的傷口用「溼敷」

治療燒燙傷的傷口，以前是覆蓋紗布，保持乾燥，但現在多半是在患部蓋上水凝膠敷料溼敷，避免乾燥。這種方式能夠更快治好燒燙傷的傷口並減少留疤。

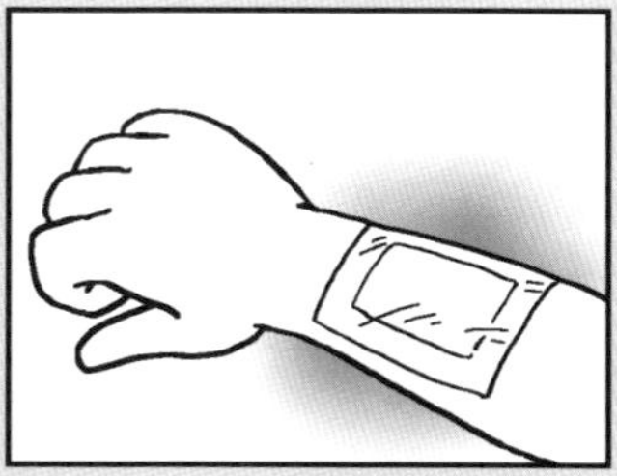

插圖／杉山真理

租公司

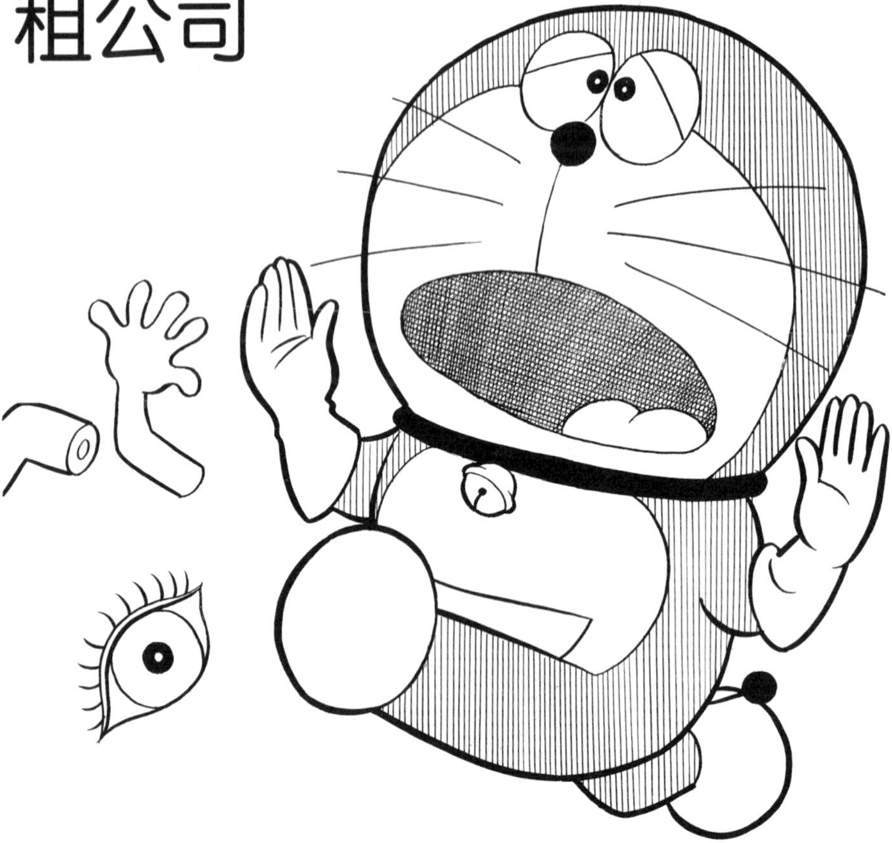

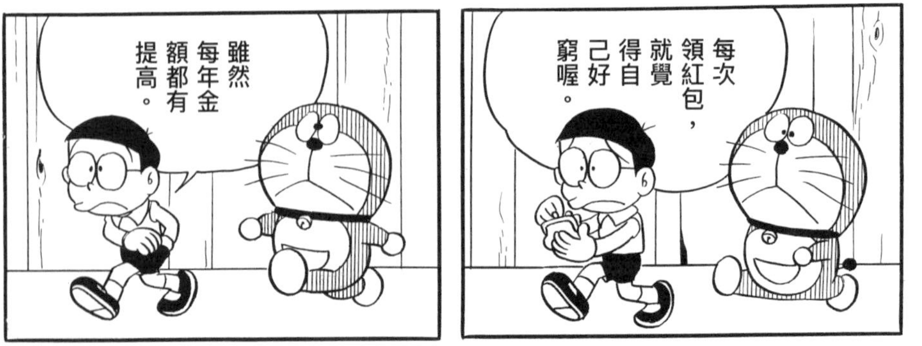
每次領紅包，就覺得自己好窮喔。
雖然每年金額都有提高。

器官出

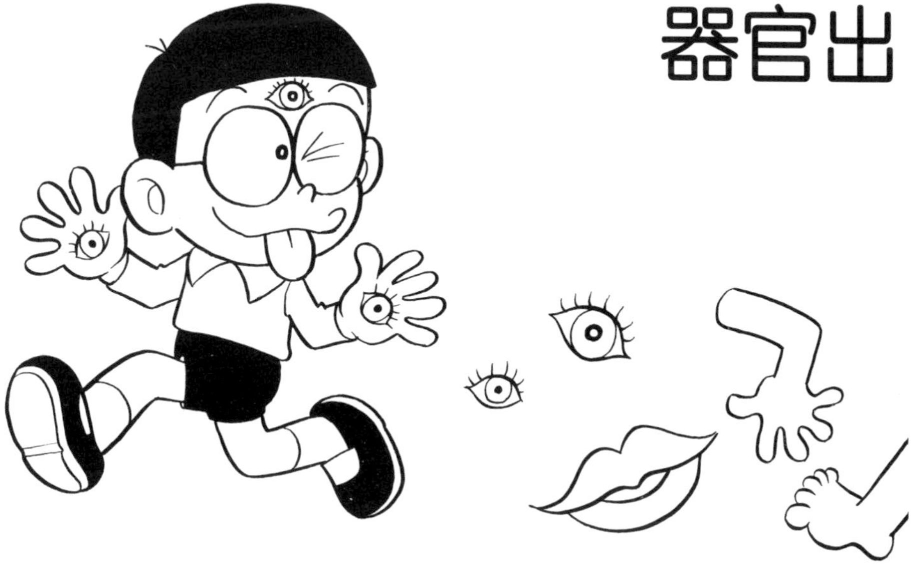

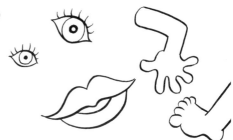

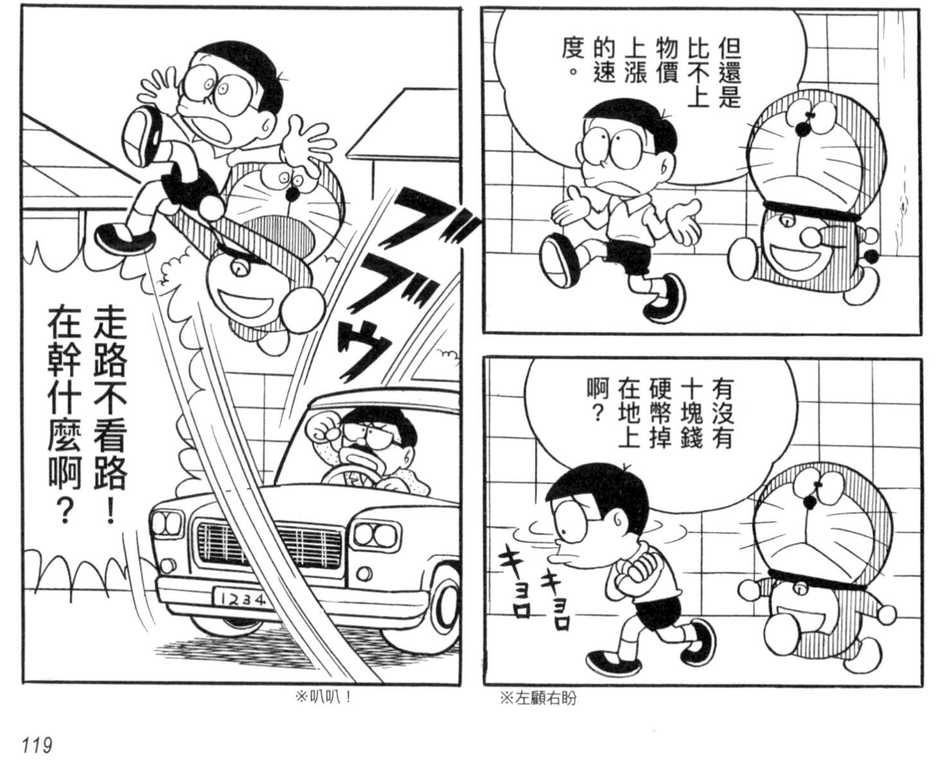
但還是比不上物價上漲的速度。
有沒有十塊錢硬幣掉在地上啊？
キョロ キョロ
ブブゥ
走路不看路！在幹什麼啊？
1234

※叭叭！

※左顧右盼

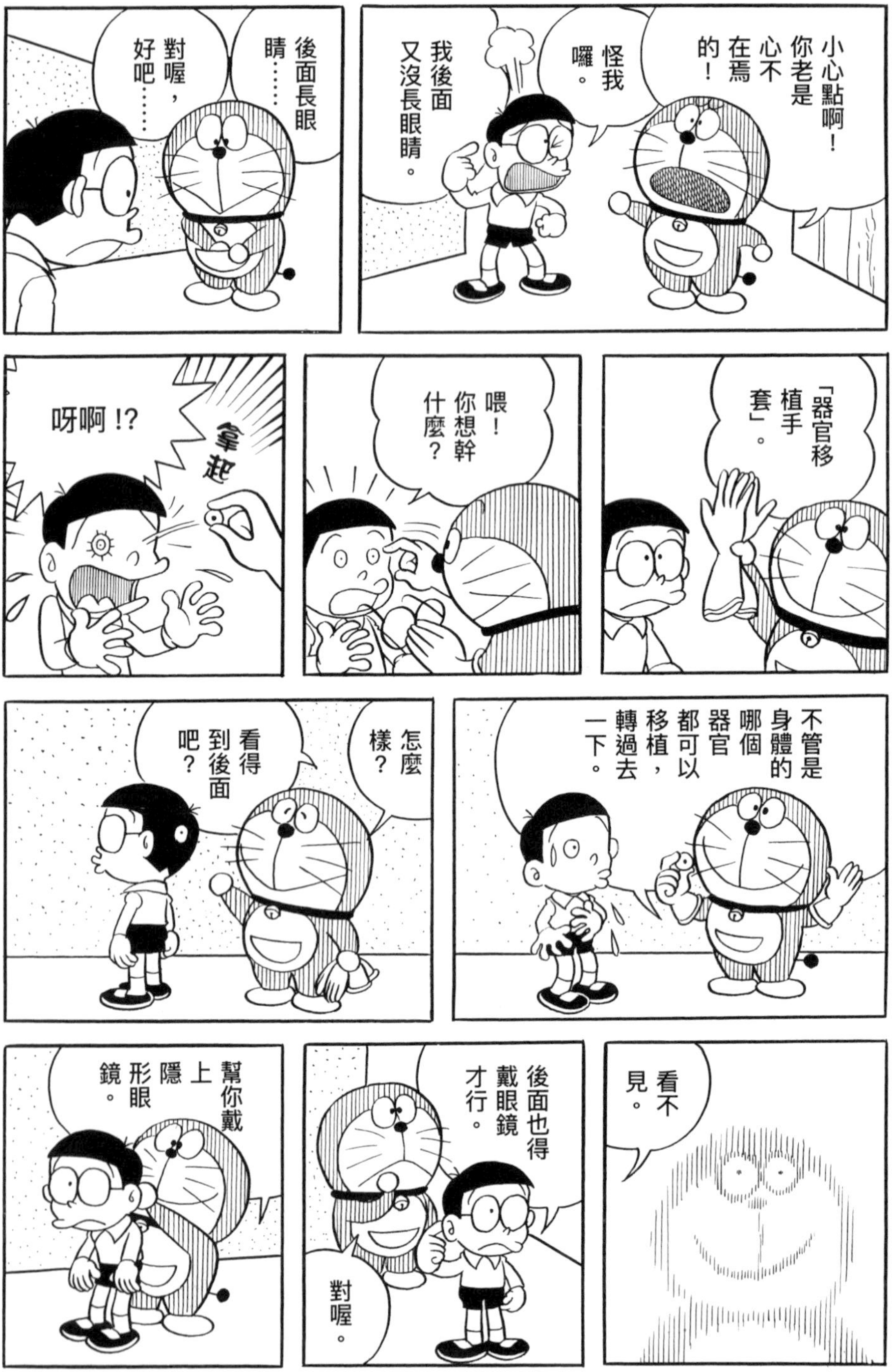
小心點啊！你老是心不在焉的！
怪我囉。
我後面又沒長眼睛。
後面長眼睛……
對喔，好吧……
「器官移植手套」。
喂！你想幹什麼？
拿起
呀啊!?
不管是身體的哪個器官都可以移植，轉過去一下。
怎麼樣？
看得到後面吧？
看不見。
後面也得戴眼鏡才行。
對喔。
幫你戴上隱形眼鏡。

萬能醫生手提包Q&A

Q 對眼睛最好的顏色是下列何者？①綠色 ②紅色 ③白色

A

①綠色。能夠讓自律神經休息放鬆。

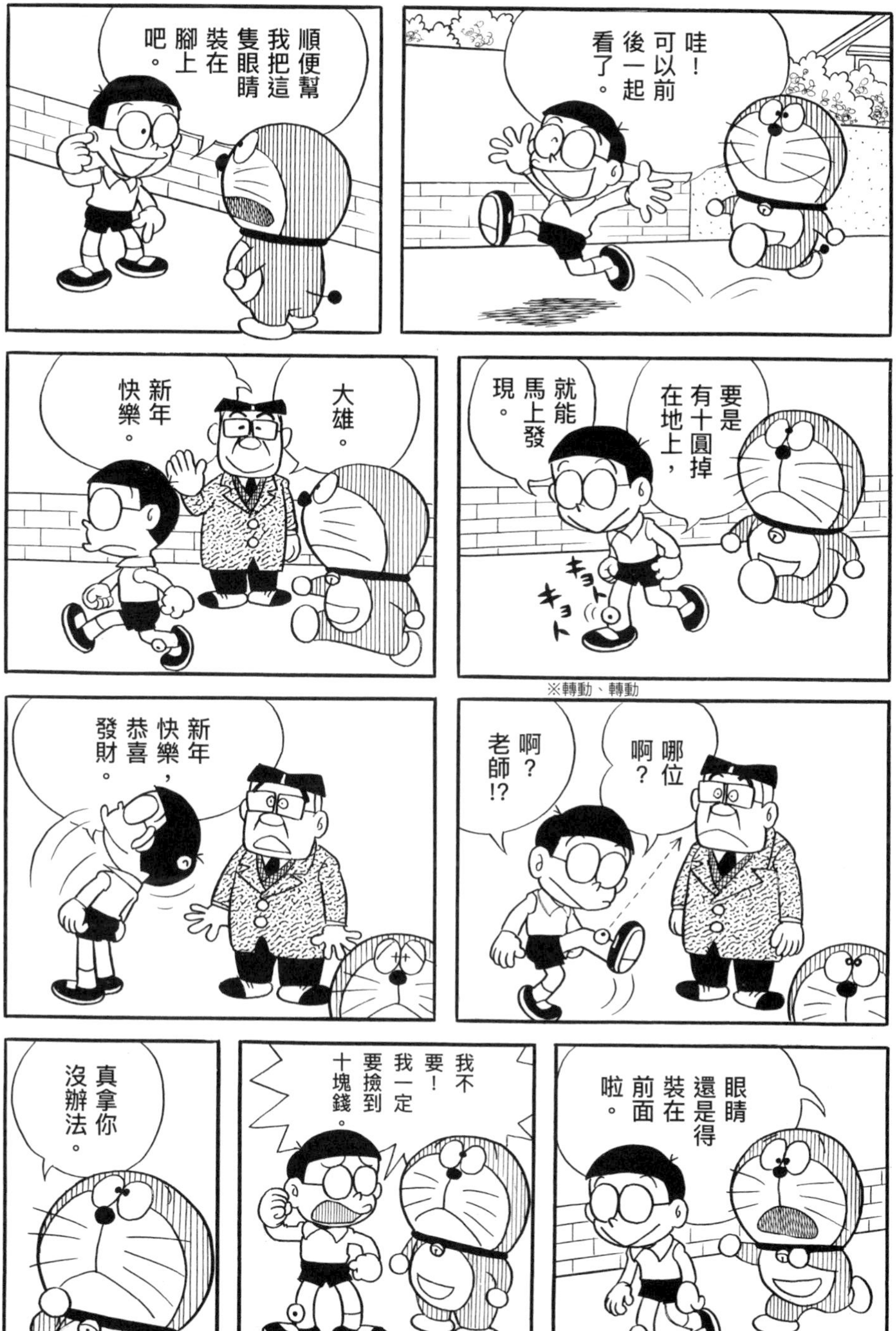
哇！可以前後一起看了。
順便幫我把這隻眼睛裝在腳上吧。
要是有十圓掉在地上，
就能馬上發現。
キョトキョト
※轉動、轉動
大雄。
新年快樂。
哪位啊？
啊？老師!?
新年快樂，恭喜發財。
眼睛還是得裝在前面啦。
我不要！我一定要撿到十塊錢。
真拿你沒辦法。

萬能醫生手提包Q&A

Q 眼睛看東西的能力稱為什麼？①眼神 ②洞察力 ③視力

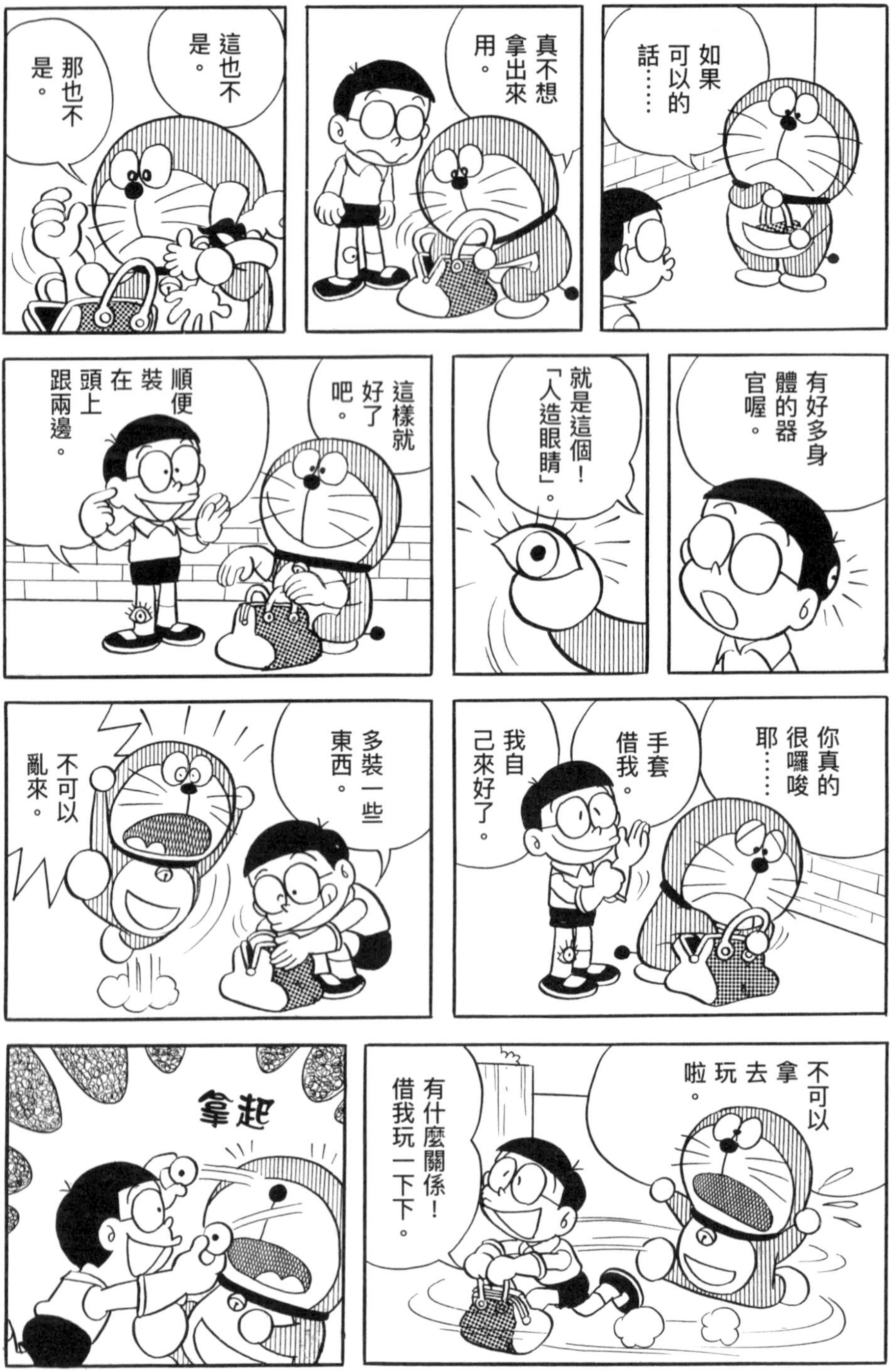
如果可以的話……
真不想拿出來用。
這也不是。
那也不是。
有好多身體的器官喔。
就是這個！「人造眼睛」。
這樣就好了吧。
順便裝在頭上跟兩邊。
你真的很囉唆耶……
手套借我。
我自己來好了。
多裝一些東西。
不可以亂來。
不可以拿去玩啦。
有什麼關係！借我玩一下下。
拿起

A ③視力。眼神是用眼睛傳達情緒的能力；洞察力是看穿事物本質的能力。

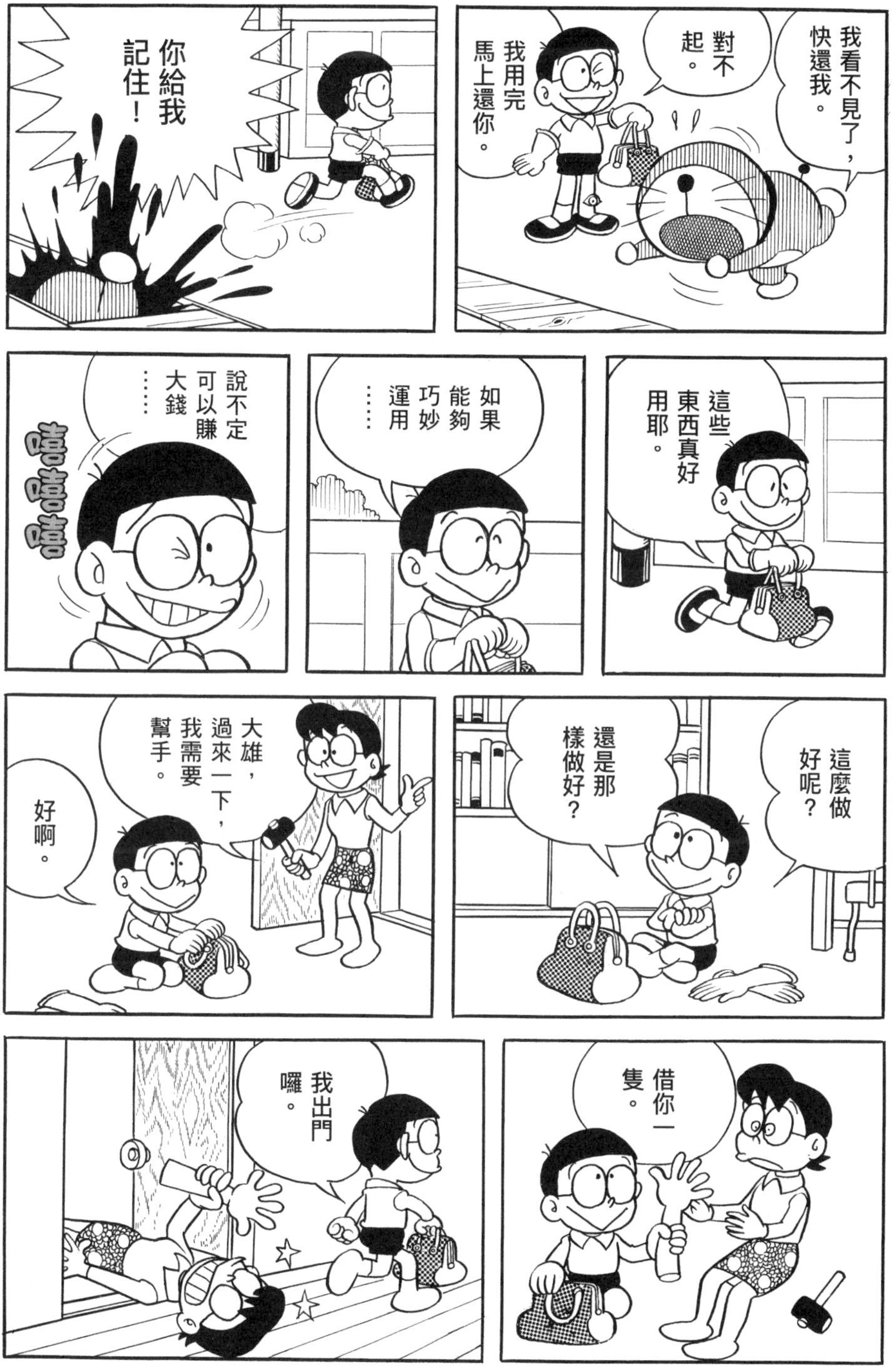
我看不見了，快還我。
對不起。
我用完馬上還你。
你給我記住！
這些東西真好用耶。
如果能夠巧妙運用……
說不定可以賺大錢……
嘻嘻嘻
這麼做好呢？
還是那樣做好？
大雄，過來一下，我需要幫手。
好啊。
借你一隻。
我出門囉。

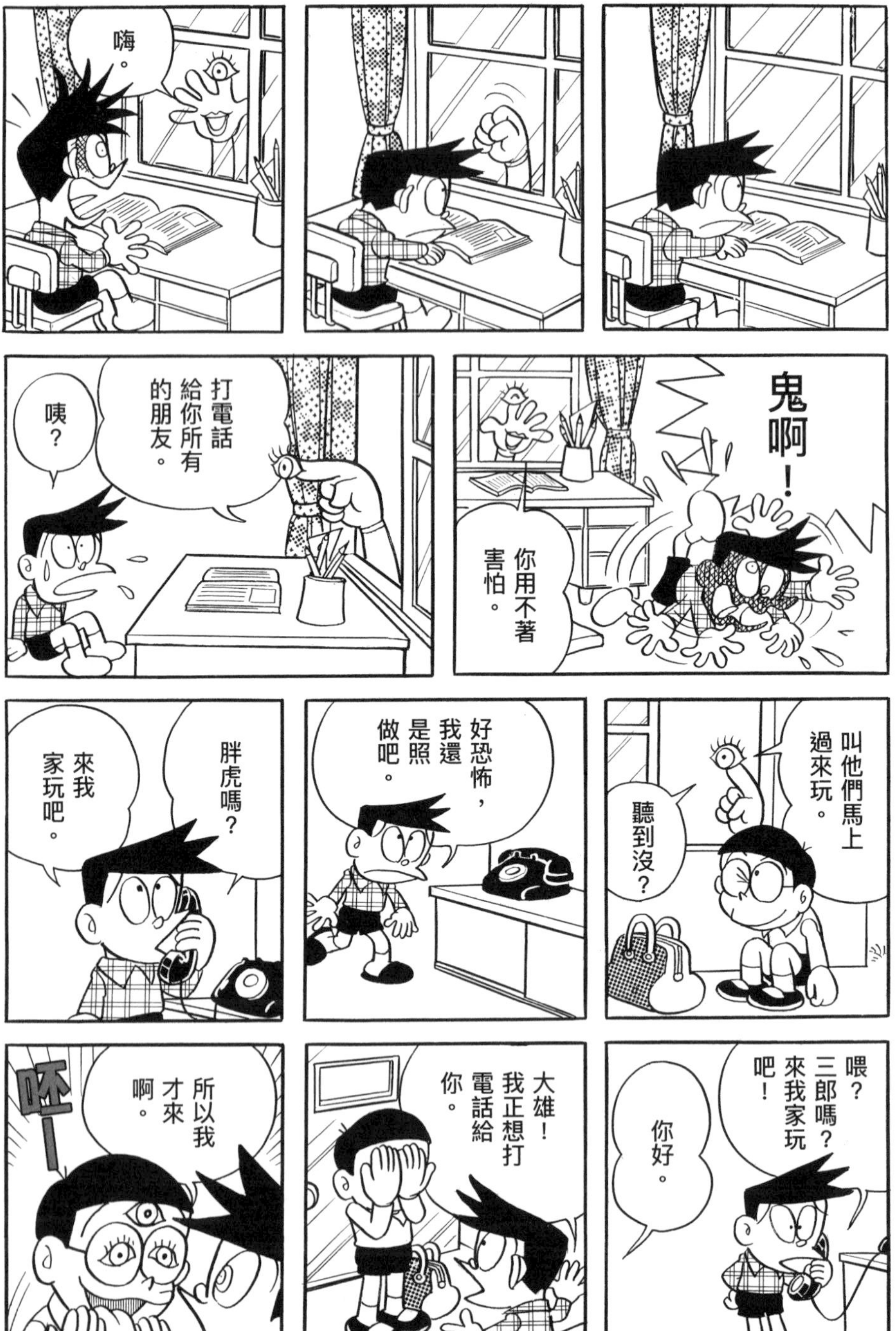
嗨。
鬼啊！
你用不著害怕。
打電話給你所有的朋友。
咦？
叫他們馬上過來玩。
聽到沒？
好恐怖，我還是照做吧。
胖虎嗎？
來我家玩吧。
喂？三郎嗎？來我家玩吧！
你好。
大雄！我正想打電話給你。
所以我才來啊。
咥ー

萬能醫生手提包Q&A

Q C型圖案視力檢查表稱為什麼？

① 蘭氏環形視力表 ② 賽氏環形視力表 ③ 立式環形視力表

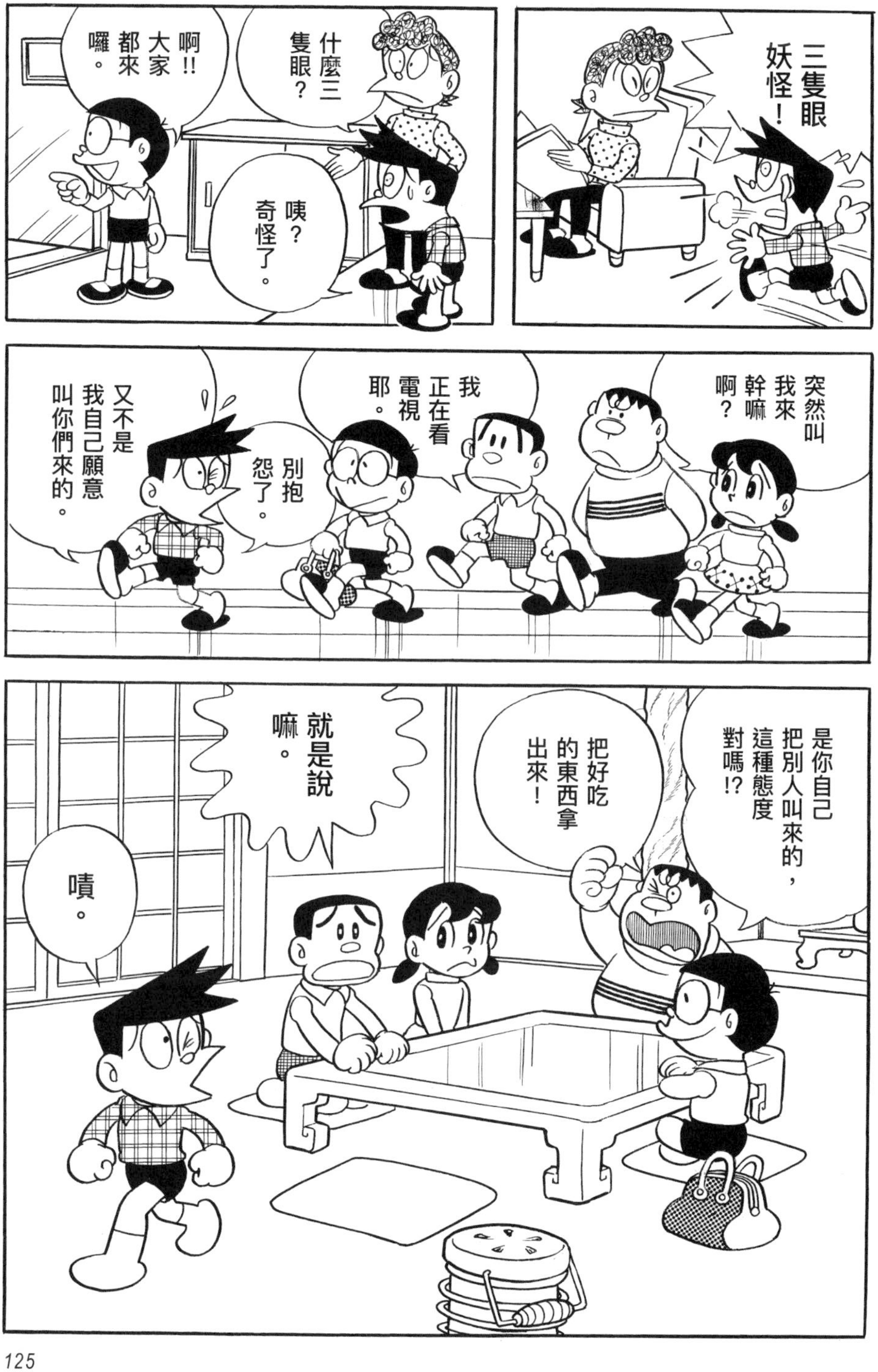
三隻眼妖怪！
什麼三隻眼？
咦？奇怪了。
啊!!大家都來囉。
突然叫我來幹嘛啊？
我正在看電視耶。
別抱怨了。
又不是我自己願意叫你們來的。
是你自己把別人叫來的，這種態度對嗎!?
把好吃的東西拿出來！
就是說嘛。
嘖。

A ①蘭氏環形視力表。是一八八八年法國眼科醫師埃德蒙•蘭多特發明的視力檢查表。

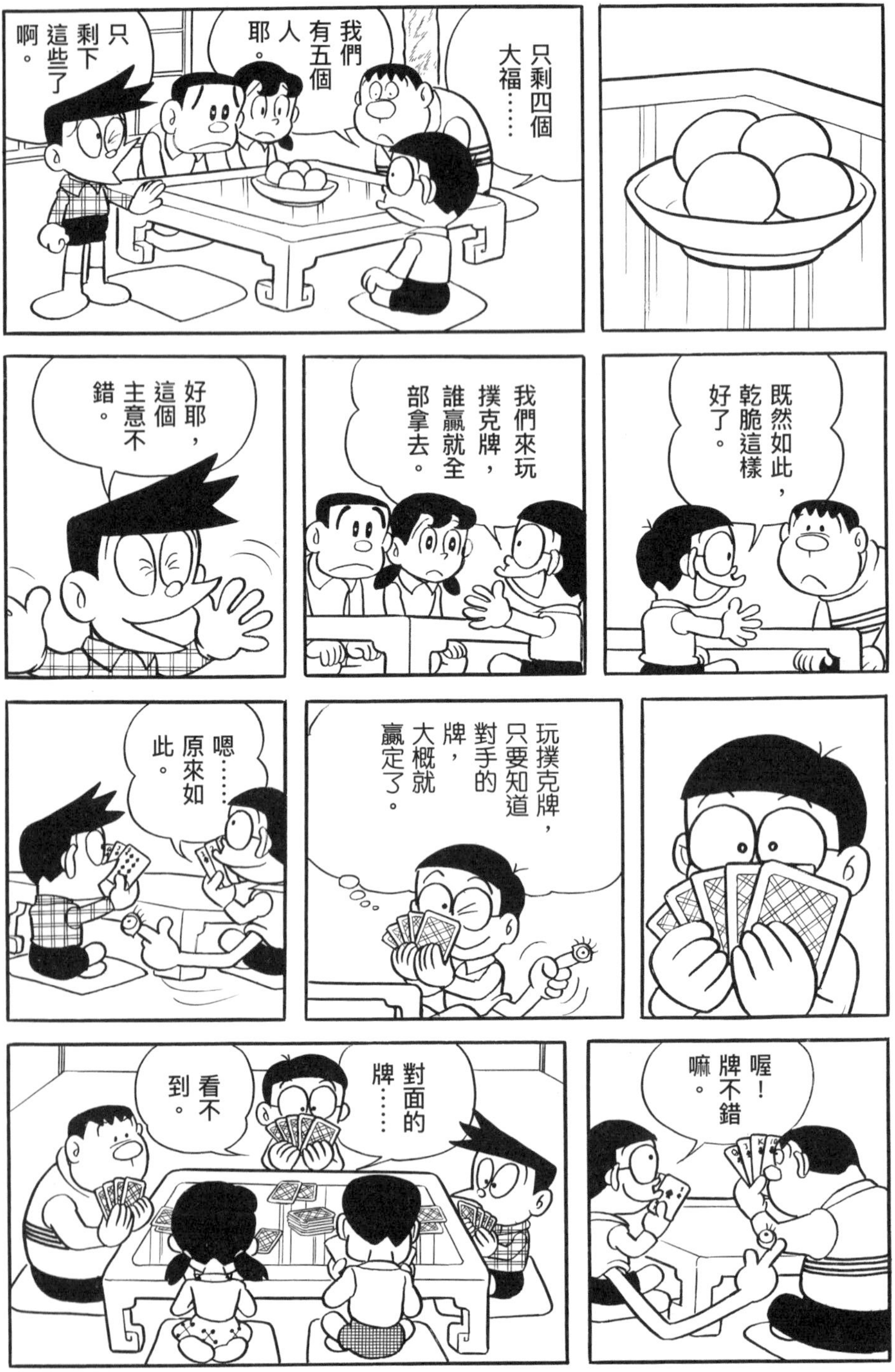
只剩四個大福……
我們有五個人耶。
只剩下這些了啊。
既然如此，乾脆這樣好了。
我們來玩撲克牌，誰贏就全部拿去。
好耶，這個主意不錯。
玩撲克牌，只要知道對手的牌，大概就贏定了。
嗯……原來如此。
喔！牌不錯嘛。
對面的牌……
看不到。

萬能醫生手提包Q&A

Q 全球眼睛最好的人視力是多少？

① 3.0
② 5.0
③ 10.0以上

A ③ 10.0以上。日本電視節目採訪非洲馬賽人和哈扎人，發現他們即使距離視力表30公尺遠，仍可看到最下排的C型圖案。

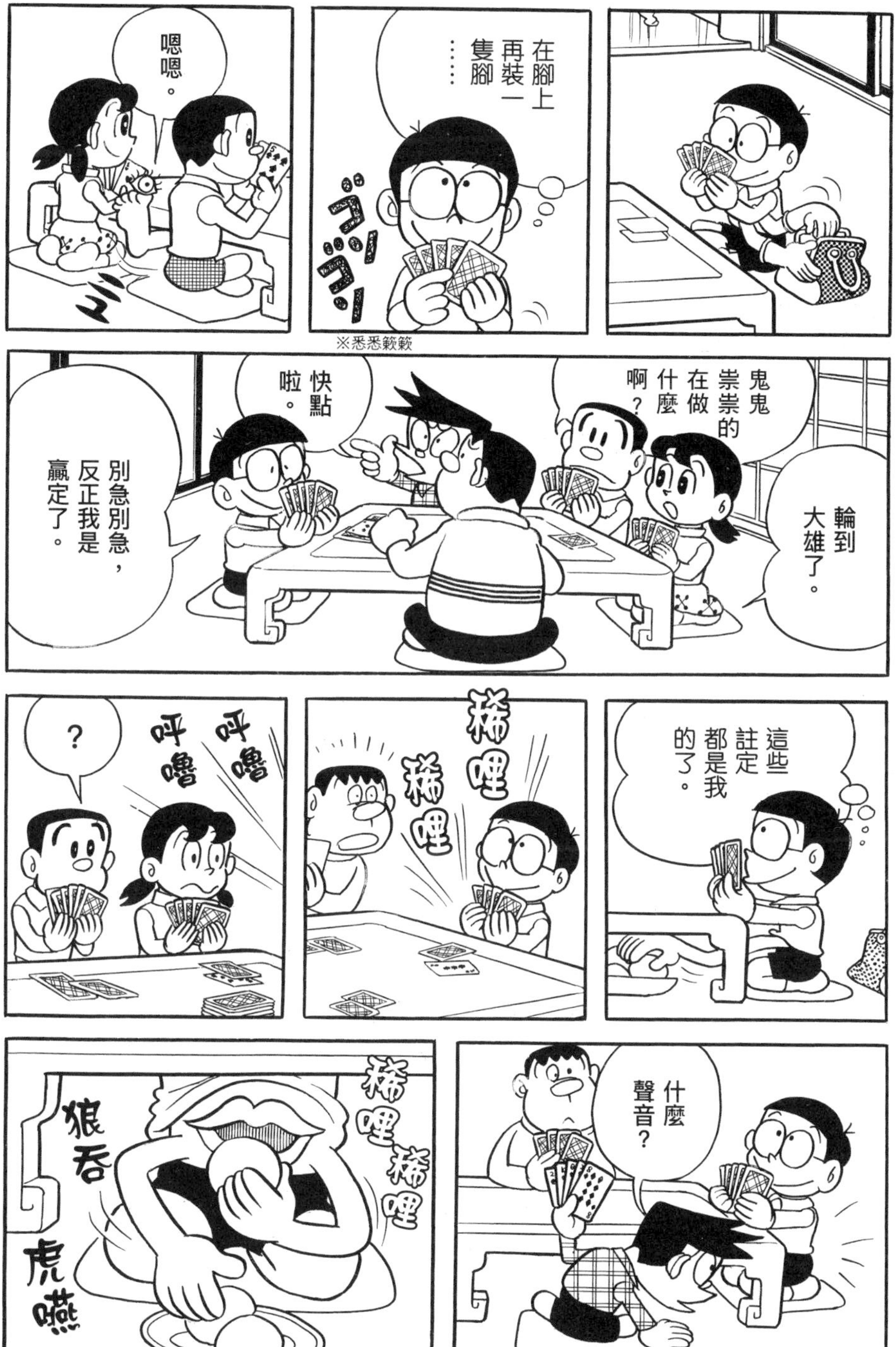

在腳上再裝一隻腳……
ゴソゴソ
嗯嗯。
ミ
※悉悉簌簌
輪到大雄了。
鬼鬼祟祟的在做什麼啊？
快點啦。
別急別急，反正我是贏定了。
這些註定都是我的了。
稀哩
稀哩
呼嚕
呼嚕
？
什麼聲音？
稀哩稀哩
狼吞
虎嚥

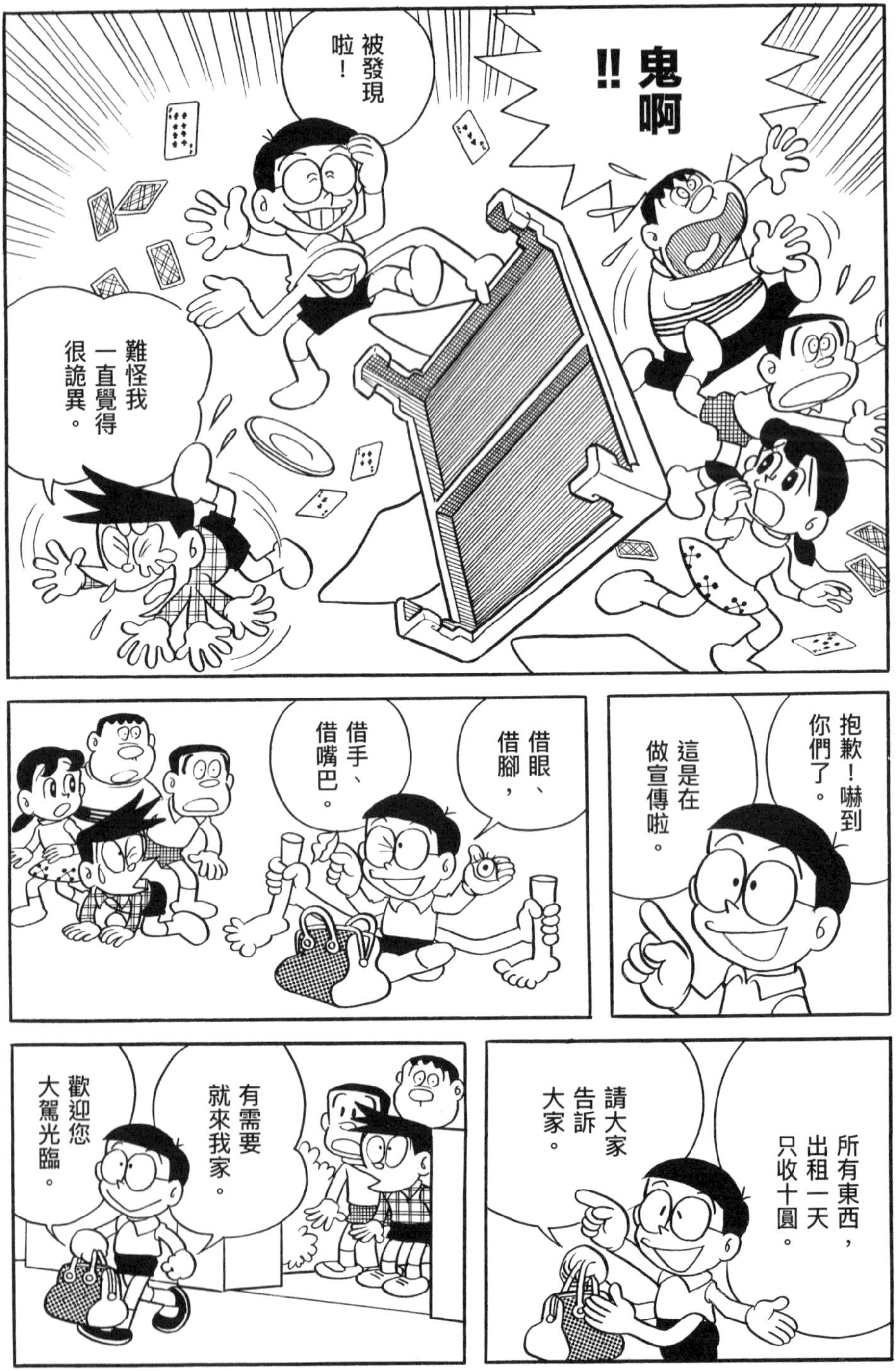

鬼啊!!
被發現啦！
難怪我一直覺得很詭異。
抱歉！嚇到你們了。
這是在做宣傳啦。
借眼、借腳，
借手、借嘴巴。
所有東西，出租一天只收十圓。
請大家告訴大家。
有需要就來我家。
歡迎您大駕光臨。

萬能醫生手提包Q&A

Q 視力大約是在幾歲左右才會發育完成？①一歲 ②十歲 ③二十歲

A ②十歲。視力從出生之後開始緩慢發展，直到十歲才成熟。

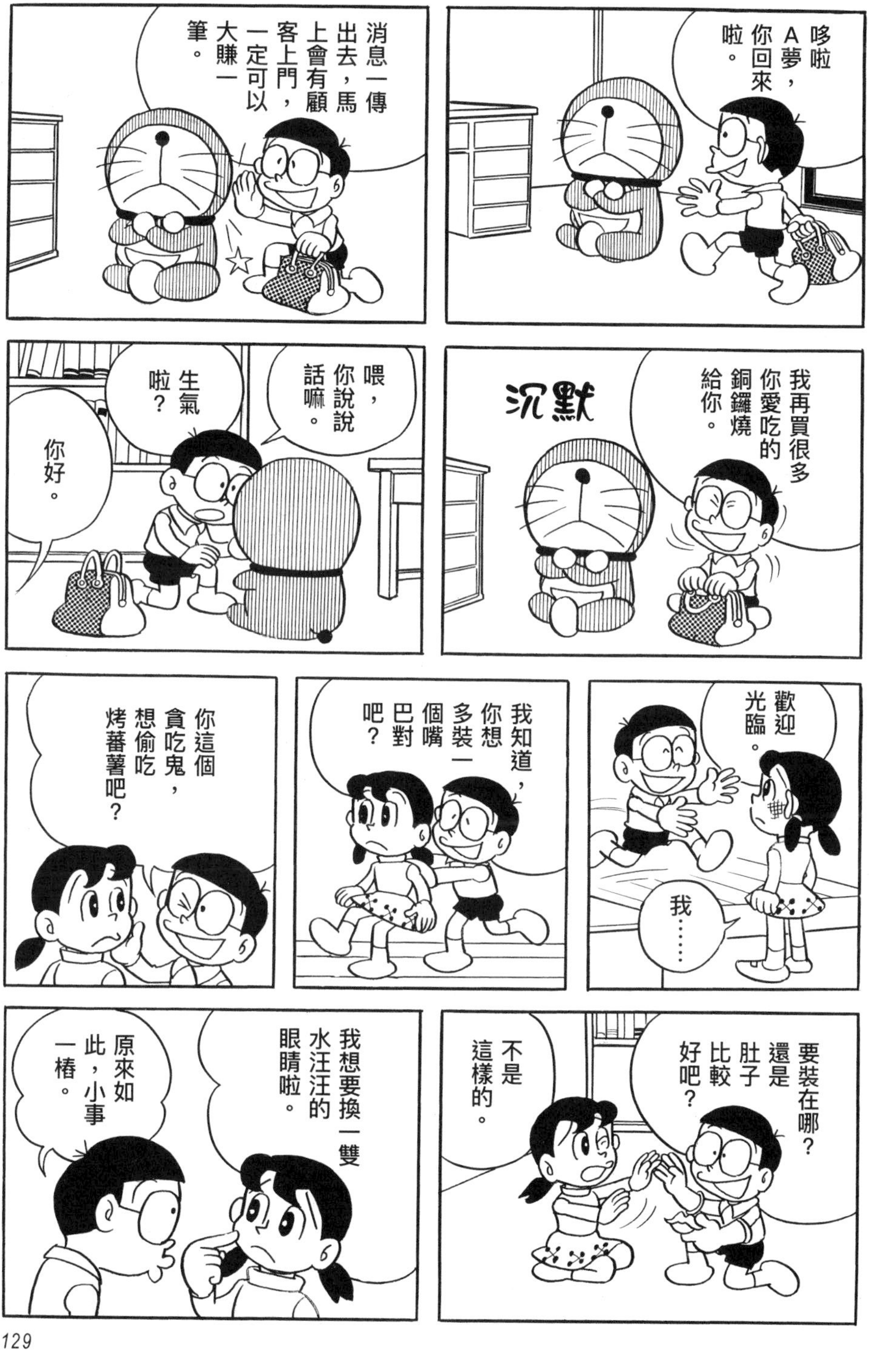

哆啦A夢，你回來啦。
消息一傳出去，馬上會有顧客上門，一定可以大賺一筆。
我再買很多你愛吃的銅鑼燒給你。
沉默
喂，你說說話嘛。
生氣啦？
你好。
歡迎光臨。
我……
我知道，你想多裝一個嘴巴對吧？
你這個貪吃鬼，想偷吃烤蕃薯吧？
要裝在哪？還是肚子比較好吧？
不是這樣的。
我想要換一雙水汪汪的眼睛啦。
原來如此，小事一椿。

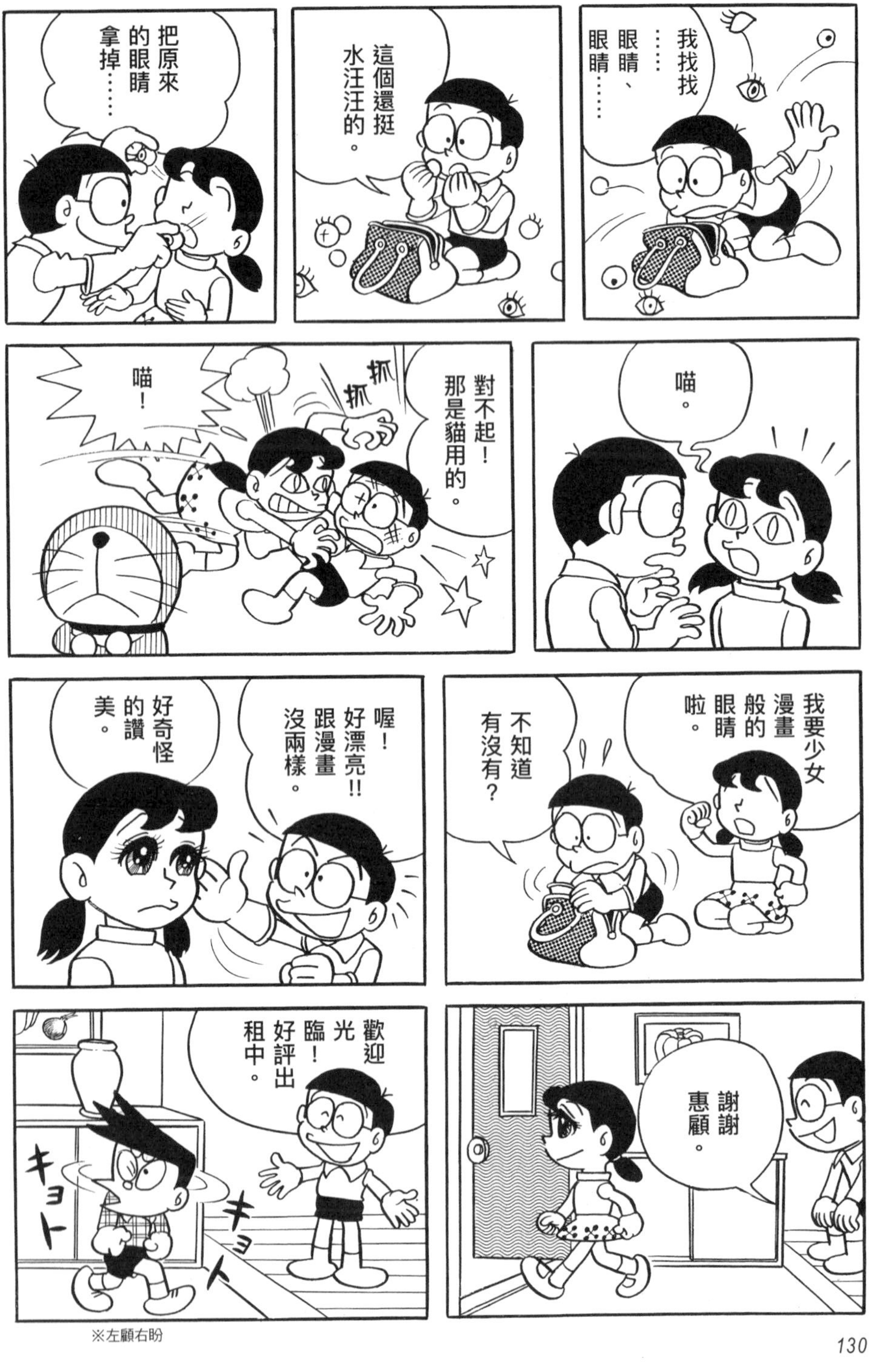
我找找……眼睛、眼睛……
這個還挺水汪汪的。
把原來的眼睛拿掉……
喵。
對不起！那是貓用的。
抓
抓
喵！
我要少女漫畫般的眼睛啦。
不知道有沒有？
喔！好漂亮!!跟漫畫沒兩樣。
好奇怪的讚美。
謝謝惠顧。
歡迎光臨！好評出租中。
キョト
キョト

萬能醫生手提包Q&A

Q 什麼燈發出的光不會傷眼睛？①LED ②日光燈 ③白熾燈（鎢絲燈泡）

※左顧右盼

A ③白熾燈（鎢絲燈泡）。LED和日光燈的藍白光容易導致眼睛疲勞。

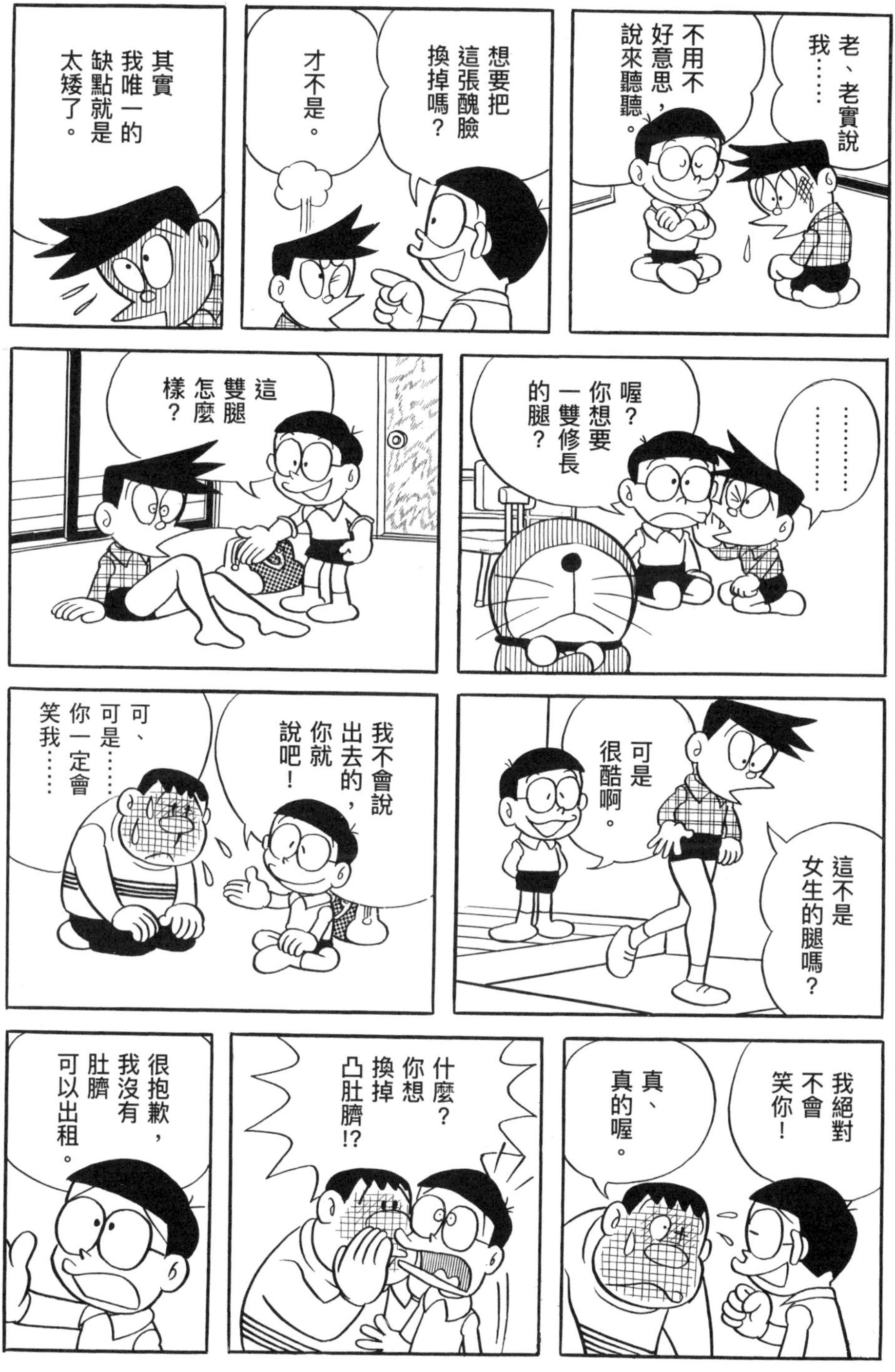

老、老實說我……
不用不好意思，說來聽聽。
想要把這張醜臉換掉嗎？
才不是。
其實我唯一的缺點就是太矮了。
……………
喔？你想要一雙修長的腿？
這雙腿怎麼樣？
這不是女生的腿嗎？
可是很酷啊。
我不會說出去的，你就說吧！
可、可是……你一定會笑我……
我絕對不會笑你！
真、真的喔。
什麼？你想換掉凸肚臍!?
很抱歉，我沒有肚臍可以出租。

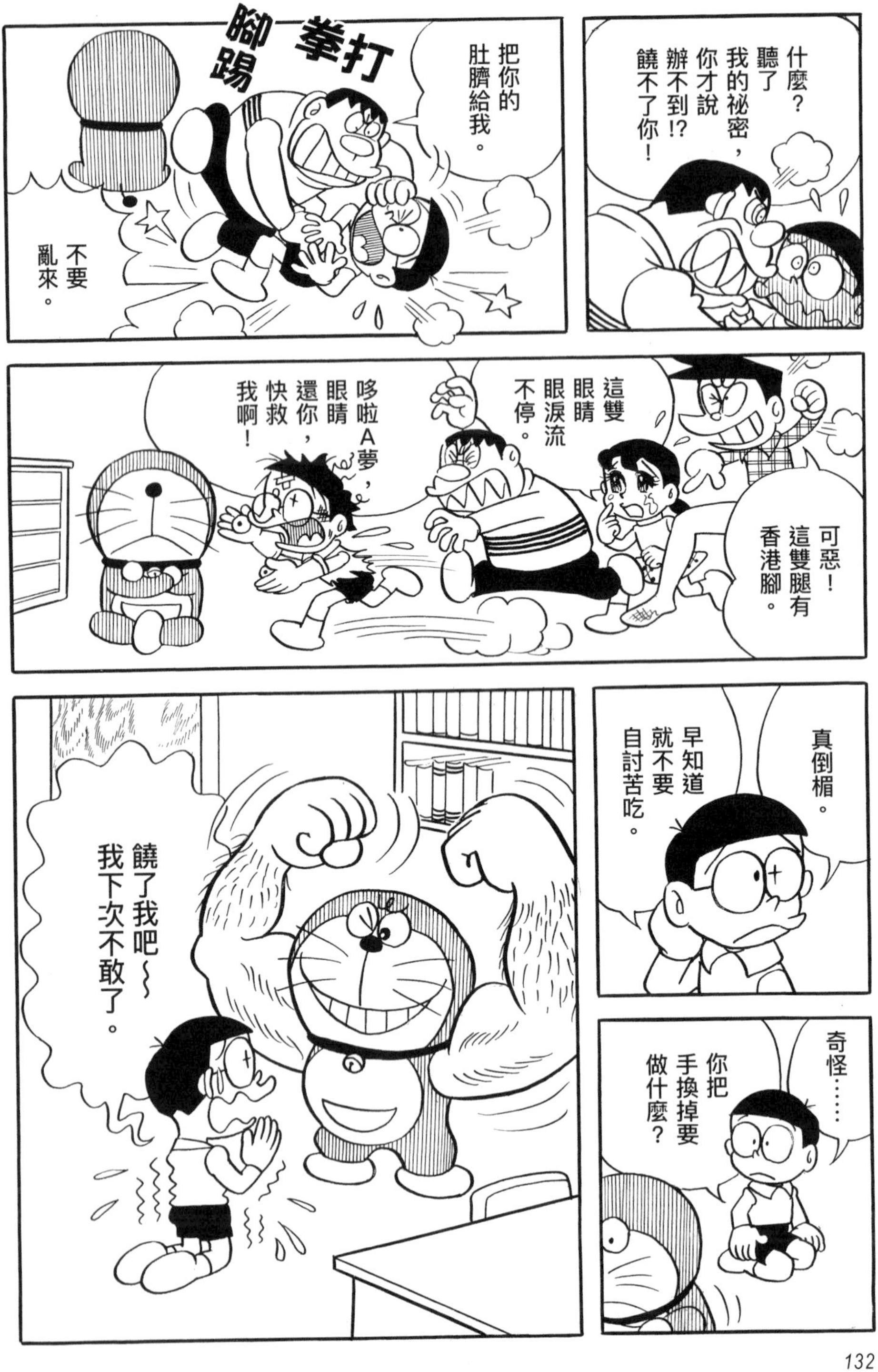
什麼？
聽了我的祕密，你才說辦不到!?饒不了你！
拳打
腳踢
把你的肚臍給我。
不要亂來。
可惡！這雙腿有香港腳。
這雙眼睛眼淚流不停。
哆啦A夢，眼睛還你，快救我啊！
真倒楣。
早知道就不要自討苦吃。
奇怪……
你把手換掉要做什麼？
饒了我吧～我下次不敢了。

眼科
治療眼睛疾病和損傷的醫學專科

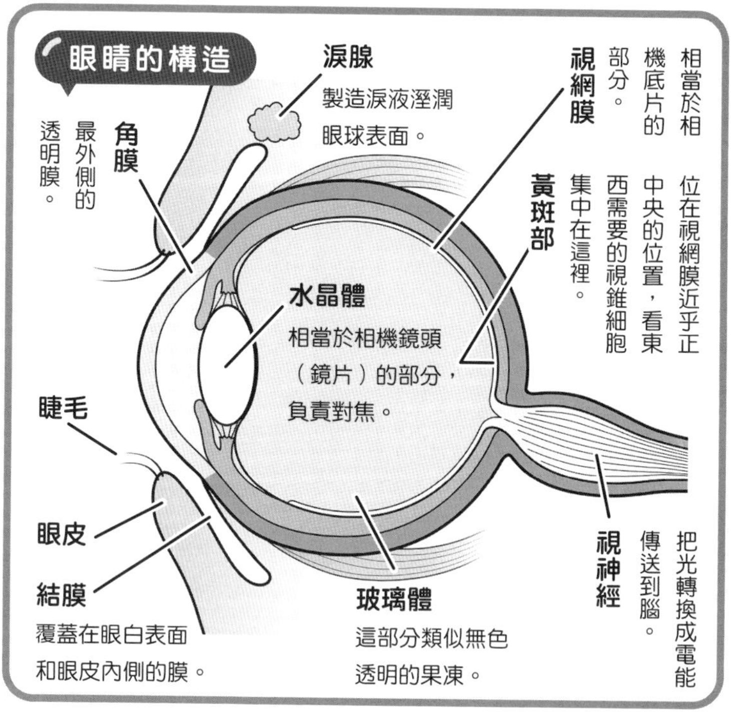
眼睛的構造
涙腺
製造涙液溼潤眼球表面。
角膜
最外側的透明膜。
視網膜
相當於相機底片的部分。
黃斑部
位在視網膜近乎正中央的位置，看東西需要的視錐細胞集中在這裡。
水晶體
相當於相機鏡頭（鏡片）的部分，負責對焦。
睫毛
眼皮
結膜
覆蓋在眼白表面和眼皮內側的膜。
玻璃體
這部分類似無色透明的果凍。
視神經
把光轉換成電能傳送到腦。

插圖／加藤貴夫

眼睛的各種疾病

眼科是負責治療眼睛和眼睛周邊的相關疾病，包括涙液量變少的乾眼症、花粉症等引起的過敏性結膜炎、水晶體變白濁的白內障、視野出問題的青光眼，後面兩種眼疾經常發生在高齡者身上。造成眼皮紅腫的麥粒腫（俗稱針眼）也是眼科的治療項目。開立配眼鏡、隱形眼鏡的處方箋，也是眼科的工作。

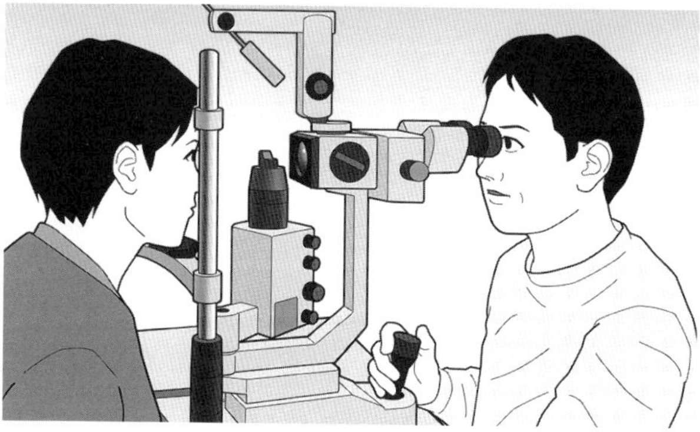

插圖／加藤貴夫

插圖／杉山真理

專看兒童的小兒眼科

小兒眼科是為了眼睛發育尚未成熟的小小孩們成立的眼科。特別是兒童有時會有戴眼鏡矯正也看不清楚的弱視、雙眼視線無法對焦的斜視，卻很難發現。小兒眼科就是為了早期發現並治療妨礙眼睛發育的疾病，使孩子長大後能夠擁有正常視力，幫助眼睛成長。

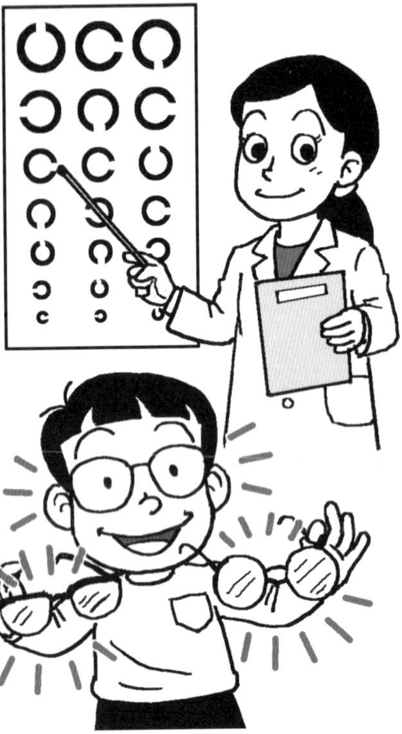

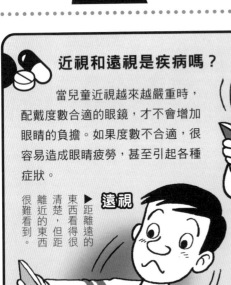

近視和遠視是疾病嗎？

當兒童近視越來越嚴重時，配戴度數合適的眼鏡，才不會增加眼睛的負擔。如果度數不合適，很容易造成眼睛疲勞，甚至引起各種症狀。

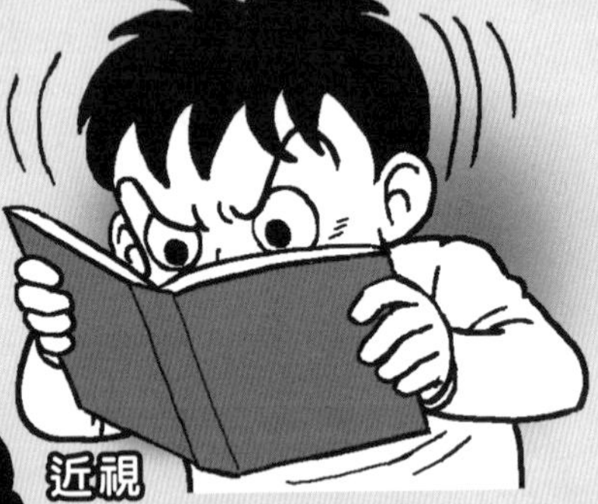

▲距離近的東西看得很清楚，但是距離遠的東西看不清楚。

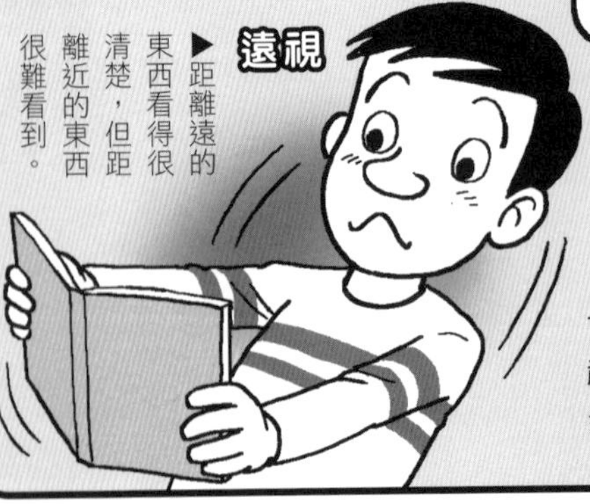

▶距離遠的東西看得很清楚，但距離近的東西很難看到。

遠視若是輕症，度數會隨著孩子成長而降低，有時甚至會變成近視。嚴重的遠視會妨礙視網膜的發育，最後變成弱視。

插圖／杉山真理

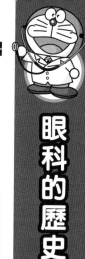

眼科的歷史

古埃及時代就有白內障

為了製作木乃伊，美索不達米亞時代、古埃及時代的人已經懂得人體解剖，並在泥板或莎草紙上留下記錄，在這些記錄當中就有提到白內障。

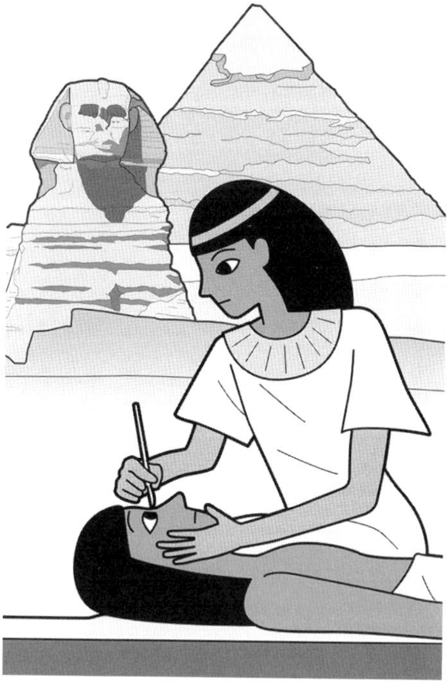

插圖／加藤貴夫

另外，在西元前八〇〇年左右，印度醫師妙聞仙人曾經撰寫醫書，並在書中留下白內障手術的進行方式。

近代的眼科醫療則是要等到一八五〇年，德國的物理學家兼醫師赫姆霍茲（Helmholtz）開發出直接眼底鏡之後，才有突破性的發展。透過眼底鏡可以直接觀察到眼睛內部，發現各種眼睛疾病。

手持式檢眼鏡

▼透過瞳孔直接檢查眼底時使用。在眼睛深處打光，檢查眼底的視網膜和視網膜血管等。

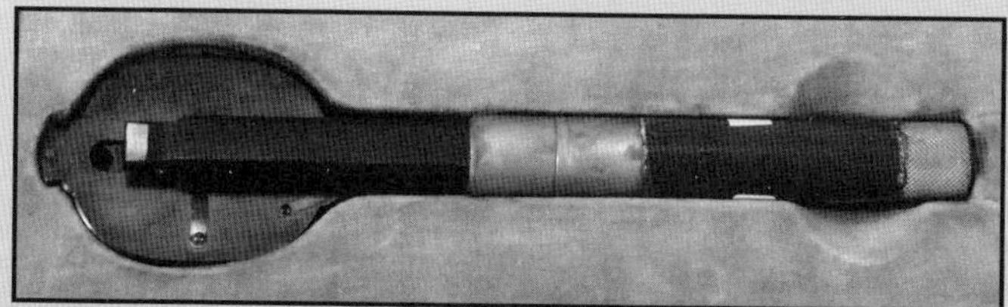

影像提供／日本印西市立印旛醫科器械歷史資料館

OCT檢查與角膜移植

最新的OCT檢查（眼球光學電腦斷層掃描）可捕捉眼底的3D影像，拍攝視網膜的剖面。透過3D影像觀察視網膜的厚度、血管、視神經，就能夠及早發現青光眼、視網膜相關疾病。

另外，利用患者眼睛採下的角膜上皮細胞，培養細胞層片，加工成人體幹細胞產品，可移植到角膜受損患者的眼睛，幫助重建視力。

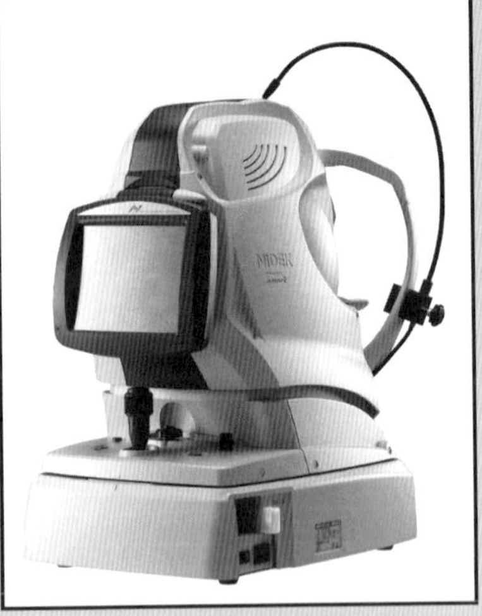

▲附眼底攝影機的視網膜光學斷層掃描儀 Retina Scan DuoTM 2

影像提供／Eye & Health Care NIDEK CO., LTD.

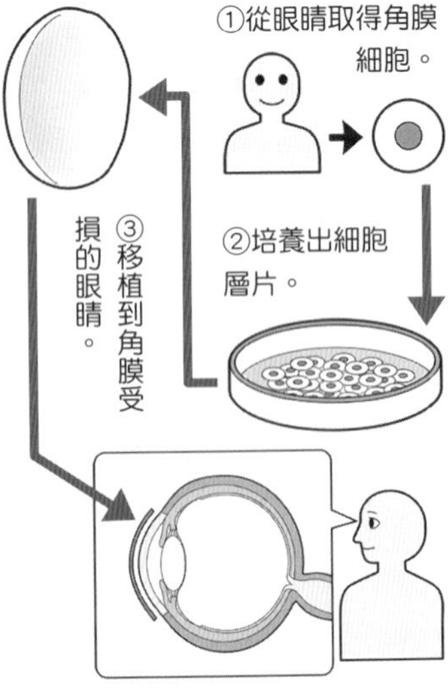
①從眼睛取得角膜細胞。
②培養出細胞層片。
③移植到角膜受損的眼睛。

▲去除因病受損的角膜組織，用角膜上皮細胞培養出細胞層片，最後移植重建角膜。

插圖／加藤貴夫

有異物進入眼睛時

大多數的情況只要眼睛多眨幾次，就能夠用眼淚沖走異物。也可以用雙手捧著自來水在水裡眨眼睛。但是異物如果遲遲無法取出且持續疼痛，請盡快就醫。

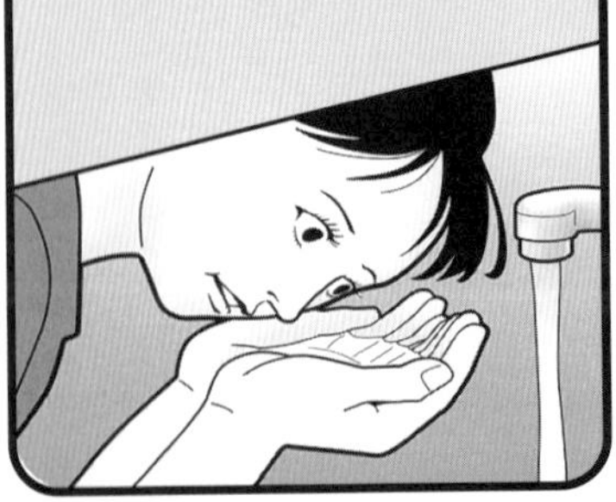

插圖／加藤貴夫

聲音字塊

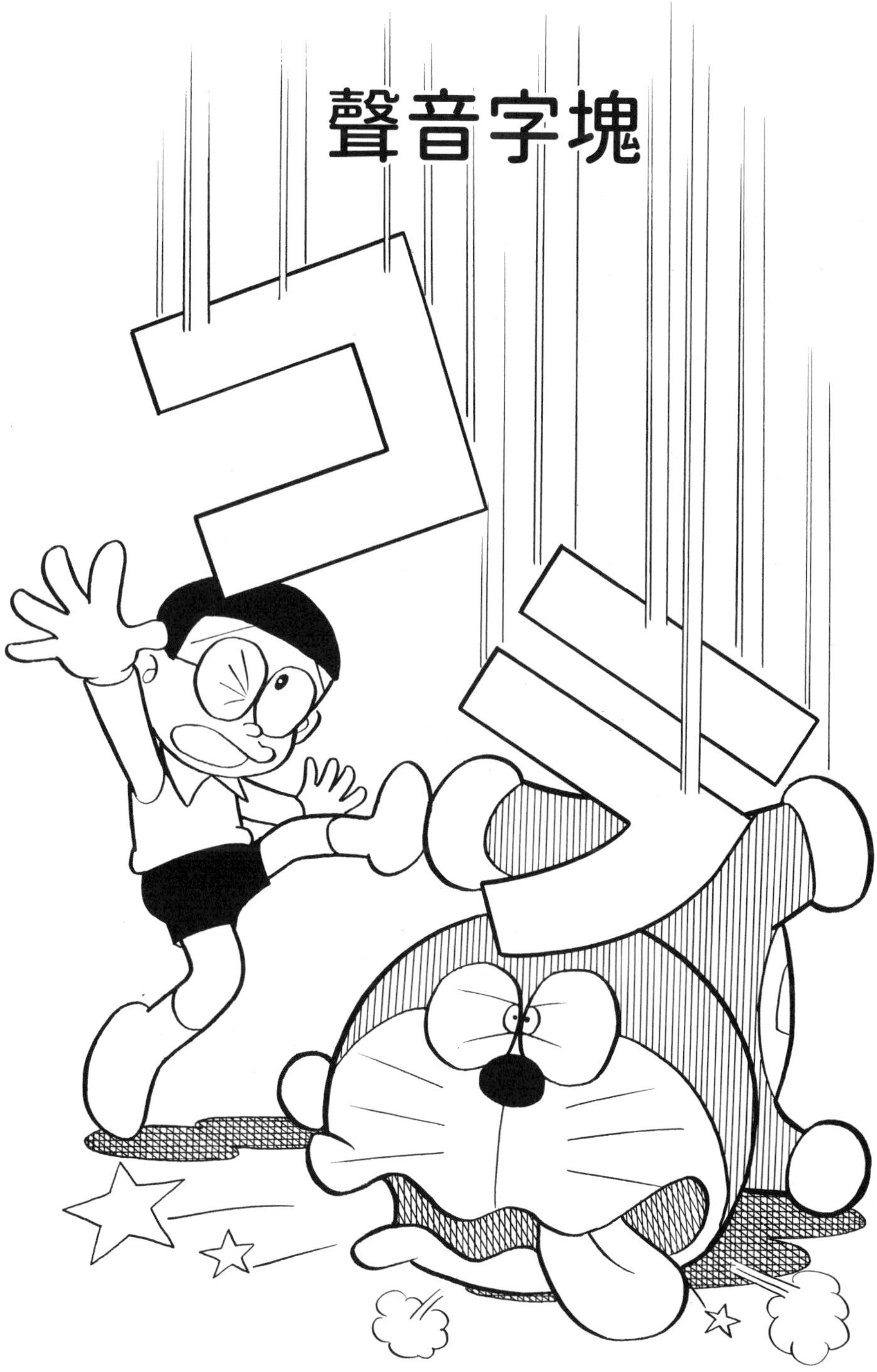

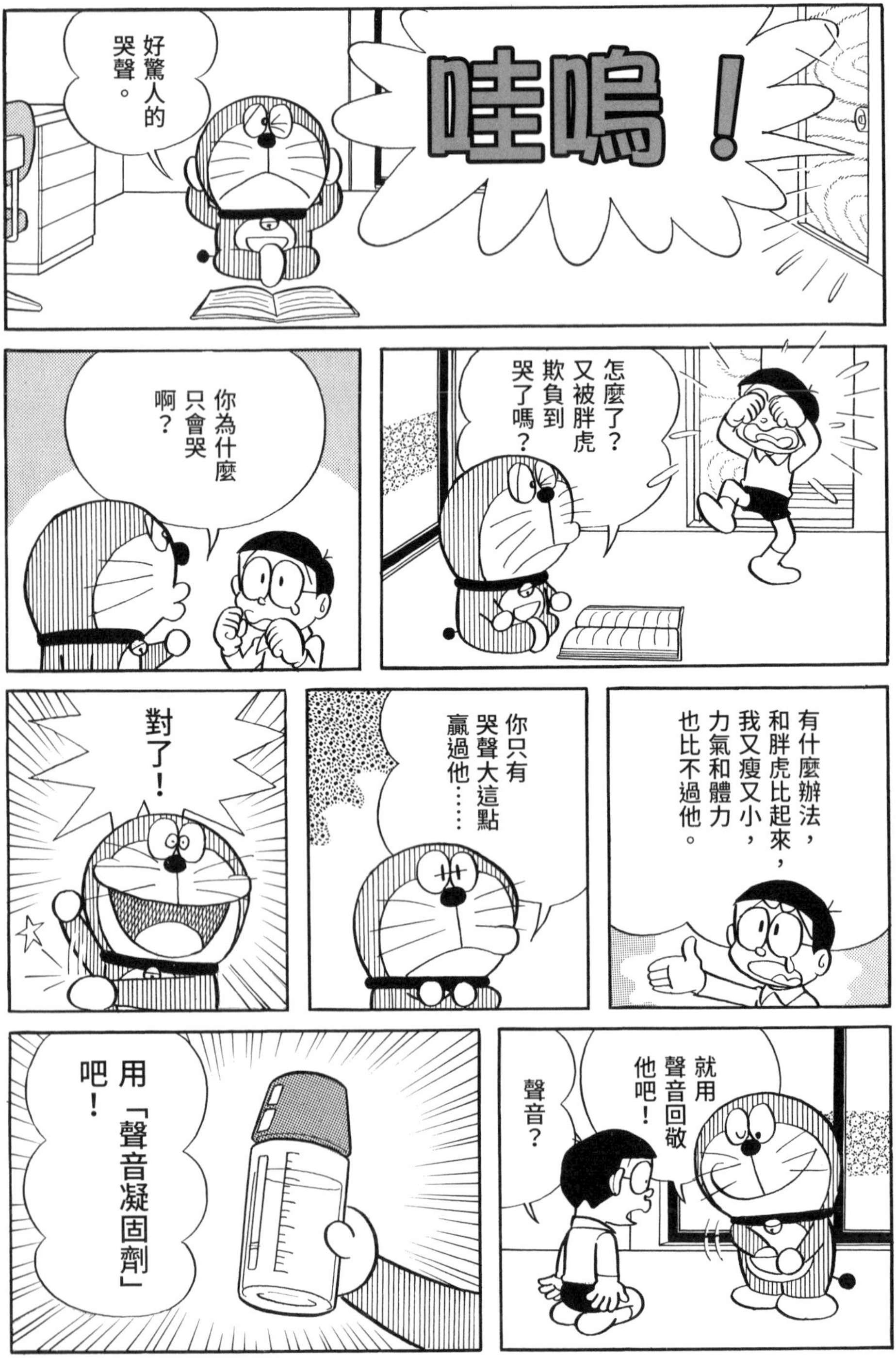
哇嗚！
好驚人的哭聲。
怎麼了？又被胖虎欺負到哭了嗎？
你為什麼只會哭啊？
有什麼辦法，和胖虎比起來，我又瘦又小，力氣和體力也比不過他。
你只有哭聲大這點贏過他……
對了！
就用聲音回敬他吧！
聲音？
用「聲音凝固劑」吧！

萬能醫生手提包Q&A

Q 清理耳朵最好連深處也要徹底清理乾淨。這是真的嗎？

A 假的。耳垢在多數時候都會自動脫落排出，基本上不需要特別清理耳朵。如果真要清理，只要輕輕擦拭看得到的部分即可。

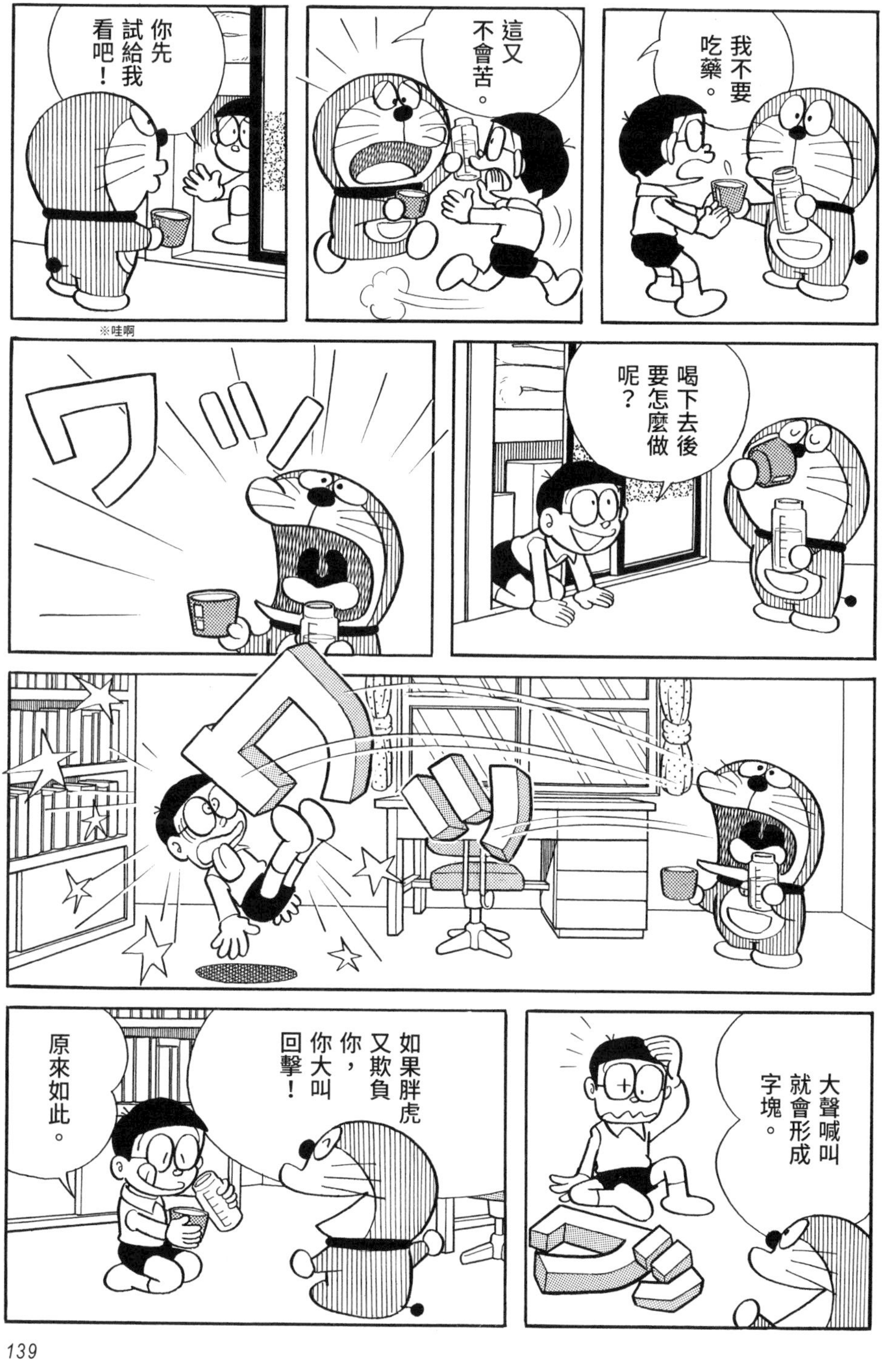

我不要吃藥。
這又不會苦。
你先試給我看吧！
※哇啊
喝下去後要怎麼做呢？
ワッ
大聲喊叫就會形成字塊。
如果胖虎又欺負你，你大叫回擊！
原來如此。

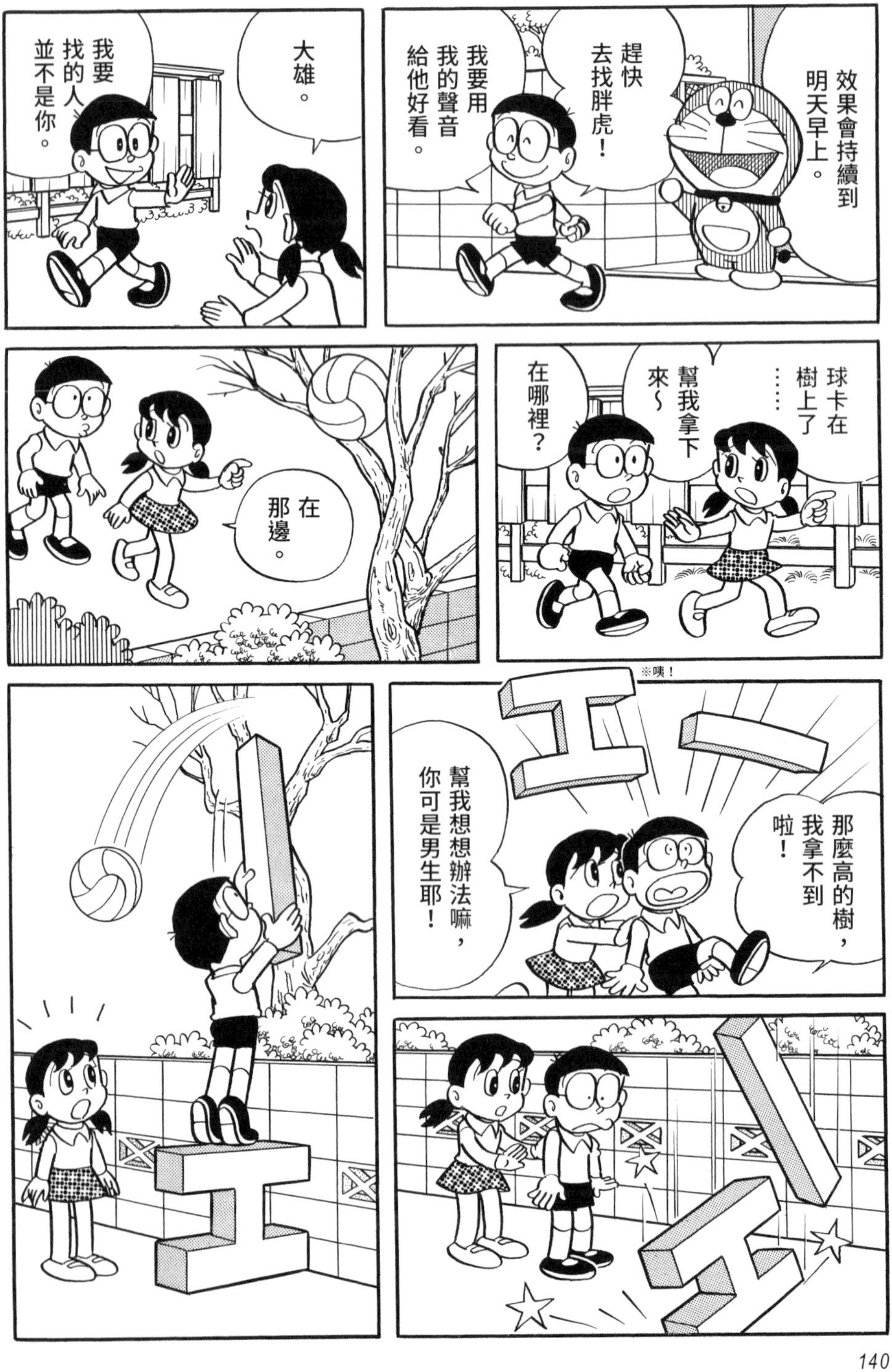

效果會持續到明天早上。
趕快去找胖虎！
我要用我的聲音給他好看。
大雄。
我要找的人並不是你。
球卡在樹上了……
幫我拿下來~
在哪裡？
在那邊。
※咦！
那麼高的樹，我拿不到啦！
幫我想想辦法嘛，你可是男生耶！

萬能醫生手提包Q&A

Q

流鼻血時的止血方式，是壓住整個鼻子，面朝下坐著。這是真的嗎？

A 真的。把臉抬高不僅難以止血，鼻血還會逆流進入喉嚨導致嗆到，再者把鼻血吞下去也會感到不舒服。

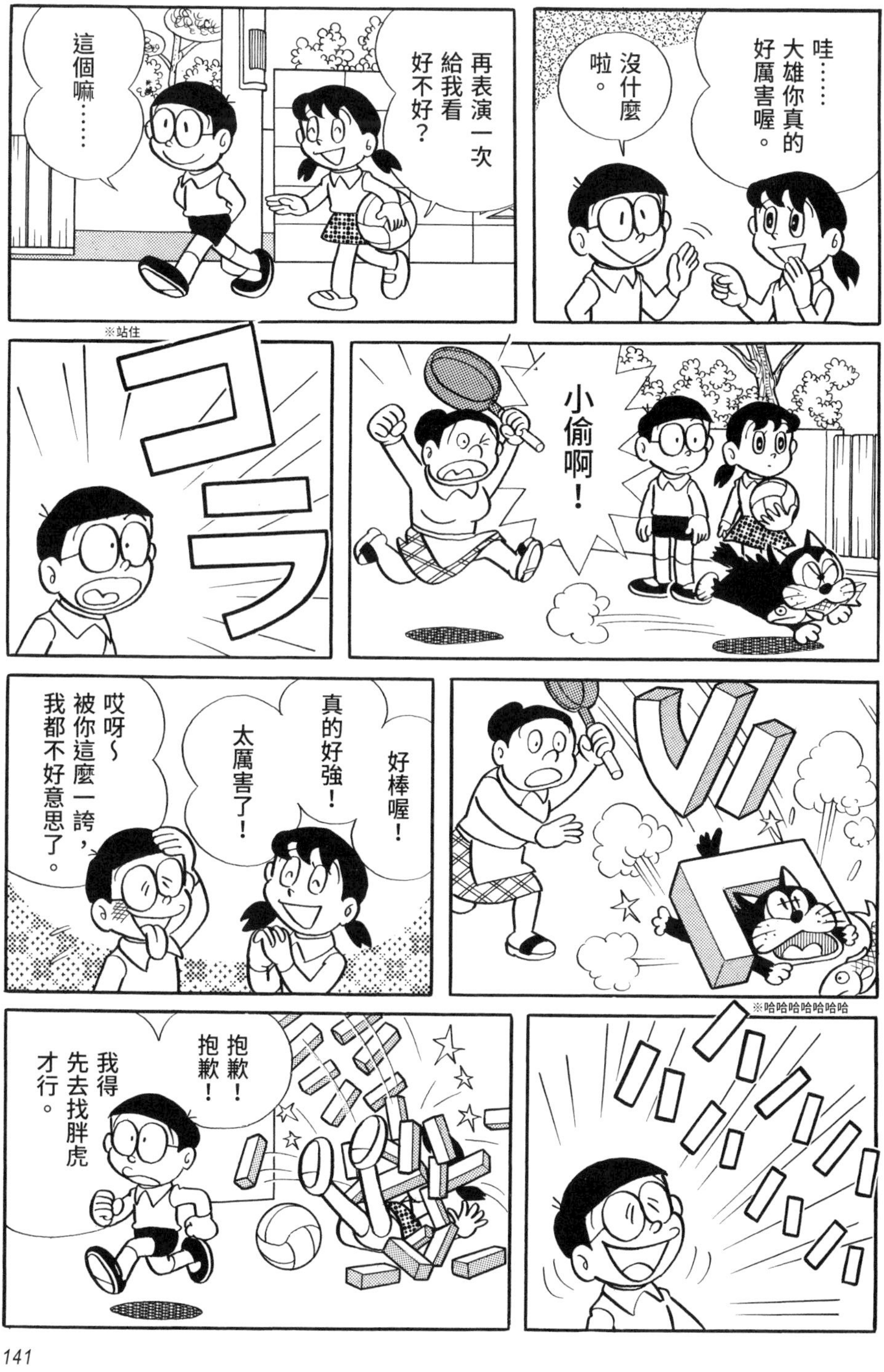

哇……大雄你真的好厲害喔。
沒什麼啦。
再表演一次給我看好不好？
這個嘛……
小偷啊！
※站住
コラ
好棒喔！
真的好強！
太厲害了！
哎呀～被你這麼一誇，我都不好意思了。
※哈哈哈哈哈哈
抱歉！抱歉！
我得先去找胖虎才行。

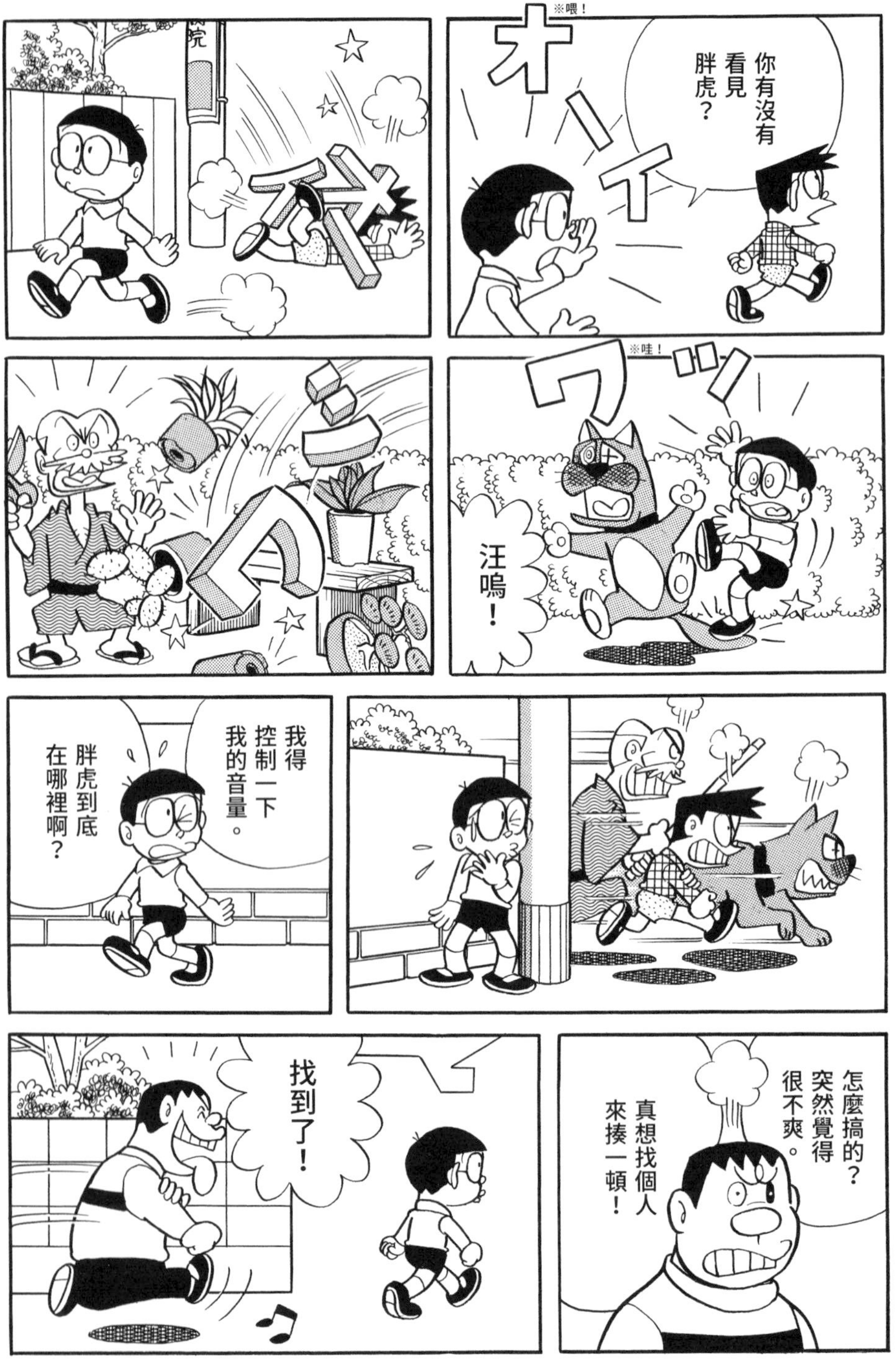

※喂！
オーイ
你有沒有看見胖虎？
※哇！
汪嗚！
我得控制一下我的音量。
胖虎到底在哪裡啊？
怎麼搞的？突然覺得很不爽。
真想找個人來揍一頓！
找到了！

萬能醫生手提包Q&A

Q 人說話的聲音是從哪裡製造出來的？

① 懸壅垂 ② 聲帶 ③ 肺臟

A ② 聲帶。「聲帶」是連接鼻子、嘴巴與肺臟的空氣通道，振動聲帶的肌肉皺褶就會發出聲音。

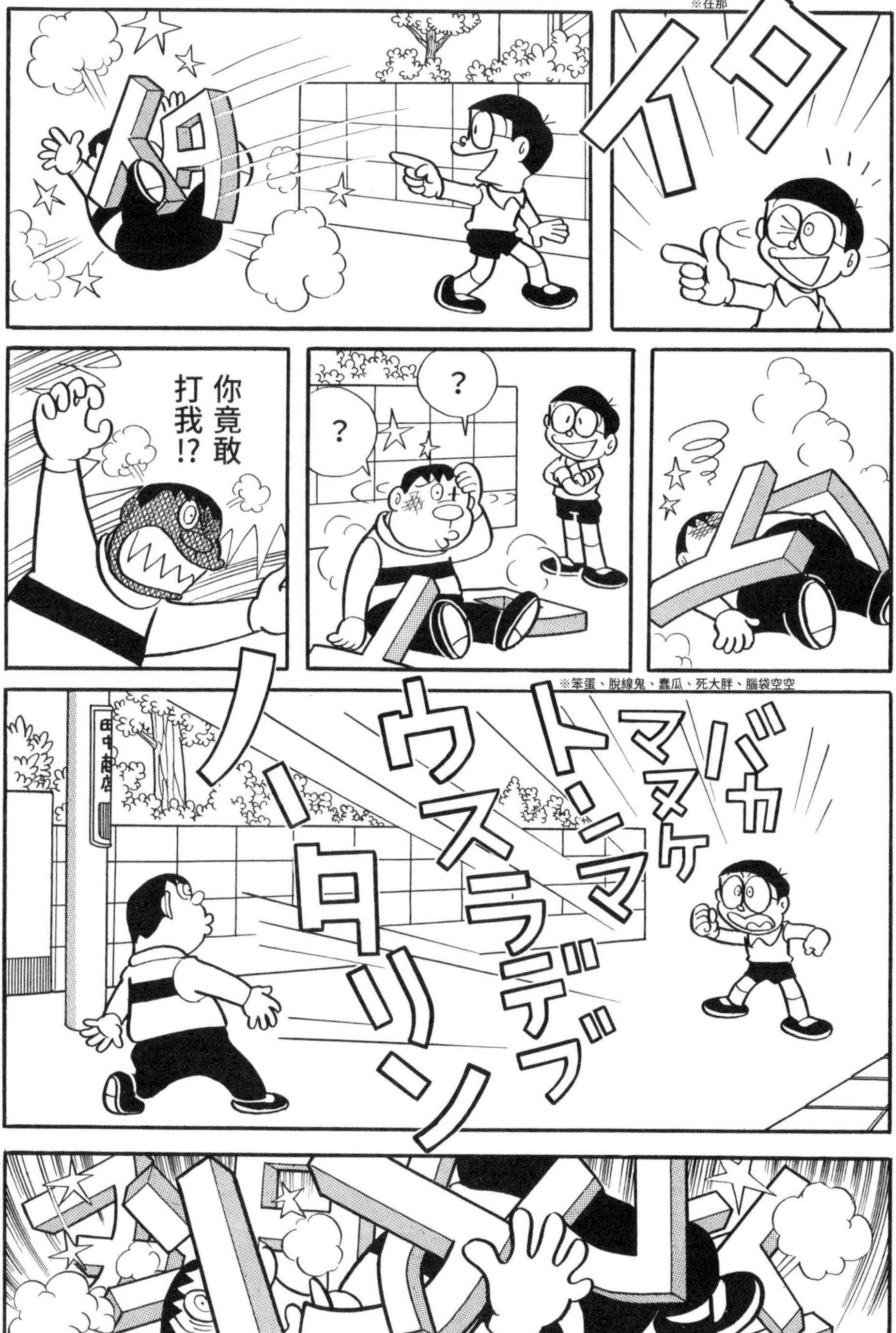

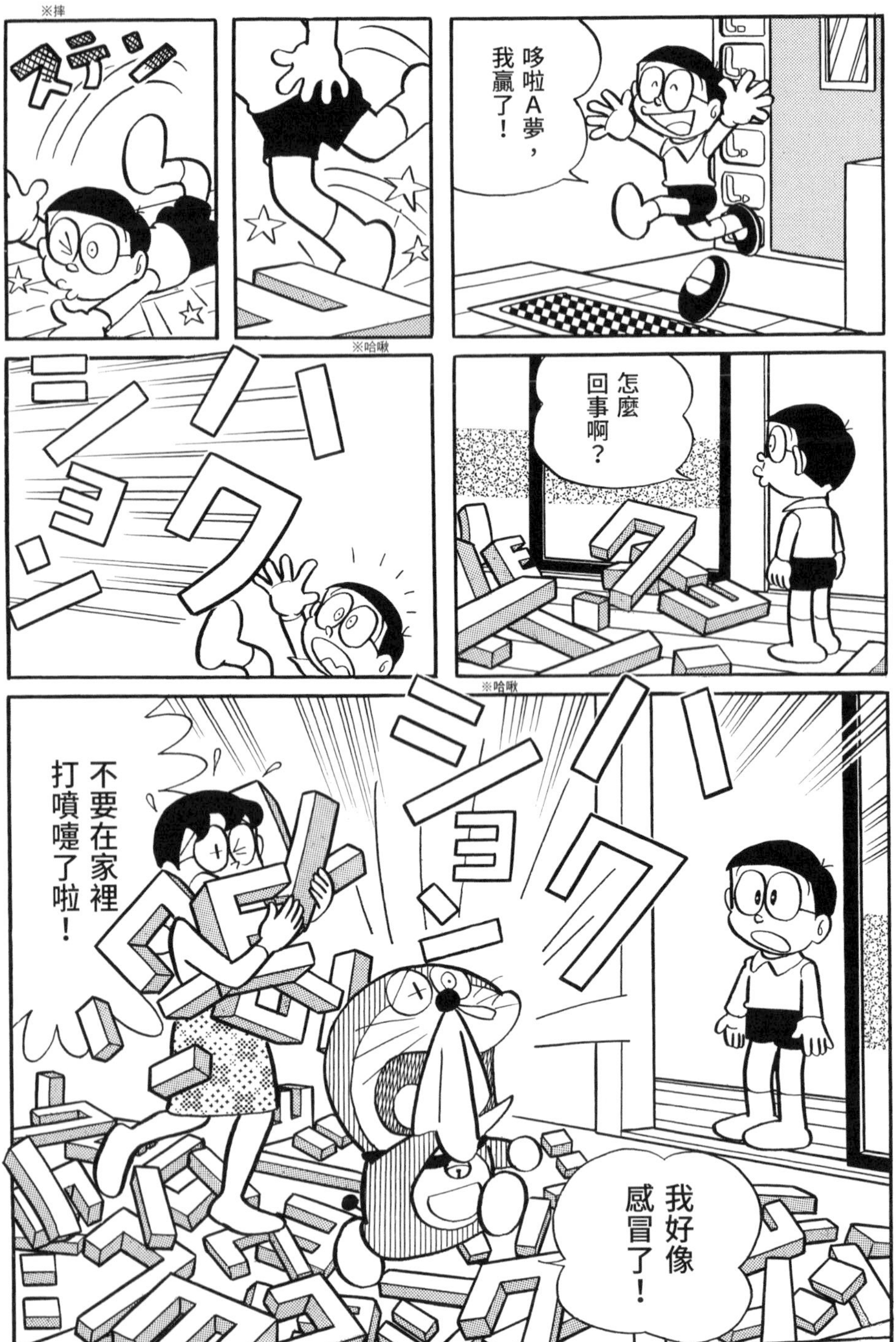
哆啦A夢，我贏了！
※摔
怎麼回事啊？
※哈啾
※哈啾
我好像感冒了！
不要在家裡打噴嚏了啦！

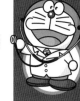

耳鼻喉科 治療耳朵、鼻子、喉嚨的疾病

維持「聽」、「嗅」、「吞嚥」、「呼吸」、「出聲」的功能

耳鼻喉科負責的是耳朵、鼻子、喉嚨等部位的問題。「耳朵」除了聽聲音的功能之外，還有感測身體平衡的作用。「鼻子」除了將外在的空氣吸入體內之外，還具有嗅覺功能。「喉嚨」是空氣和食物進入體內的通道。另外也是調節空氣進出，製造聲音的器官。

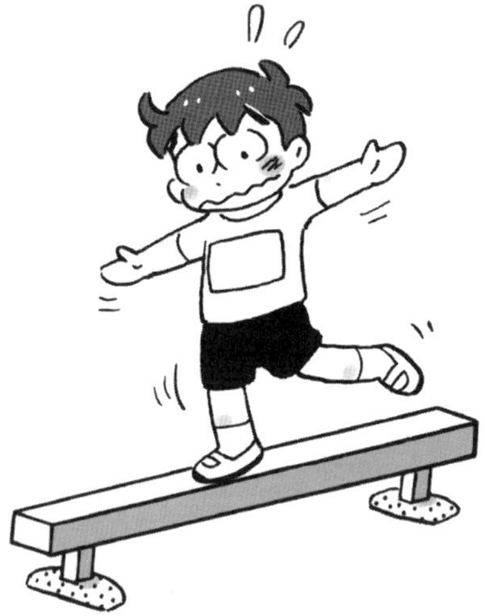

▲耳朵還有偵測身體歪斜、旋轉的「平衡」功能。

插圖／佐藤諭

那麼感冒時應該要看哪一科呢？如果有「喉嚨痛」、「嚴重鼻塞」等明顯的喉嚨、鼻子相關症狀，就找耳鼻喉科。若全身無力等多種症狀同時出現時，基本上是找內科、家醫科或小兒科。

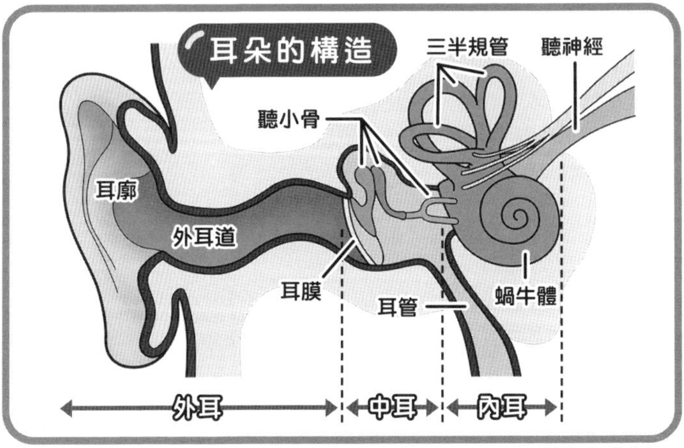
耳朵的構造
三半規管
聽神經
聽小骨
耳廓
外耳道
耳膜
耳管
蝸牛體
外耳
中耳
內耳

插圖／加藤貴夫

耳朵主要的疾病「外耳炎」、「中耳炎」

耳朵能夠聽到聲音，如上一頁的插圖所示，是因為耳朵深處的耳膜接受到空氣的振動，再傳送到腦的緣故。這個通道一旦因為某些原因而受損，耳朵就會出問題。

外耳炎是發生在外耳，也就是外耳道到耳膜這個部分，中耳炎是發生在耳膜再往深處的位置。原因是過度清理耳朵造成損傷，或是去游泳池、海邊玩耍，導致不乾淨的水跑進耳朵沒有排出，或是感冒時鼻子和喉嚨的細菌、病毒進入耳朵深處等。嚴重時，就會出現疼痛、流膿、聽不清楚等症狀。

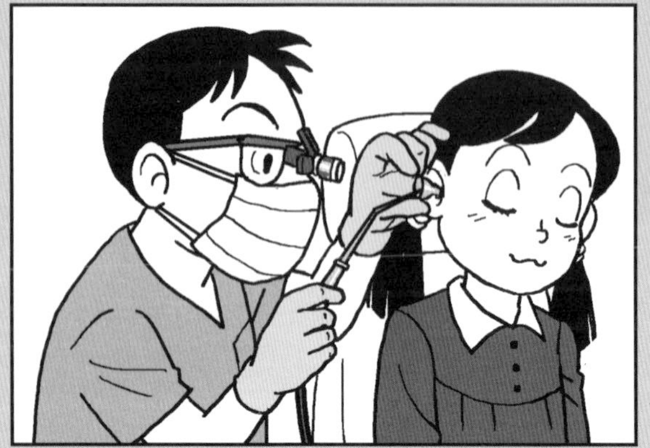

▲耳垢會自然脫落，因此基本上不需要清理耳朵。覺得不放心時，可以找耳鼻喉科看診。

插圖／杉山真理

彌補耳朵聽力的技術

無法清楚聽到聲音的聽覺障礙，如果原因是外耳或中耳，仍然有治癒的可能，但如果原因是內耳或腦，就難以復原。這些聽障者需要將聲音放大的「助聽器」，或是將裝置植入體內，把聲音轉換成電訊的「人工電子耳」。這些輔助設備目前正朝向小型化、無線化等方向發展。

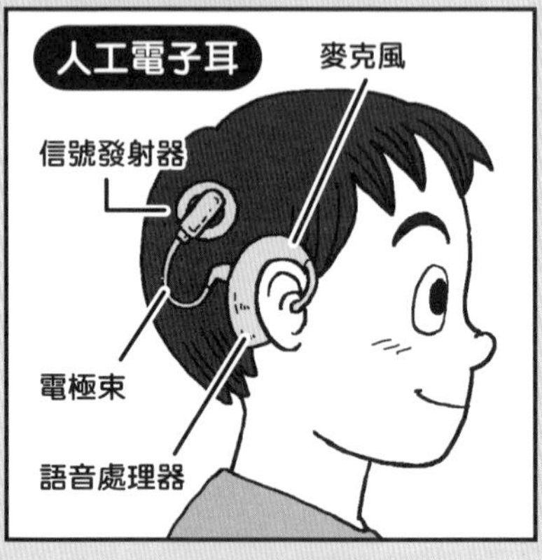
人工電子耳
麥克風
信號發射器
電極束
語音處理器

插圖／杉山真理

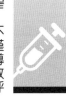

鼻子主要的疾病「過敏性鼻炎」

「鼻塞」會讓鼻孔的空氣通道變窄，不僅導致呼吸困難，也會因此聞不到氣味，或必須用嘴巴呼吸，所以容易產生喉嚨痛等問題。鼻塞的成因有很多種，大多是感冒或過敏引起鼻炎等，使得鼻腔裡潮溼的表面（鼻黏膜）腫脹所造成。

另外，鼻黏膜容易損傷，所以忌諱用力擦拭。容易流鼻血的人多數的情況不是生病造成的，但如果持續出血，或許是鼻腔內長了異物，最好盡快去耳鼻喉科接受檢查。

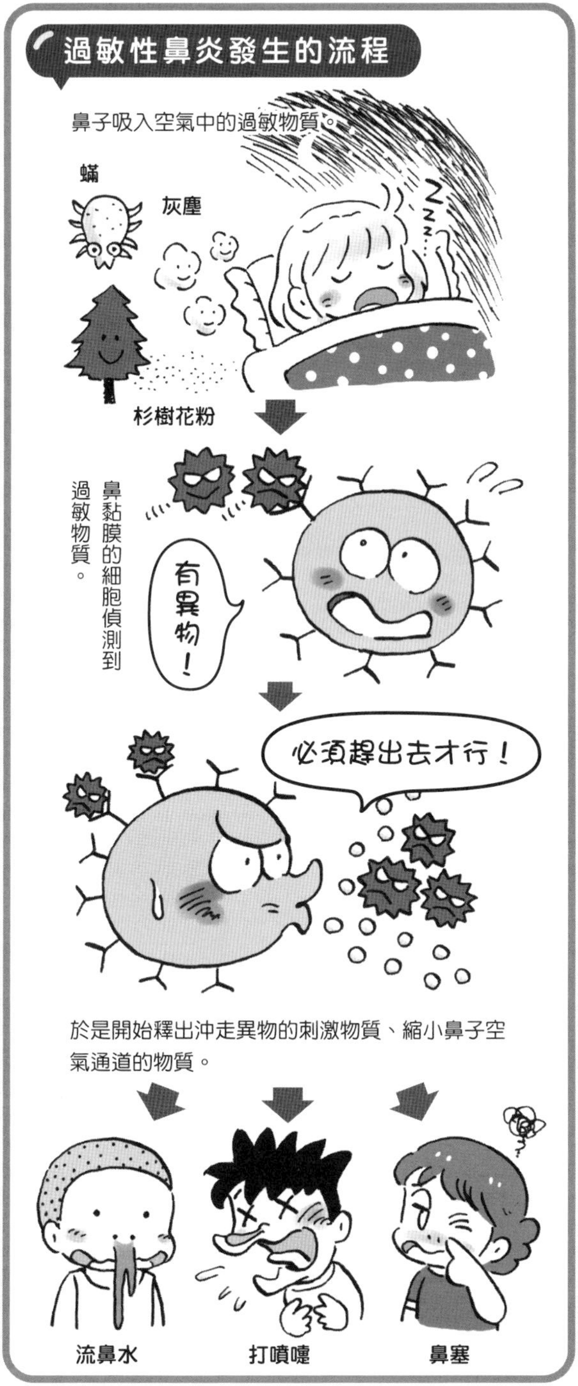
過敏性鼻炎發生的流程
鼻子吸入空氣中的過敏物質。
蟎
灰塵
杉樹花粉
鼻黏膜的細胞偵測到過敏物質。
有異物！
必須趕出去才行！
於是開始釋出沖走異物的刺激物質、縮小鼻子空氣通道的物質。
流鼻水
打噴嚏
鼻塞

插圖／佐藤諭

喉嚨的主要疾病「咽喉炎」、「聲帶瘜肉」

喉嚨只要一痛，就很難吞嚥食物或發出聲音。病毒等異物從喉嚨入侵體內時，如果沒能夠全數阻擋下來，喉嚨就會紅腫灼熱。根據紅腫發生的位置，可分為咽炎或喉炎等。

持續大聲說話、過度使用喉嚨，或是吃辣給予喉嚨過度刺激，有時也會導致無法出聲。有時也可能是發出聲音的器官（聲帶）水腫，或者是罹患聲帶瘜肉等疾病。

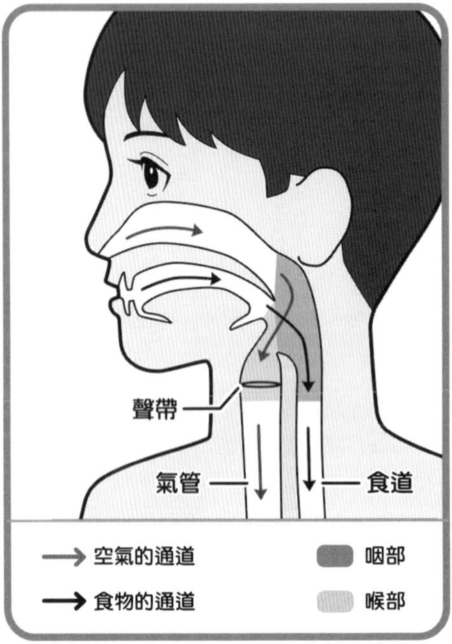
聲帶
氣管
食道
空氣的通道
食物的通道
咽部
喉部

插圖／加藤貴夫

找回失去的聲音

過去因為進行去除喉部癌細胞手術而無法說話的人，會在脖子裝上振動裝置「電子式人工發聲器（又稱電子喉、人工喉器）」發出聲音。人工發聲器的特徵是說話聲音是機械音，不過藉由 AI 聲音合成技術，未來有可能重現與手術前錄製的嗓音相仿的聲音。

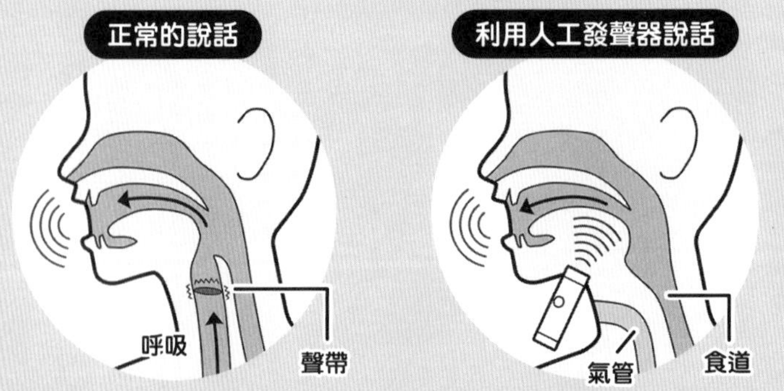
正常的說話
利用人工發聲器說話
呼吸
聲帶
氣管
食道

插圖／加藤貴夫

睡覺打呼是生病嗎？

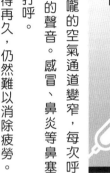

打呼是睡覺時，喉嚨的空氣通道變窄，每次呼吸，喉嚨就會振動發出的聲音。感冒、鼻炎等鼻塞時、過胖時，都很容易打呼。睡覺打呼，即使睡得再久，仍然難以消除疲勞。

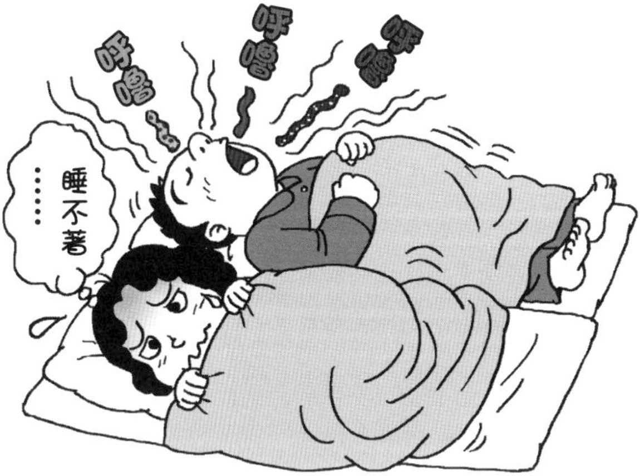

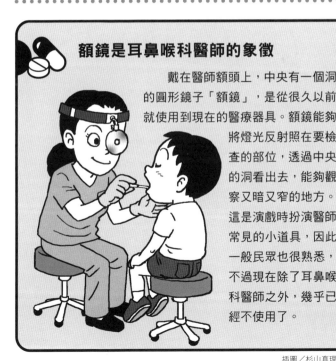

插圖／杉山真理

如果只是感冒造成打呼，不需要過度擔心，但經常打呼的人，在白天也會覺得想睡覺，對於生活會有不良影響。睡覺時停止呼吸的「睡眠呼吸中止症」，可能會引起高血壓等其他疾病。

額鏡是耳鼻喉科醫師的象徵

戴在醫師額頭上，中央有一個洞的圓形鏡子「額鏡」，是從很久以前就使用到現在的醫療器具。額鏡能夠將燈光反射照在要檢查的部位，透過中央的洞看出去，能夠觀察又暗又窄的地方。這是演戲時扮演醫師常見的小道具，因此一般民眾也很熟悉，不過現在除了耳鼻喉科醫師之外，幾乎已經不使用了。

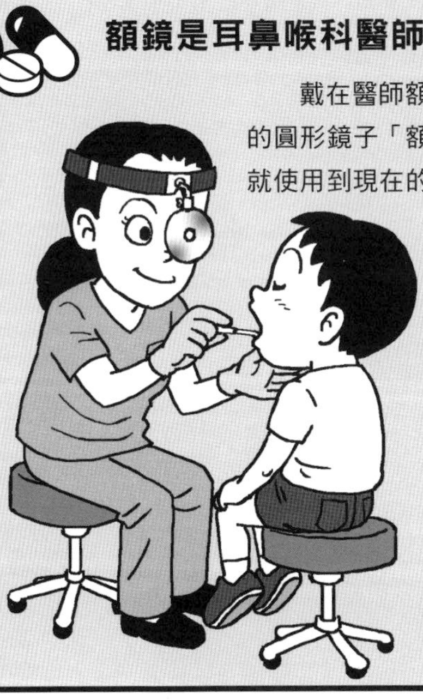

插圖／杉山真理

反痛鏡

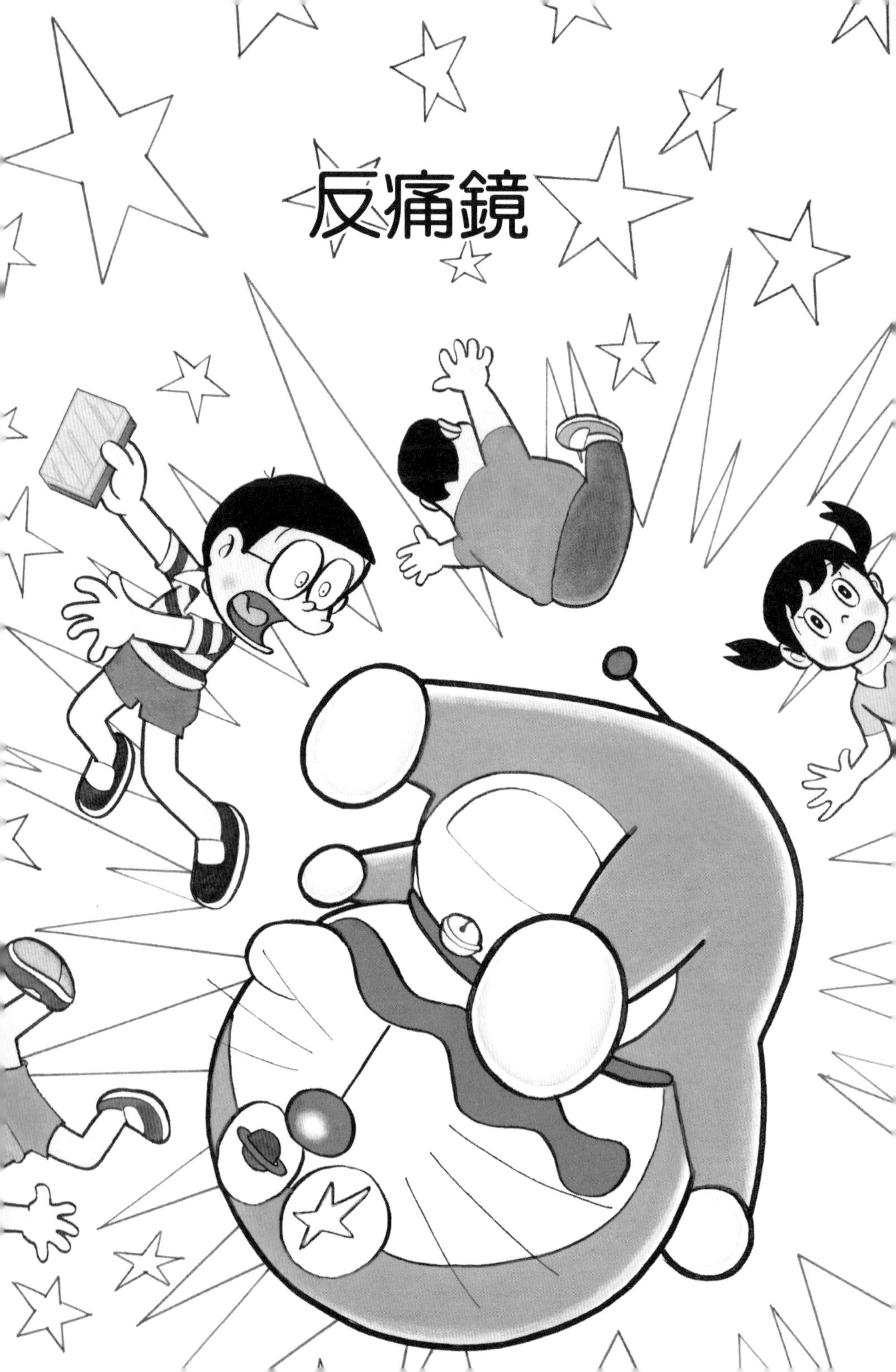

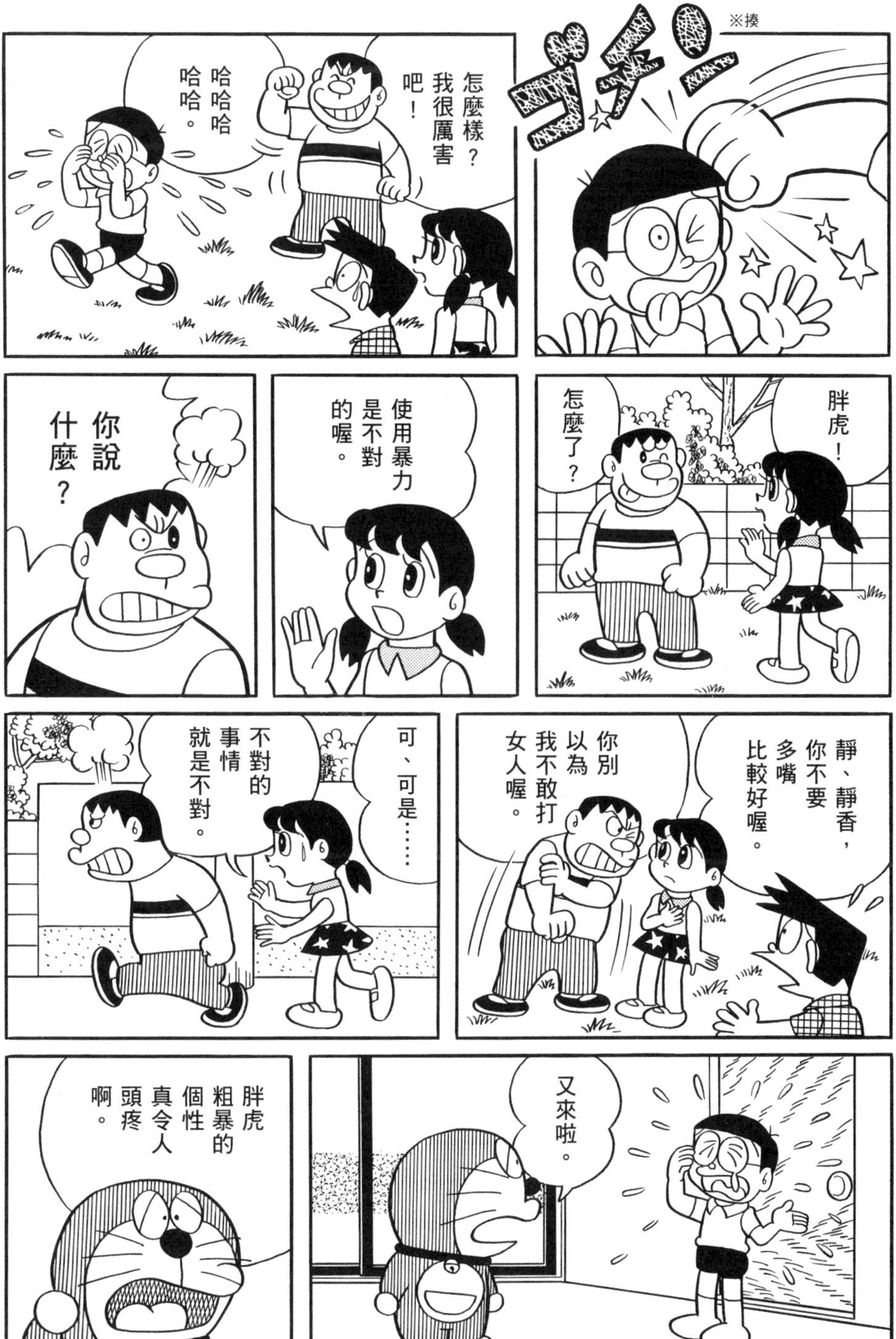
ゴチン
※揍
怎麼樣？我很厲害吧！
哈哈哈哈哈。
胖虎！
怎麼了？
使用暴力是不對的喔。
你說什麼？
靜、靜香，你不要多嘴比較好喔。
你別以為我不敢打女人喔。
可、可是……
不對的事情就是不對。
又來啦。
胖虎粗暴的個性真令人頭疼啊。

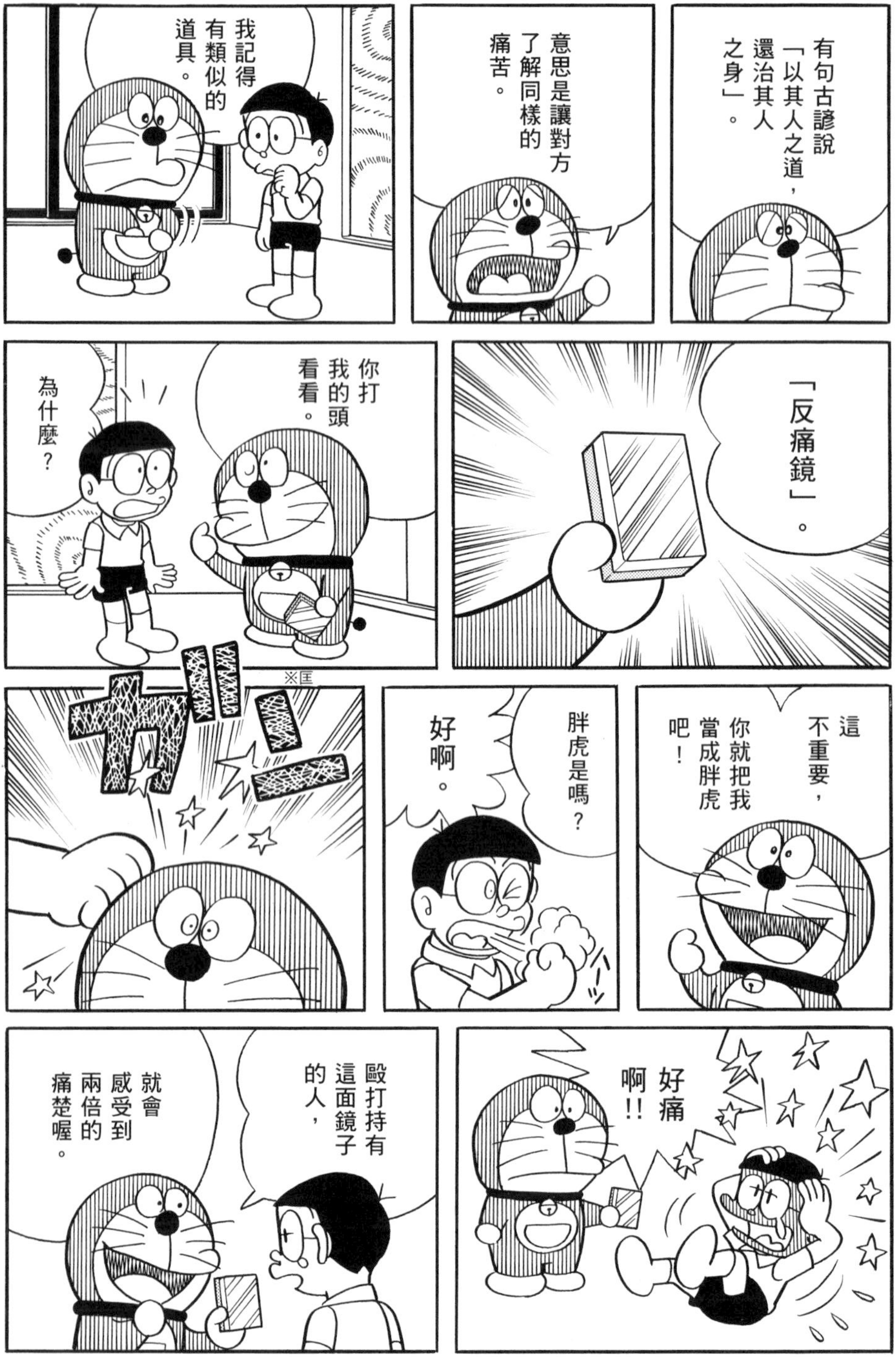
有句古諺說「以其人之道，還治其人之身」。
意思是讓對方了解同樣的痛苦。
我記得有類似的道具。
「反痛鏡」。
你打我的頭看看。
為什麼？
這不重要，你就把我當成胖虎吧！
胖虎是嗎？
好啊。
※匡
好痛啊!!
毆打持有這面鏡子的人，
就會感受到兩倍的痛楚喔。

萬能醫生手提包Q&A

Q 肌力強健的一流運動員，咬合力是一般人的幾倍？①一點五倍 ②兩倍 ③三倍

A ③三倍。一般成年男性的咬合力平均是九十公斤。需要穩定姿勢保持專注的射擊選手、船艇競賽的選手是平均值的三倍。

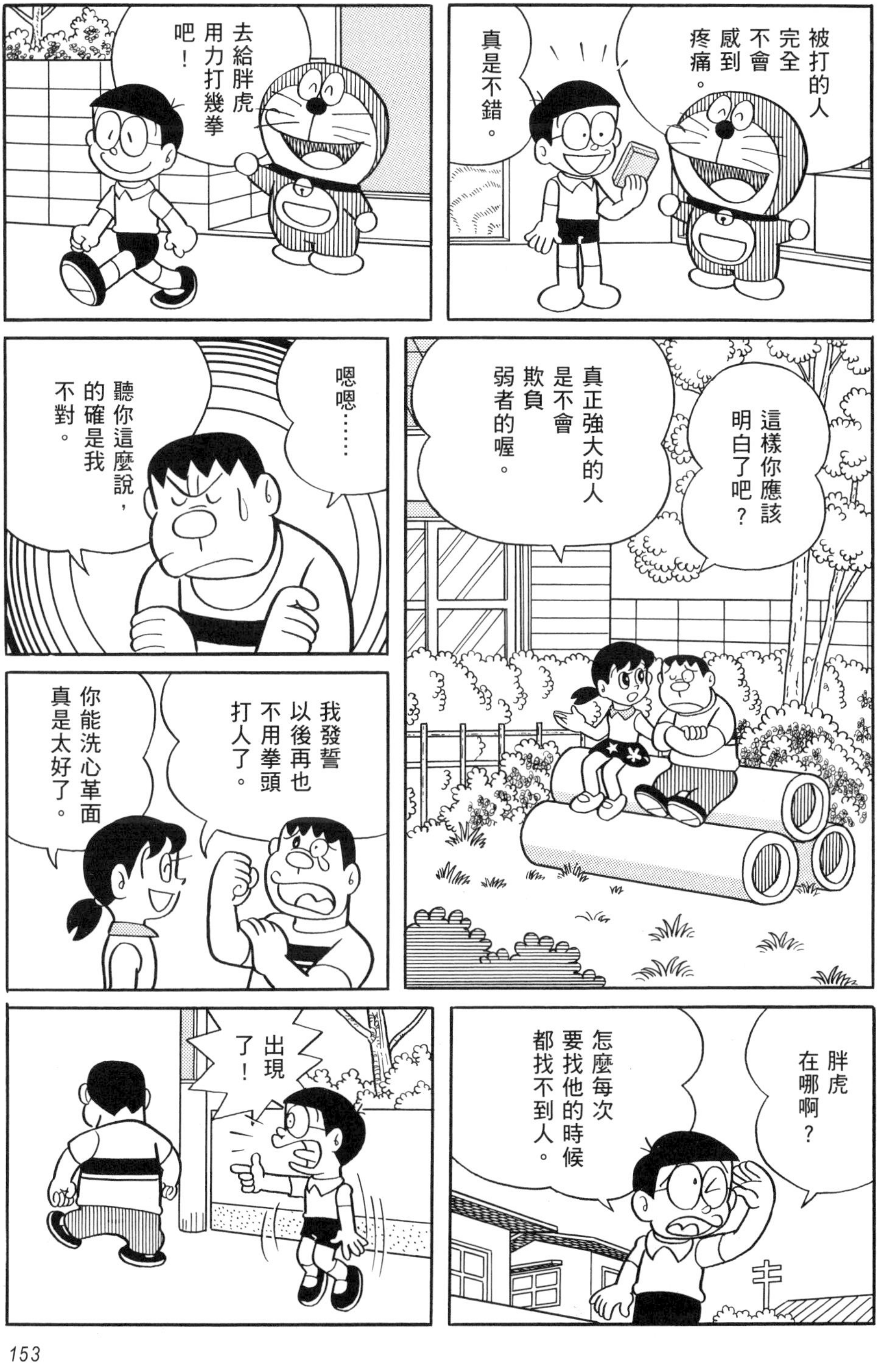
被打的人完全不會感到疼痛。
真是不錯。
去給胖虎用力打幾拳吧！
這樣你應該明白了吧？
真正強大的人是不會欺負弱者的喔。
嗯嗯……
聽你這麼說，的確是我不對。
我發誓以後再也不用拳頭打人了。
你能洗心革面真是太好了。
胖虎在哪啊？
怎麼每次要找他的時候都找不到人。
出現了！

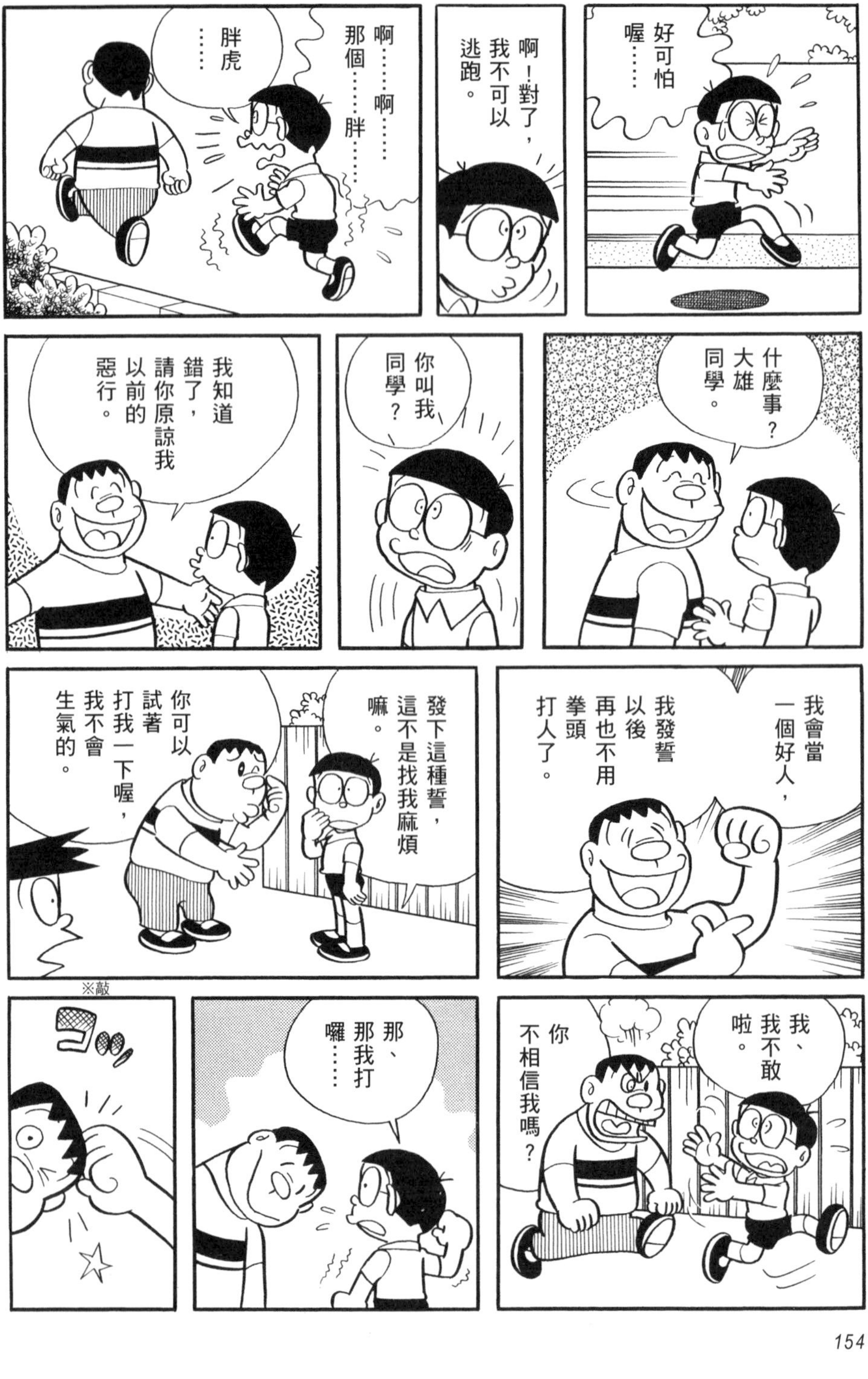
好可怕喔……
啊！對了，我不可以逃跑。
啊……啊……那個……胖……
胖虎……
什麼事？大雄同學。
你叫我同學？
我知道錯了，請你原諒我以前的惡行。
我會當一個好人，我發誓以後再也不用拳頭打人了。
發下這種誓，這不是找我麻煩嘛。
你可以試著打我一下喔，我不會生氣的。
我、我不敢啦。
你不相信我嗎？
那、那我打囉……
※敲

萬能醫生手提包Q&A

Q

「智齒」上下左右共有四顆，但在日本有百分之幾的人一顆都沒長？①10% ②30% ③50%

A ②30%。日本人之中約有30%的人只有二十八顆恒齒，沒有長過智齒。很多人會把智齒拔掉，所以沒長智齒也用不著擔心。

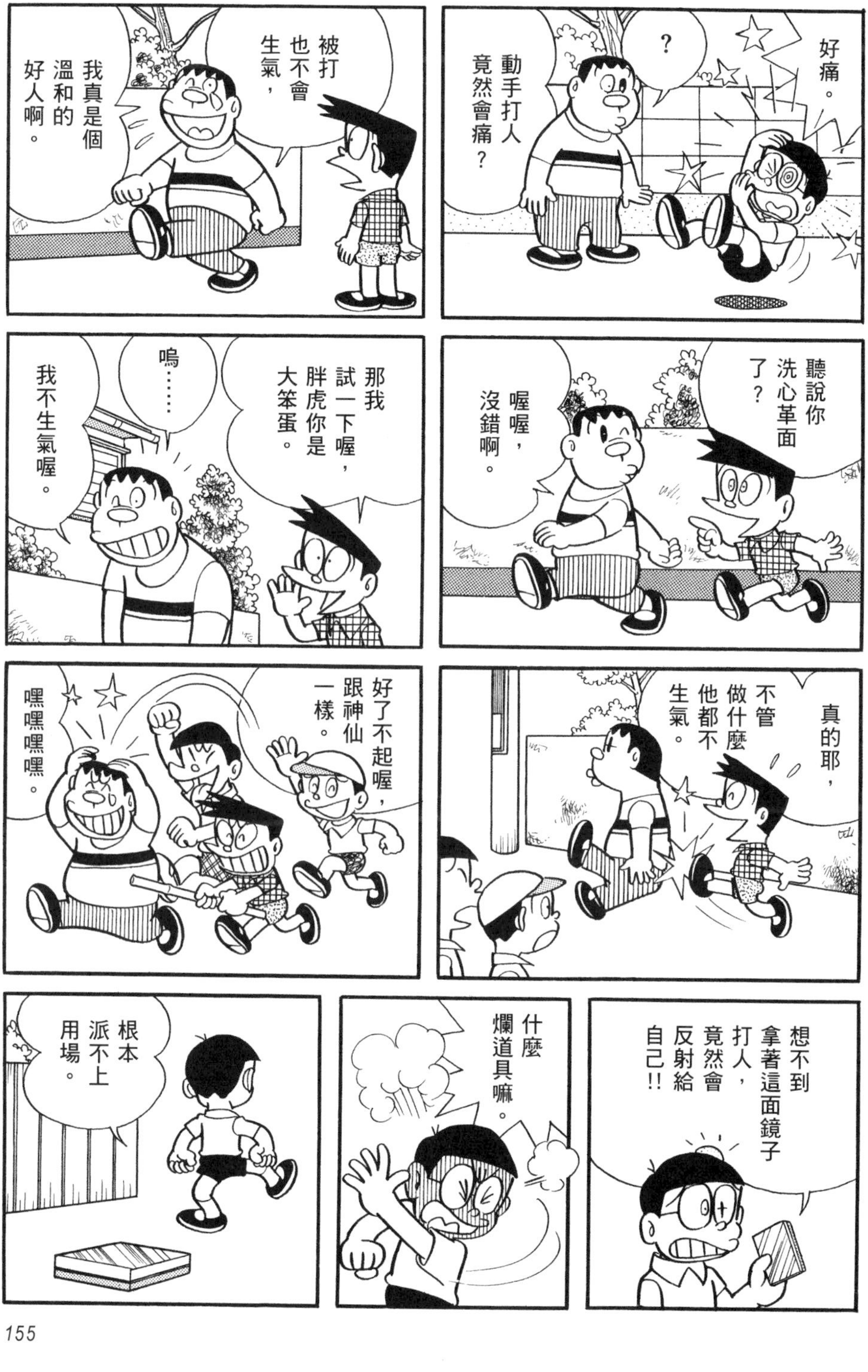

好痛。
？
動手打人竟然會痛？
被打也不會生氣，
我真是個溫和的好人啊。
聽說你洗心革面了？
喔喔，沒錯啊。
那我試一下喔，胖虎你是大笨蛋。
嗚……
我不生氣喔。
真的耶，
不管做什麼他都不生氣。
好了不起喔，跟神仙一樣。
嘿嘿嘿嘿。
想不到拿著這面鏡子打人，竟然會反射給自己!!
什麼爛道具嘛。
根本派不上用場。

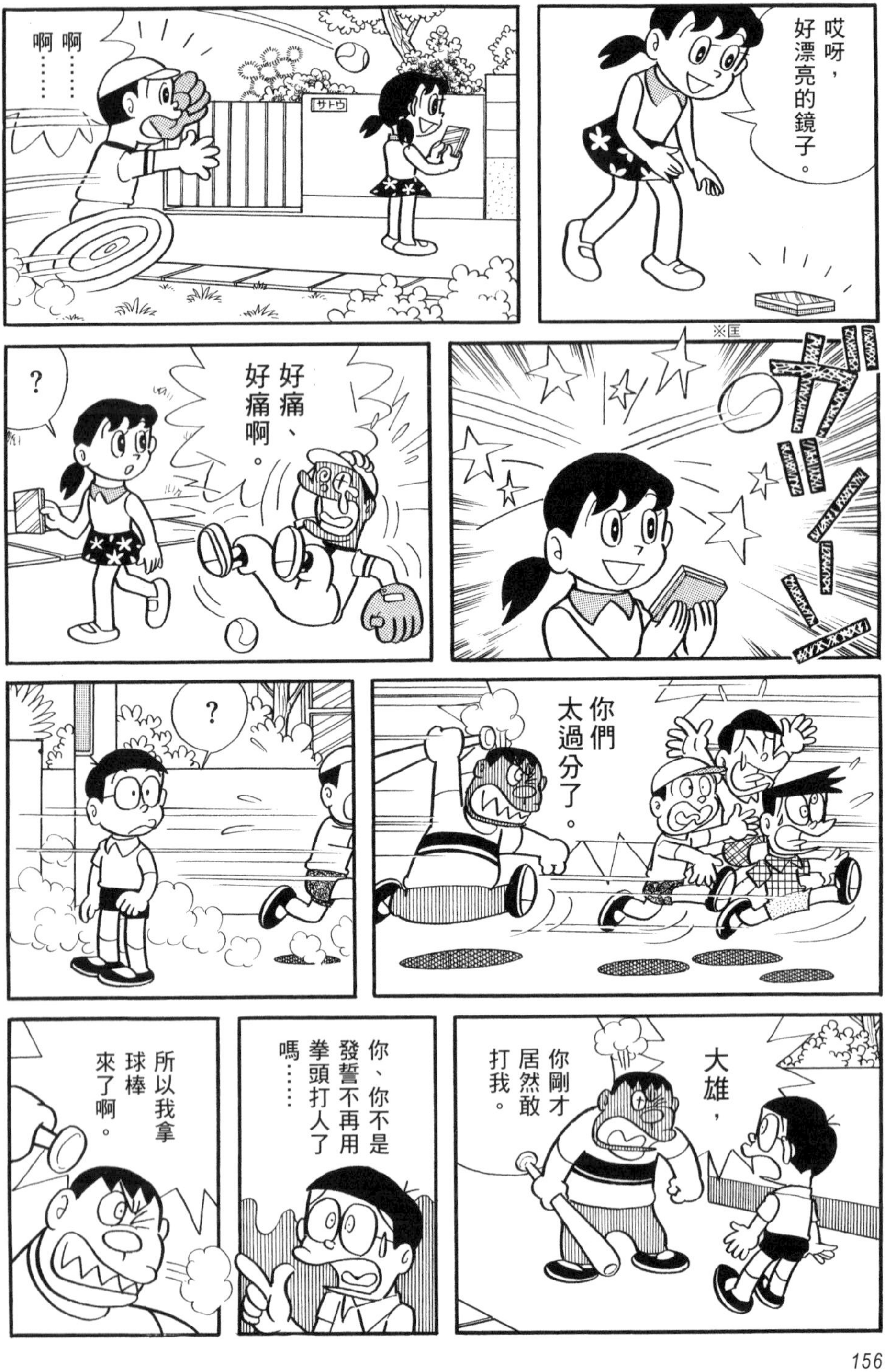
哎呀，好漂亮的鏡子。
啊……
啊……
好痛、好痛啊。
?
你們太過分了。
?
大雄，
你剛才居然敢打我。
你、你不是發誓不再用拳頭打人了嗎……
所以我拿球棒來了啊。

萬能醫生手提包Q&A

Q 英國傳説牙仙會拿什麼東西交換拔掉的乳牙？①珍珠 ②錢幣 ③糖果

A ②錢幣。據說在睡覺時，將拔掉的乳牙放在枕頭底下，牙仙就會過來用錢幣換走乳牙。

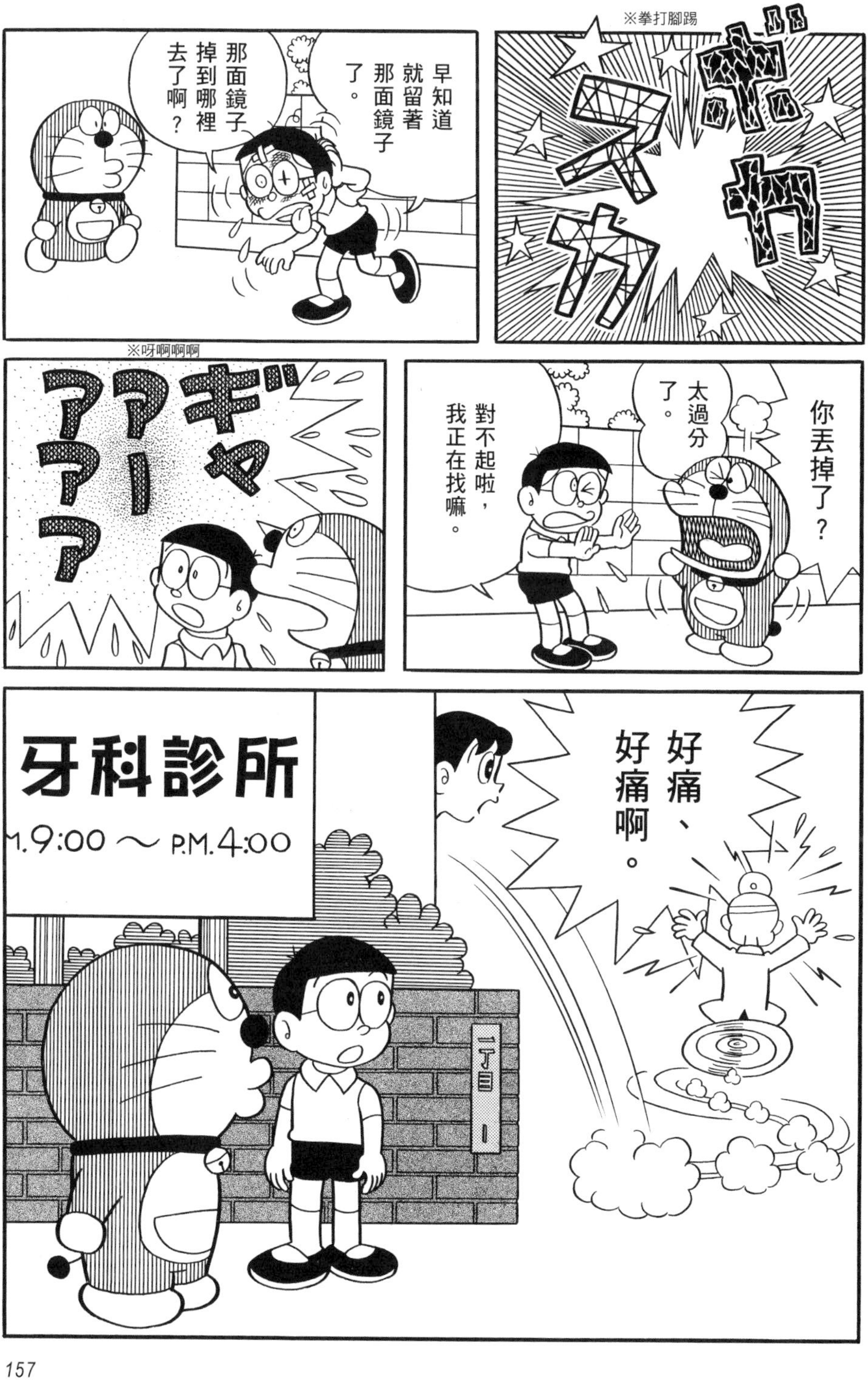
※拳打腳踢
早知道就留著那面鏡子了。
那面鏡子掉到哪裡去了啊？
你丟掉了？
太過分了。
對不起啦，我正在找嘛。
※呀啊啊啊
好痛、好痛啊。
牙科診所
M.9:00～P.M.4:00
一丁目
一

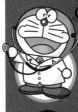

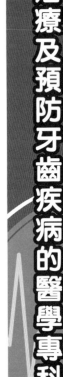

牙科

治療及預防牙齒疾病的醫學專科

有蛀牙要找牙醫

學校健康檢查一發現蛀牙，即使不痛，也要去看牙醫。牙科是治療、預防蛀牙、牙齦疾病的專科，也治療嘴巴張不開的關節問題、口腔癌、口腔傷口等。

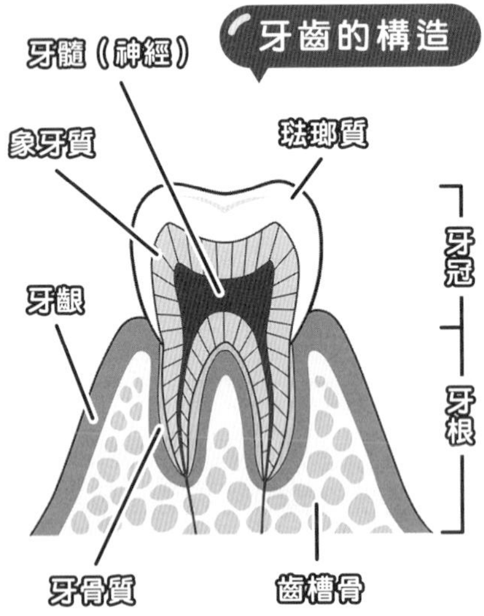

牙齒的構造
牙髓（神經）
象牙質
琺瑯質
牙齦
牙冠
牙根
牙骨質
齒槽骨

▲牙齒主要是象牙質構成。覆蓋牙冠的琺瑯質是人體中最堅硬的組織。

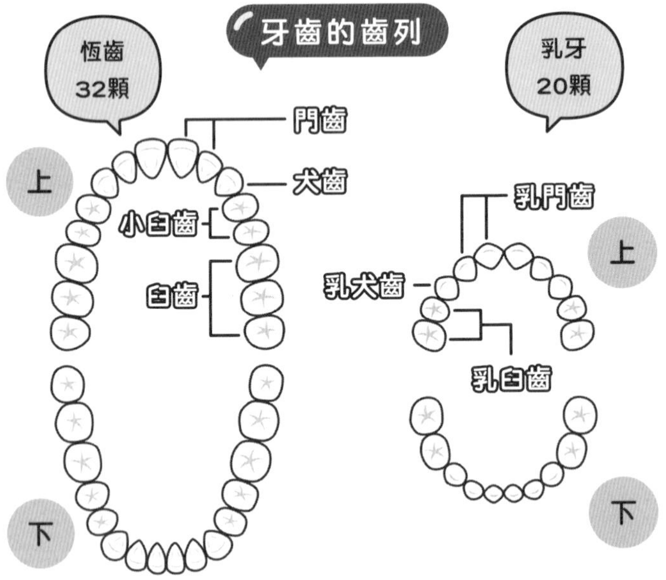

牙齒的齒列
恆齒
32顆
乳牙
20顆
門齒
犬齒
小臼齒
臼齒
上
下
乳門齒
乳犬齒
乳臼齒
上
下

▲門齒用來咬斷食物，犬齒用來撕裂食物，臼齒用來磨碎食物。恆齒的上下左右最內側，會在 20 歲左右長出一共 4 顆臼齒，稱為智齒。

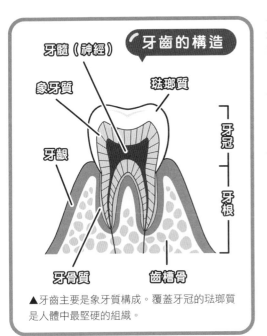

蛀牙與牙周病是兩大主要疾病

牙齒是把食物咬碎後送進胃裡、幫助消化的重要器官。牙齒不好不僅無法好好吃飯，也無法確實吸收營養。牙齒的健康嚴重影響到全身的健康。

蛀牙（正式名稱是齲齒）、牙齦生病的牙周病，是多數人容易罹患的兩大牙齒疾病。負責治療的是一般牙科。喝冰的就牙齒痠軟、牙齦紅腫、口腔內出現異常等狀況時，請先去看診。

蛀牙從什麼時候就存在？

大約三十萬年前的早期智人化石上，已經發現蛀牙。在一萬多年前進入農耕時代，開始攝取含醣類的穀物之後，蛀牙就一口氣快速增加。

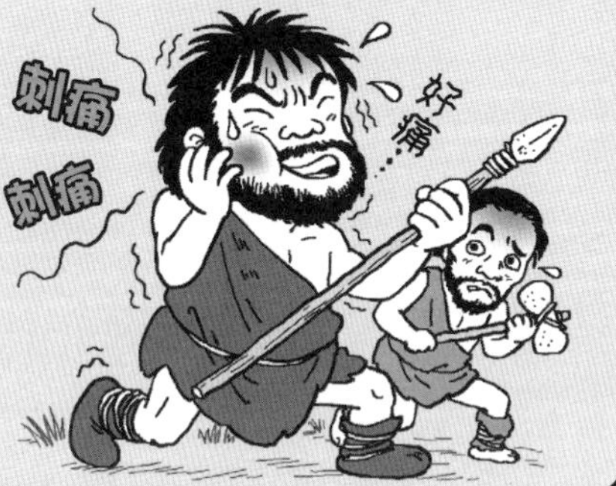

提供專業治療的牙科

兒童牙科：主要服務下顎骨逐漸成長、乳牙變成恆齒的兒少期牙齒。為了讓他們長大後保有健康的牙齒，從小就必須著重在預防上。門診也提供正確的刷牙訓練、塗氟鞏固牙齒等。

矯正牙科：或稱齒顎矯正科。齒列不整或咬合不正，會使得食物無法獲得充分咀嚼，容易卡食物殘渣，也是引起口臭、牙周病的原因。矯正牙科門診會使用專業的特殊器材，緩慢移動牙齒或下顎骨頭，幫助齒列逐漸整齊。

口腔外科：或稱口腔顎面外科。專門負責切除並治療口腔內的癌症、處理車禍或運動等造成的口腔四周損傷。

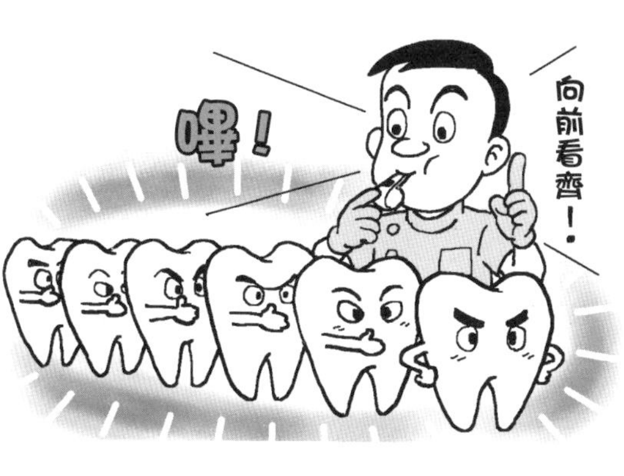

為什麼會蛀牙？

在我們的口腔裡住著造成蛀牙的細菌。吃完飯後，留在嘴裡的食物殘渣成了蛀牙菌（致齲菌）的食物，蛀牙菌增加，釋放出融化牙齒的酸性物質，牙齒因此出現蛀洞（齲洞）。如果只是牙齒表面稍微融化，還不會牙痛，但是當蛀洞變深，就會覺得牙齒痠軟刺痛。在惡化到這個程度之前，必須趕快接受治療，磨掉被破壞的地方。

蛀牙的過程

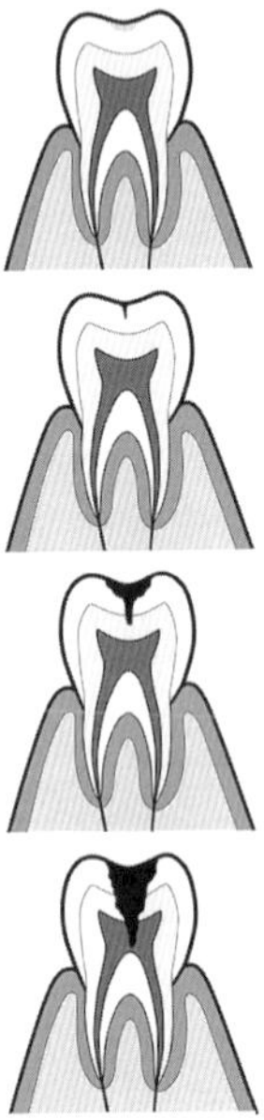

C0／牙齒的表面脫鈣腐蝕，表面出現白色混濁的色澤。

C1／表面的琺瑯質出現蛀洞。

C2／蛀牙擴大到牙齒內部的象牙質。喝冰水會感到痠軟。

C3～C4／蛀牙擴大到神經（牙髓），感覺劇痛。一旦侵入神經深處，就不得不拔牙了。

蛀牙治療法

磨除蛀牙菌破壞的部分，再配合磨掉部分的大小與形狀，使用複合樹脂、銀粉，或看來潔白美觀的陶瓷等人工材料填補修復、罩上牙套，恢復牙齒原本的形狀。

防止蛀牙！

要避免蛀牙菌增加，吃完東西後一定要記得刷牙。另外，為了促使唾液發揮作用，復原被酸性物質融化的牙齒成分，也就是讓牙齒「再度石灰化」，口腔需要保持沒有食物的狀態。三不五時一直吃東西吃個不停，對牙齒是一種傷害。

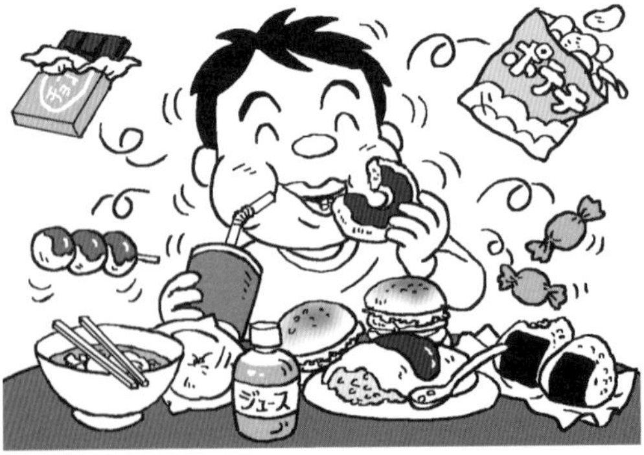

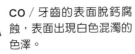

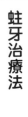

牙周病是什麼病？

牙齦和牙槽骨發炎、逐漸被破壞的疾病。原因是口腔細菌製造的牙垢（牙菌斑）汙垢堆積。牙周病不會痛，所以不容易注意到，一旦病情繼續惡化下去，牙齒就會鬆動，最後脫落。日本成年人之中約有八成都有牙周病，有些小學生也有。

牙周病的惡化過程

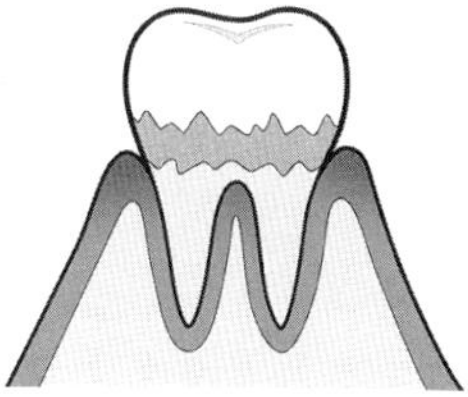

牙齒和牙齦之間累積牙垢，牙齦紅腫。有時刷牙就會流血。這個狀態就稱為「牙齦炎」。

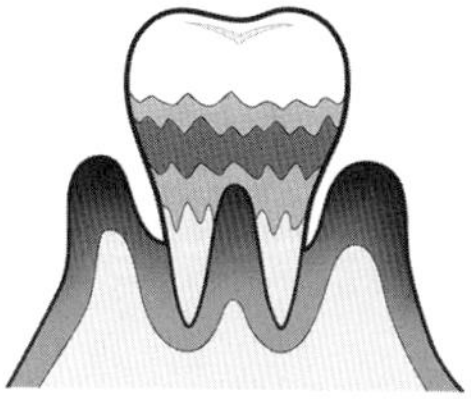

牙齒和牙齦之間出現了很深的縫隙，稱為「牙周囊袋」。牙垢進入牙周囊袋，破壞支撐牙齒的牙槽骨，牙齒開始鬆動搖晃，出現口臭。

牙槽骨繼續遭受到破壞，牙齒就會失去支撐而脫落。

對於人體健康有不良影響

引發牙周病的病菌釋放出的毒素，已知會從牙齦血管進入體內，導致各種疾病惡化。尤其受到矚目的是牙周病與糖尿病的關係。糖尿病患者容易罹患牙周病，但牙周病獲得治療後，能夠改善糖尿病。牙周病是不得輕忽的疾病。

定期檢查，事前預防！

預防蛀牙和牙周病的基本方法，就是刷牙刷掉牙垢。牙科診所備有特殊的牙菌斑顯色劑，塗抹在牙齒上能將牙垢染色，檢查刷牙後殘留的狀態，看看是否正確刷牙，有助於預防牙齒問題。

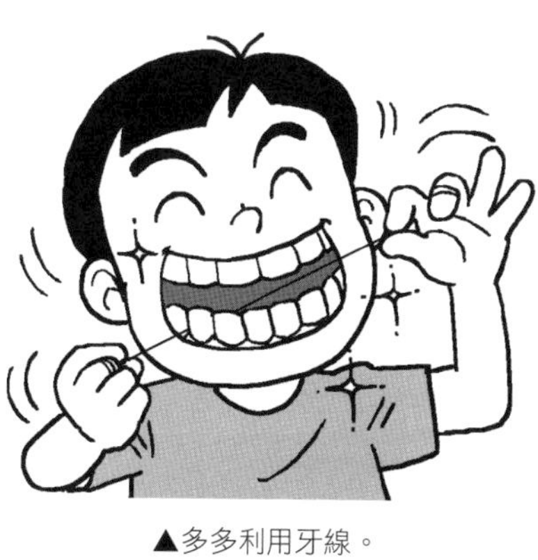

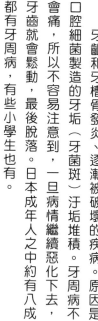

▲多多利用牙線。

修補缺牙的技術

因蛀牙或牙周病拔掉牙齒後，如果就這樣放著缺牙不補，相對應的對咬牙就會變長，破壞齒列工整。另外也會因為食物咀嚼不完全而影響消化，還會影響到發音咬字。因此需要下列介紹的方式，裝上人造牙齒（義齒）。

牙冠牙橋：將缺牙前後相鄰的牙齒磨小當作支柱，裝上相連的假牙。

植牙：在下顎骨頭埋入鈦金屬等製成的人工牙根，上面套上樹脂或陶瓷材質的假牙。

假牙：分為用金屬牙鉤固定的局部活動假牙，以及嘴裡不剩任何真牙的全口假牙。

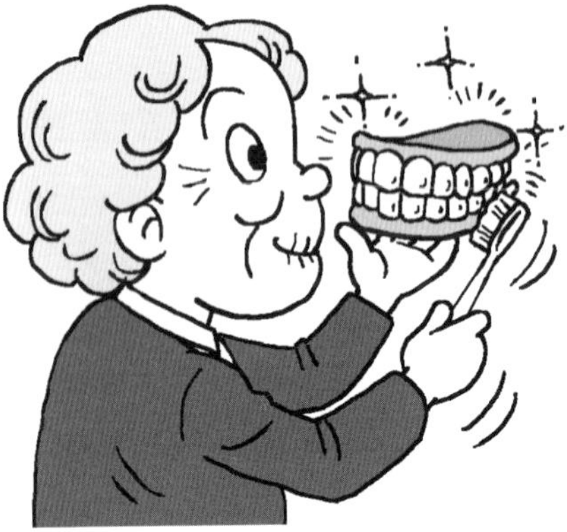

假牙的歷史

世界上現存最古老的假牙，是大約480年前、日本室町時代（1336～1573年）的尼姑使用的木製全口假牙。江戶時代（1603～1867年）有專業的匠人，負責取得下顎的形狀，製作吻合的假牙，稱為「假牙師」。

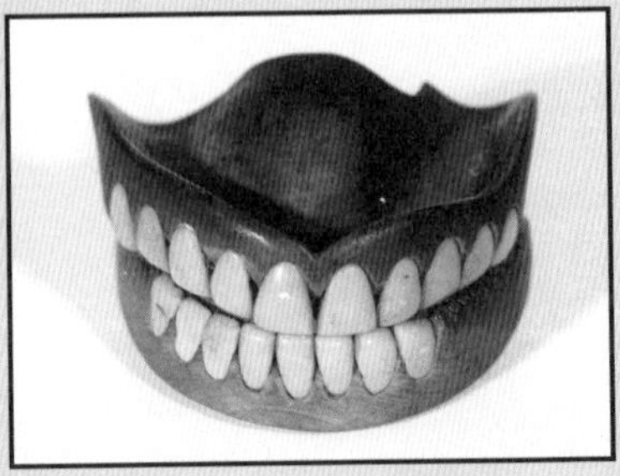

◀日本江戶時代製作的精巧木頭假牙。

影像提供／日本公益社團法人神奈川縣齒科醫師會「牙齒的博物館」

牙齒再生不是夢？

人類的恆齒一旦脫落，就不會再長新牙。但是最新的科學技術正在研究如何使牙齒再生，而且目前已經成功讓實驗小鼠、雪貂等動物的牙齒再生。現在已經出現牙齒組織細胞保存庫，保管自己的乳牙或智齒，將來牙齒脫落時可用來使牙齒再生。

還有治療之外的工作

只要個人多加注意牙齒清潔，就能夠預防蛀牙和牙周病等疾病。因此，推廣正確的刷牙等預防知識，也是牙科醫師的重要工作之一。日本牙醫學會從一九八九年就開始推動「八〇二〇運動」。只要確實預防失去牙齒的原因，比方說蛀牙或牙周病，即使到了八十歲，也能夠保有二十顆真牙。

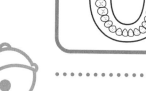

你的刷牙方式是否正確？

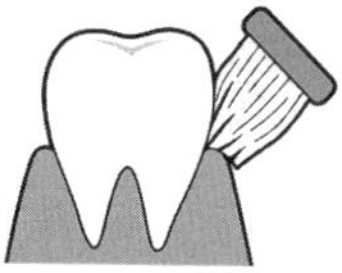

刷毛抵著牙齒和牙齦的分界。

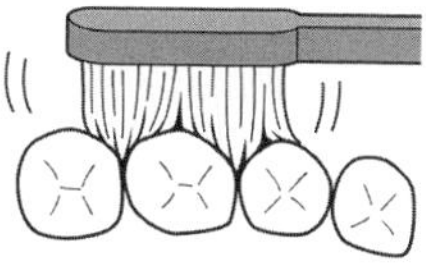

毛尖進入牙齒和牙齒之間，小幅度移動。

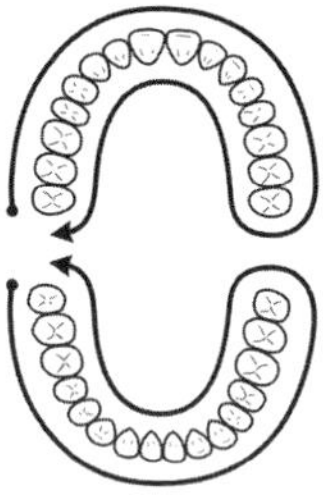

一次刷過去不間斷，避免有漏掉的地方。

提供特殊治療的牙醫

美齒牙科：使牙齒更美觀的牙科醫師。他們會使用牙齒美白劑將牙齒變白，或在牙齒表面貼上白色陶瓷貼片，修整門齒的形狀或消除牙縫。

運動牙科：主要服務對象是比賽時會與對手激烈碰撞的運動選手，如足球等。在賽場上牙齒損傷的緊急處置與治療、製作防撞的護牙套等護具。（※台灣無此專科）

警察牙科：出現因刑案或發生意外的遺體，想要確認身分時，負責比對牙齒治療痕跡與生前的病歷資料，找出死者身分。沒有人三十二顆牙齒的狀態會完全一樣，因此能夠用來鎖定身分。（※台灣無此專科）

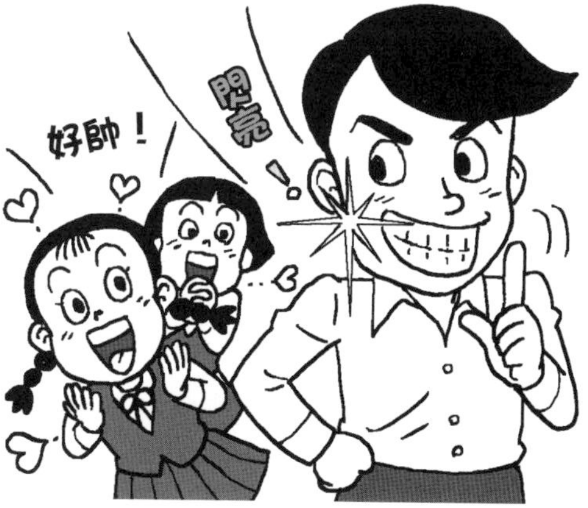

生日

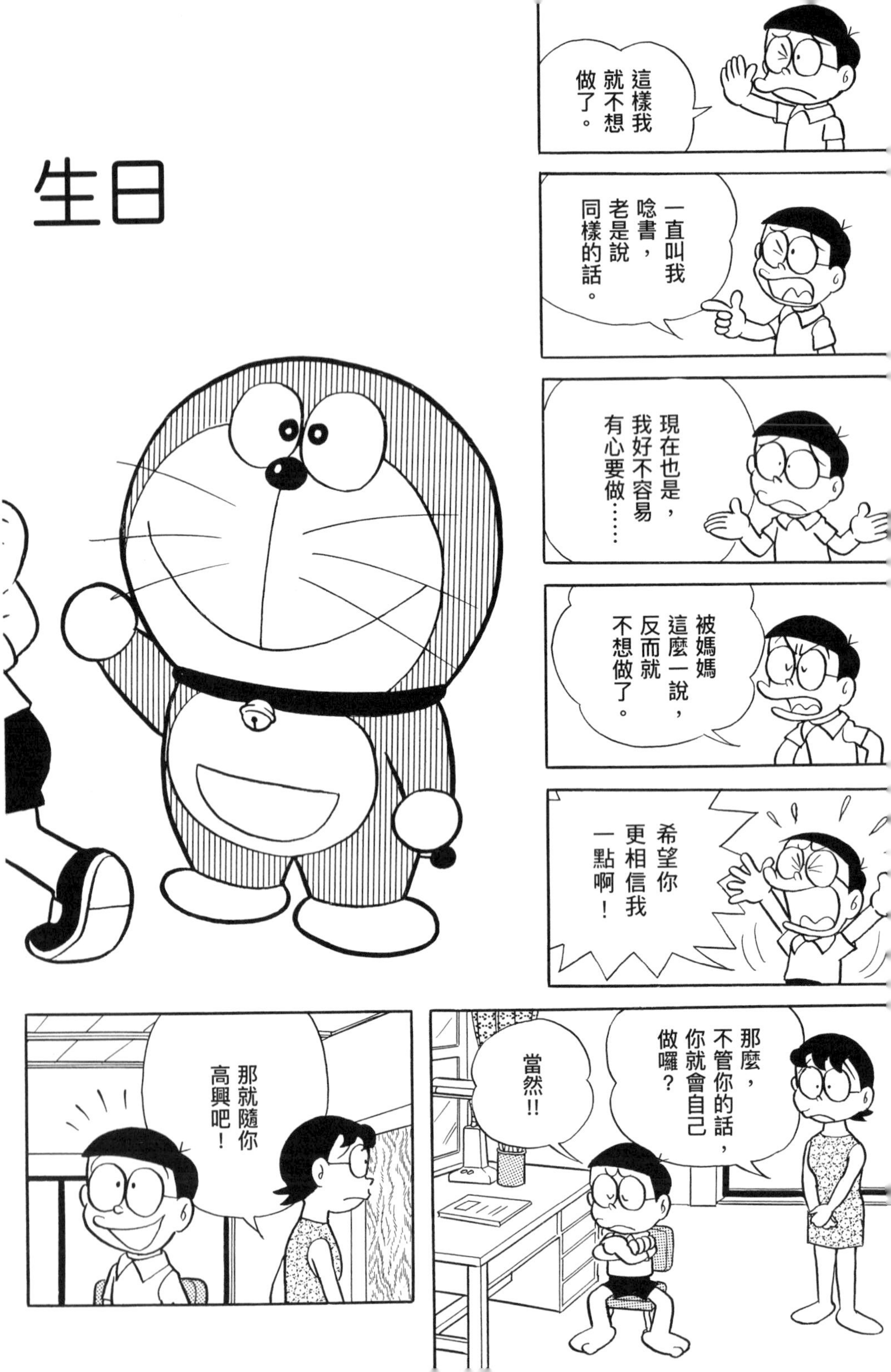

這樣我就不想做了。
一直叫我唸書，老是說同樣的話。
現在也是，我好不容易有心要做……
被媽媽這麼一說，反而就不想做了。
希望你更相信我一點啊！
那麼，不管你的話，你就會自己做囉？
當然!!
那就隨你高興吧！

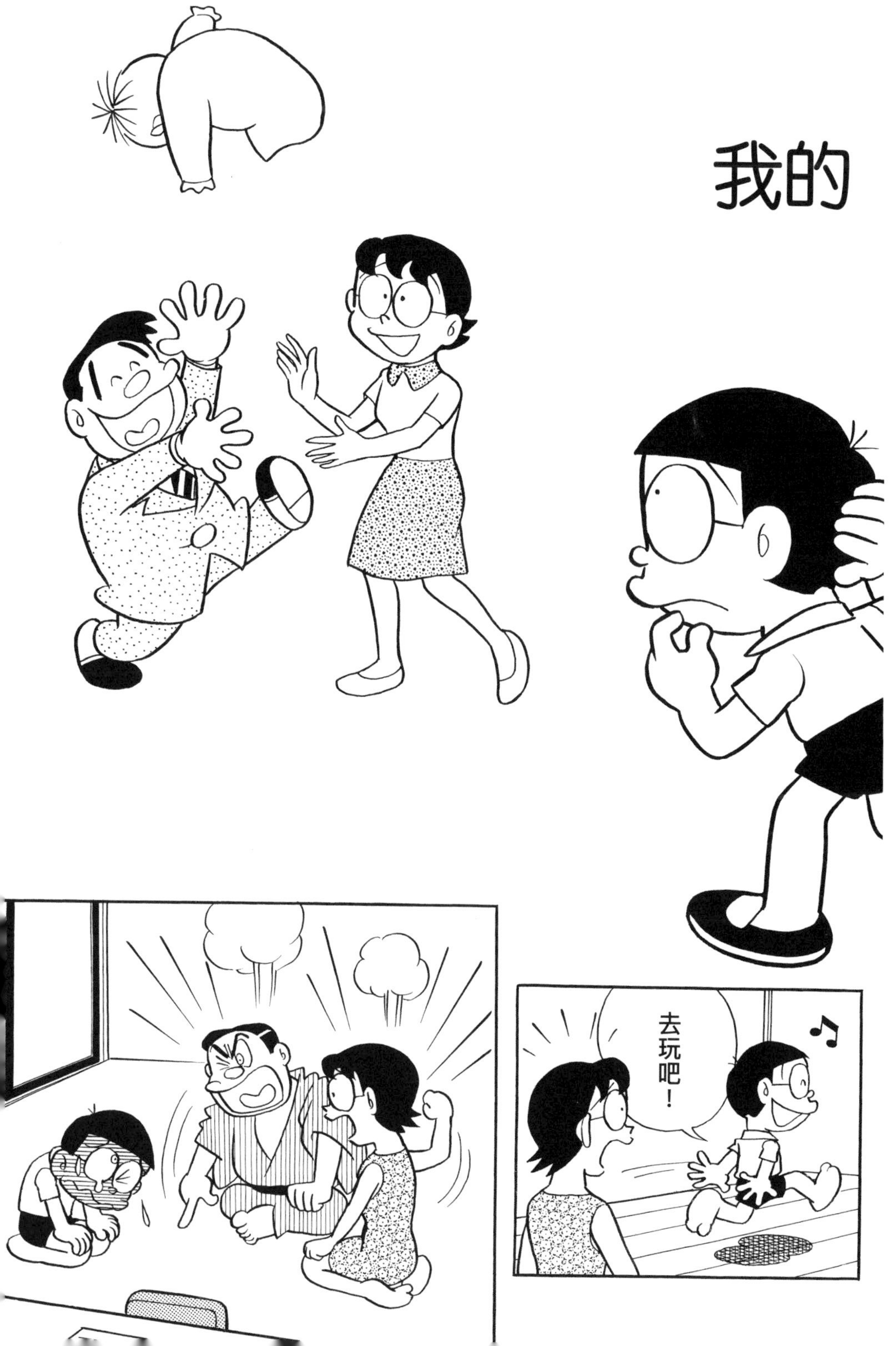
我的
去玩吧！

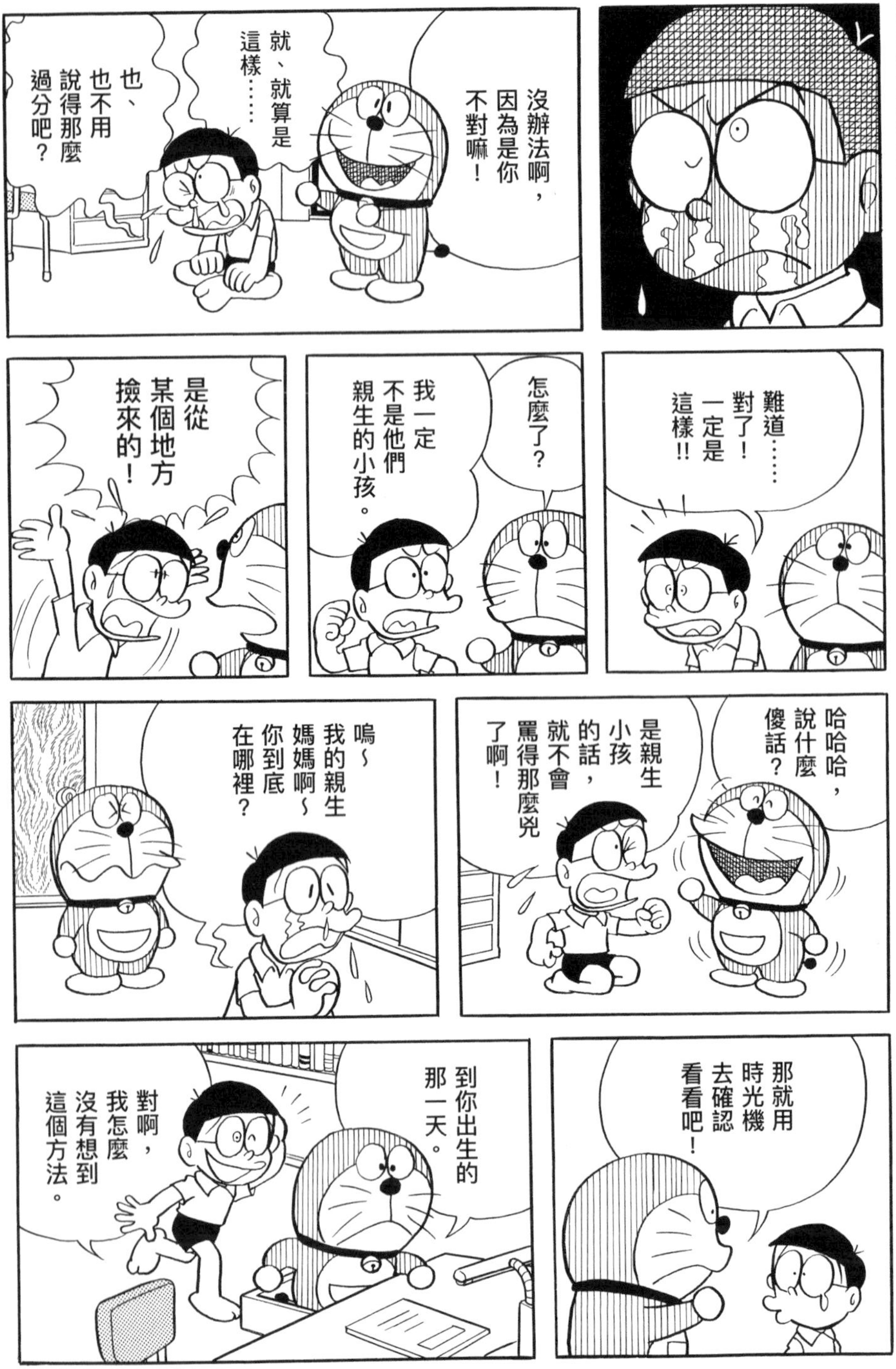
沒辦法啊，因為是你不對嘛！
就、就算是這樣……
也、也不用說得那麼過分吧？
難道……對了！一定是這樣!!
怎麼了？
我一定不是他們親生的小孩。
是從某個地方撿來的！
哈哈哈，說什麼傻話？
是親生小孩的話，就不會罵得那麼兇了啊！
嗚～我的親生媽媽啊～你到底在哪裡？
那就用時光機去確認看看吧！
到你出生的那一天。
對啊，我怎麼沒有想到這個方法。

萬能醫生手提包Q&A

Q 寶寶在肚子裡也會打嗝。這是真的嗎？

A 真的。原因仍然不清楚，不過有說法認為那是寶寶的橫膈膜上下移動，在練習呼吸。

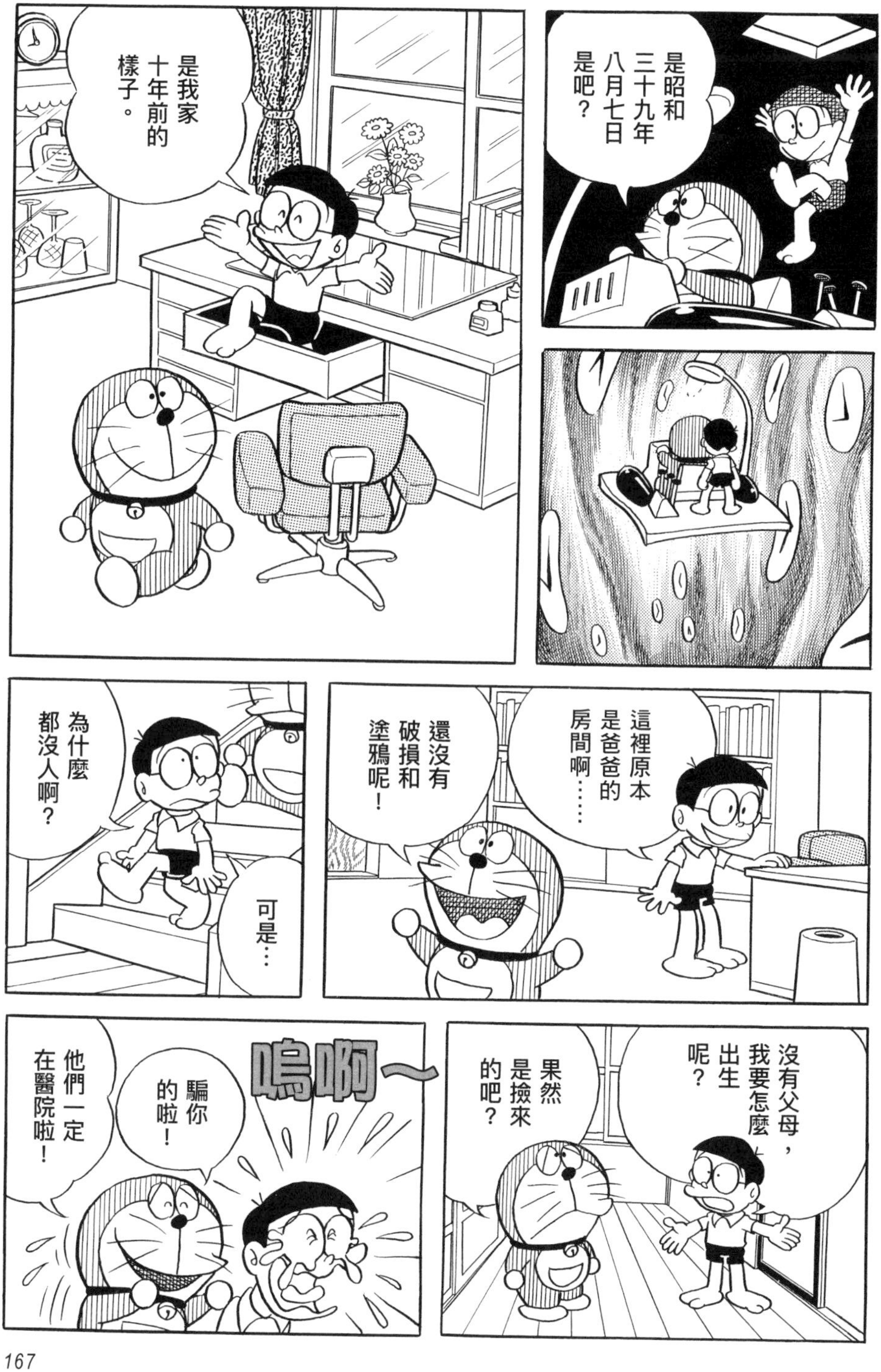
是昭和三十九年八月七日是吧？
是我家十年前的樣子。
這裡原本是爸爸的房間啊……
還沒有破損和塗鴉呢！
為什麼都沒人啊？
可是……
沒有父母，我要怎麼出生呢？
果然是撿來的吧？
嗚啊～
騙你的啦！
他們一定在醫院啦！

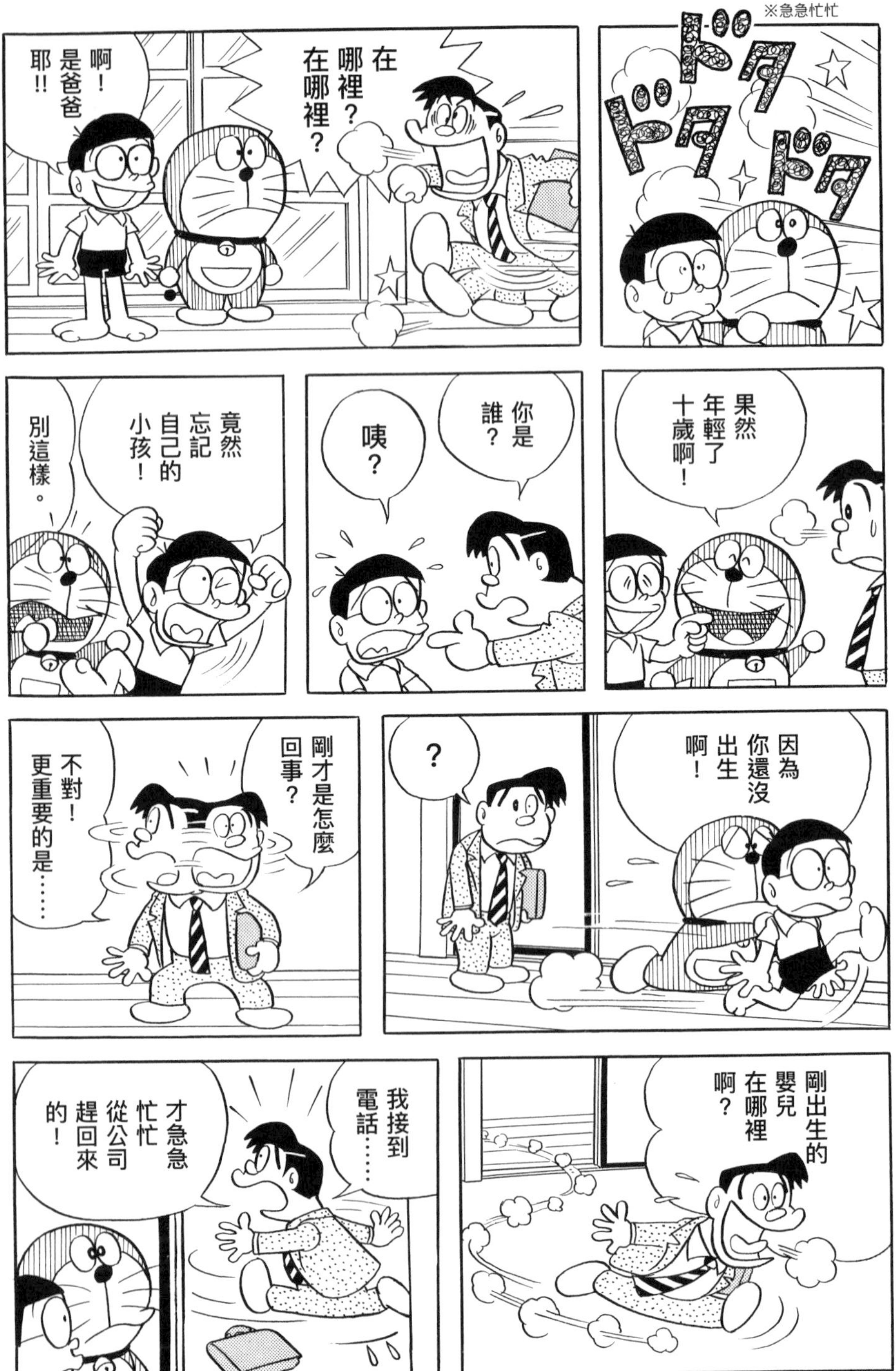
※急急忙忙
ドタドタドタドタ
在哪裡？在哪裡？
啊！是爸爸耶!!
果然年輕了十歲啊！
你是誰？
咦？
竟然忘記自己的小孩！
別這樣。
因為你還沒出生啊！
？
剛才是怎麼回事？
不對！更重要的是……
剛出生的嬰兒在哪裡啊？
我接到電話……
才急急忙忙從公司趕回來的！

萬能醫生手提包Q&A

Q 寶寶在媽媽的肚子裡有羊水包覆。羊水溫度大約是攝氏幾度？

① 40～42

② 37～38

③ 28～29

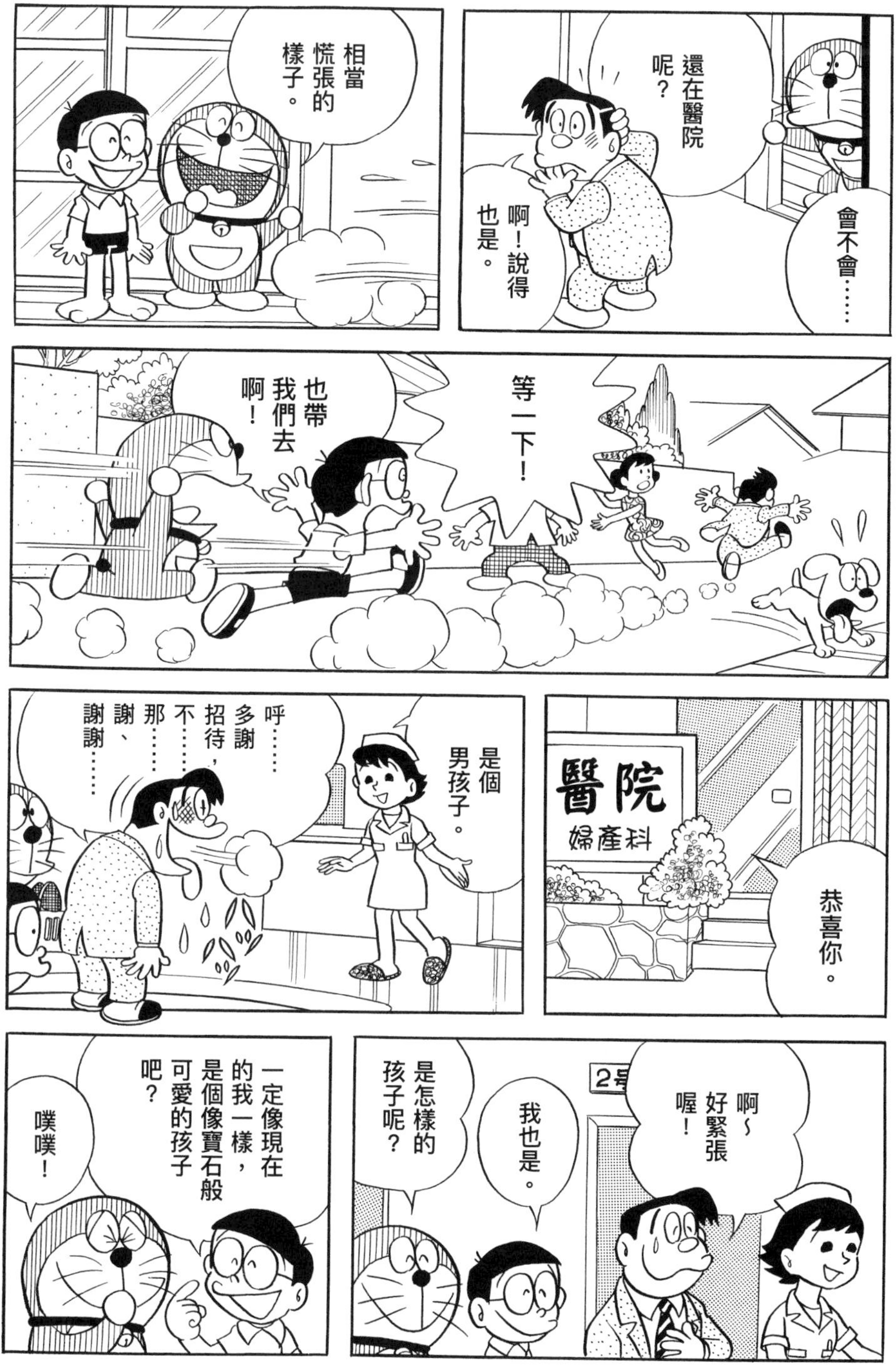
會不會……
還在醫院呢？
啊！說得也是。
相當慌張的樣子。
等一下！
也帶我們去啊！
醫院
婦產科
恭喜你。
是個男孩子。
呼……多謝招待，不……那……謝謝、謝謝……
2号
啊~好緊張喔！
我也是。
是怎樣的孩子呢？
一定像現在的我一樣，是個像寶石般可愛的孩子吧？
噗噗！

A ②攝氏37~38度。羊水會保持在比母親的體溫略高一點的溫度。

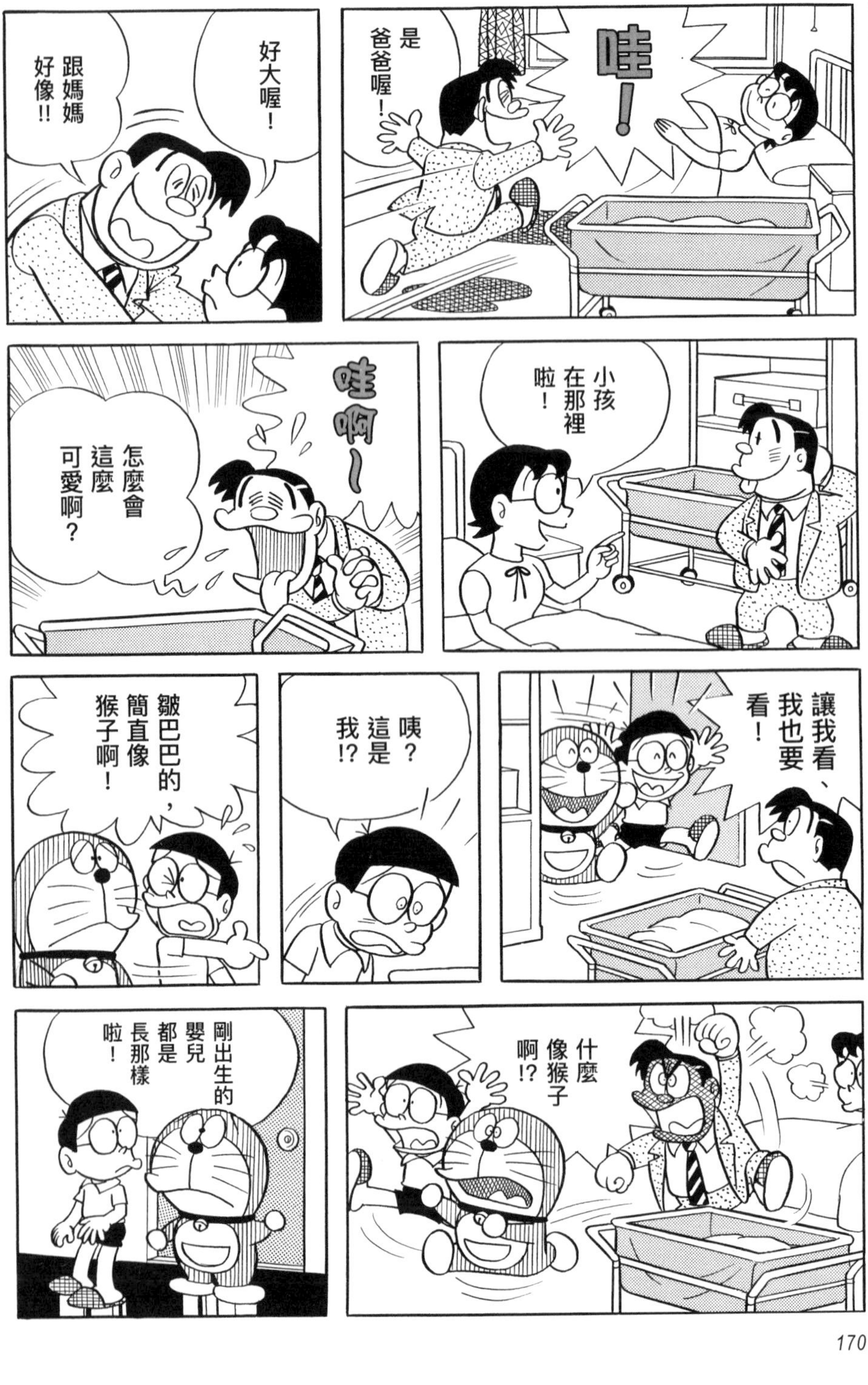
哇！
是爸爸喔！
好大喔！
跟媽媽好像!!
小孩在那裡啦！
哇啊～
怎麼會這麼可愛啊？
讓我看、我也要看！
咦？這是我!?
皺巴巴的，簡直像猴子啊！
什麼像猴子啊!?
剛出生的嬰兒都是長那樣啦！

萬能醫生手提包Q&A

Q 媽媽懷孕時不可以飲食過量。這是真的嗎？

A 真的。攝取營養固然重要，但吃太多也不好，容易罹患妊娠高血壓、妊娠糖尿病，或導致難產等。

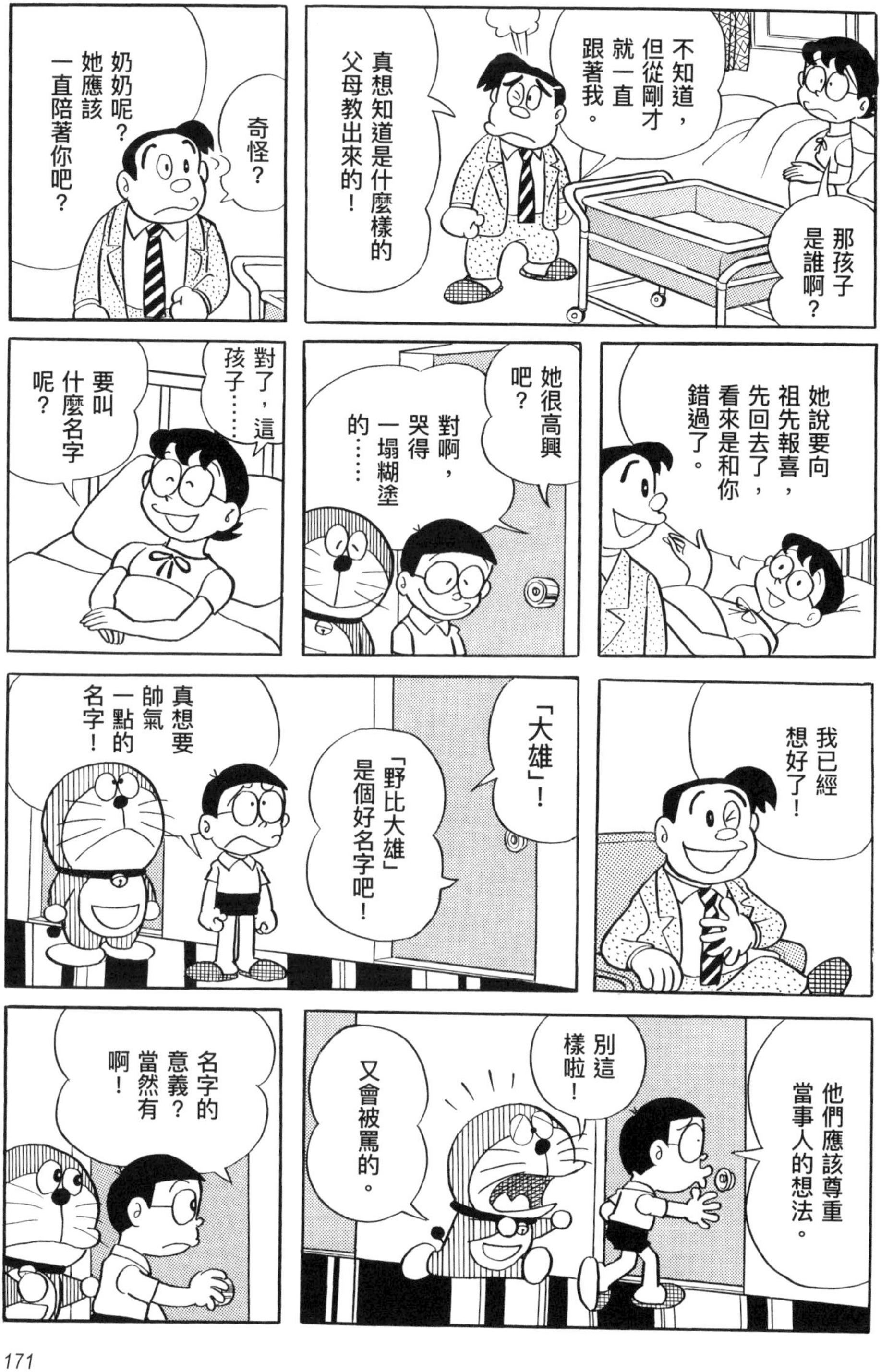
那孩子是誰啊？
不知道，但從剛才就一直跟著我。
真想知道是什麼樣的父母教出來的！
奇怪？
奶奶呢？她應該一直陪著你吧？
她說要向祖先報喜，先回去了，看來是和你錯過了。
她很高興吧？
對啊，哭得一塌糊塗的……
對了，這孩子……
要叫什麼名字呢？
我已經想好了！
「大雄」！
「野比大雄」是個好名字吧！
真想要帥氣一點的名字！
他們應該尊重當事人的想法。
別這樣啦！
又會被罵的。
名字的意義？當然有啊！

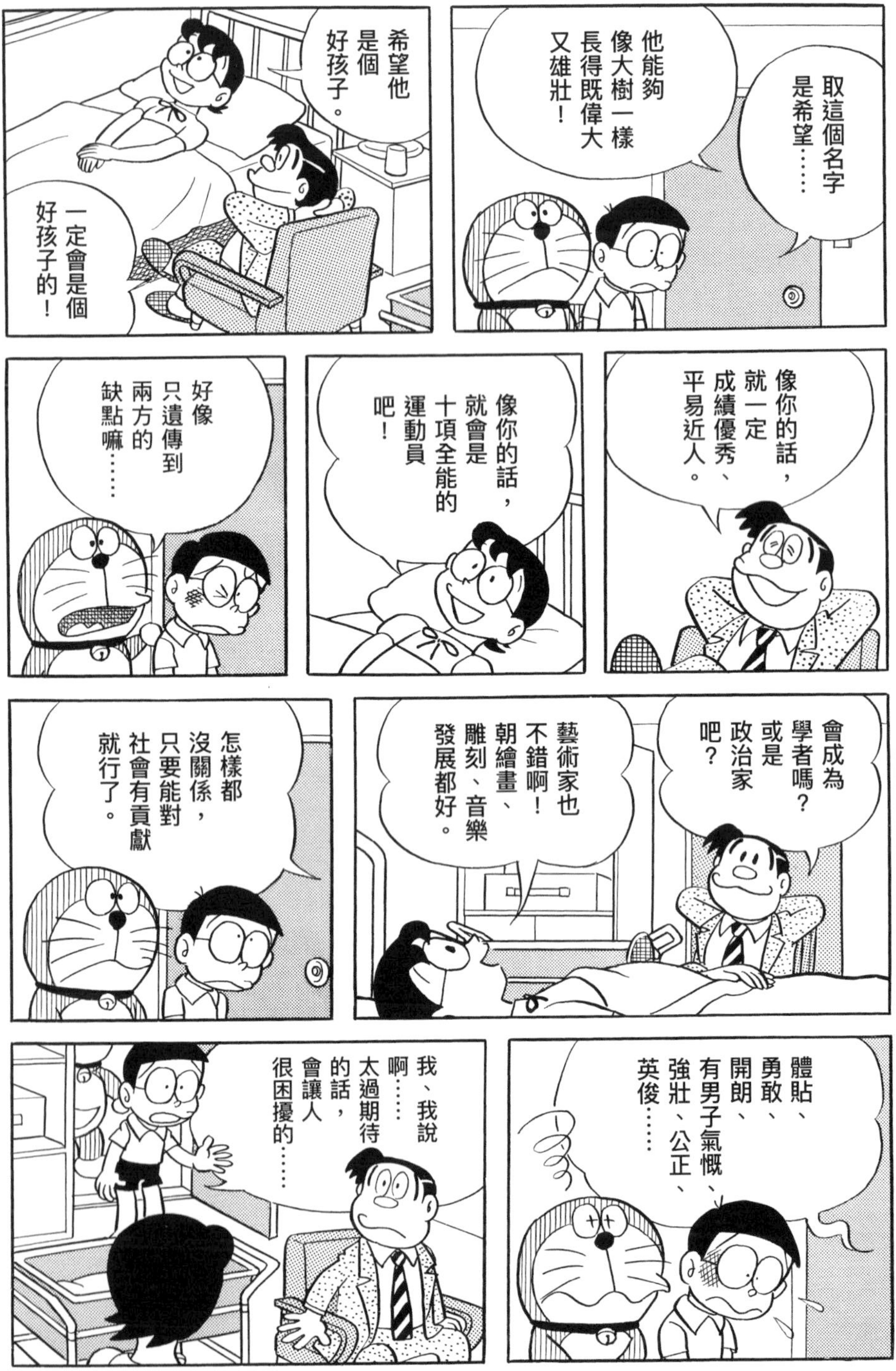
取這個名字是希望……
他能夠像大樹一樣長得既偉大又雄壯！
希望他是個好孩子。
一定會是個好孩子的！
像你的話，就一定成績優秀、平易近人。
像你的話，就會是十項全能的運動員吧！
好像只遺傳到兩方的缺點嘛……
會成為學者嗎？或是政治家吧？
藝術家也不錯啊！朝繪畫、雕刻、音樂發展都好。
怎樣都沒關係，只要能對社會有貢獻就行了。
體貼、勇敢、開朗、有男子氣概、強壯、公正、英俊……
我、我說啊……太過期待的話，會讓人很困擾的……

萬能醫生手提包Q&A

Q 新生兒的視力還很弱，要到大約幾歲才會有0.5的視力？①出生三個月 ②一歲 ③兩歲

A ③兩歲。情況因人而異，不過兩歲左右視力大致上可達0.5。視力的發育通常較緩慢。

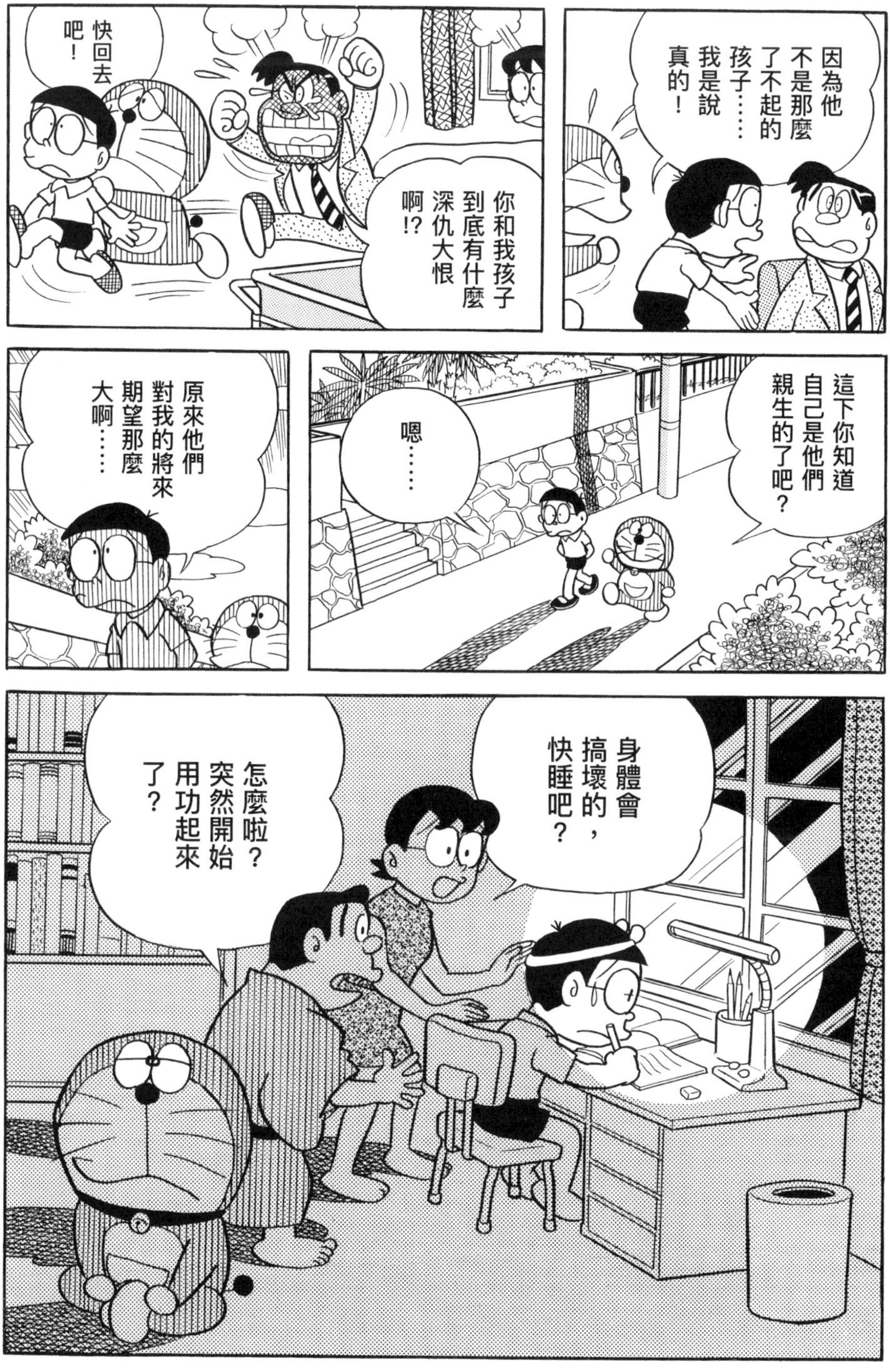

因為他不是那麼了不起的孩子……我是說真的！
你和我孩子到底有什麼深仇大恨啊!?
快回去吧！
這下你知道自己是他們親生的了吧？
嗯……
原來他們對我的將來期望那麼大啊……
身體會搞壞的，快睡吧？
怎麼啦？突然開始用功起來了？

婦產科 診治懷孕、分娩、婦女病的醫學專科

兼看產科與婦科，為女性身體提供協助

「婦產科」是與女性身體有關的專科，大致可分為與寶寶出生有關的「產科」，以及診治女性專屬疾病的「婦科」。

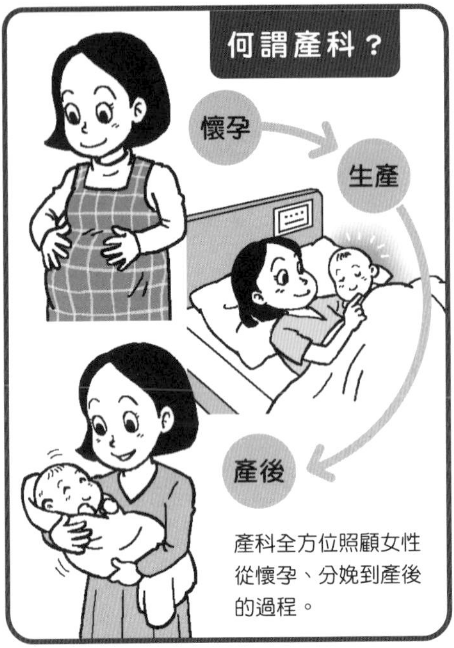
何謂產科？
懷孕
生產
產後
產科全方位照顧女性從懷孕、分娩到產後的過程。

插圖／杉山真理

女性有子宮、卵巢這些男性沒有的臟器，也因此有伴隨這些臟器而來的疾病與問題。負責看診的是婦科。婦科也看「月經不準時來」等女性專屬的毛病，是女人一輩子的健康後盾。

婦科主要診治的疾病

子宮肌瘤、子宮內膜易位症、子宮內膜癌、子宮頸癌、卵巢癌、卵巢囊腫、乳癌等。月經異常（月經不來、經前症候群、經痛）、更年期障礙等。

子宮癌可分兩種

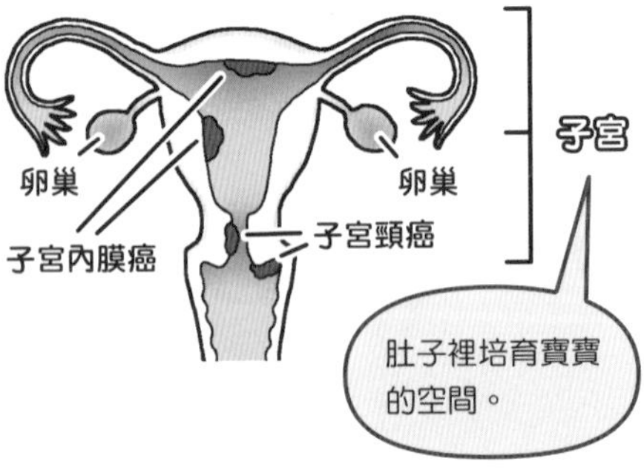
子宮
卵巢
卵巢
子宮內膜癌
子宮頸癌
肚子裡培育寶寶的空間。

插圖／杉山真理

何謂懷孕？寶寶在媽媽體內是如何變化？

肚子裡誕生新生命，稱為「懷孕」。女性身體製造的卵子，與男性身體製造的精子結合後，變成稱為「受精卵」的細胞，這就是生命的起源。

受精卵會移動到媽媽肚子裡的子宮，然後在那裡逐漸的成長。

寶寶待在子宮內溫暖的羊水裡。羊水就像安全氣囊一樣保護著寶寶。

寶寶的成長與媽媽身體的變化

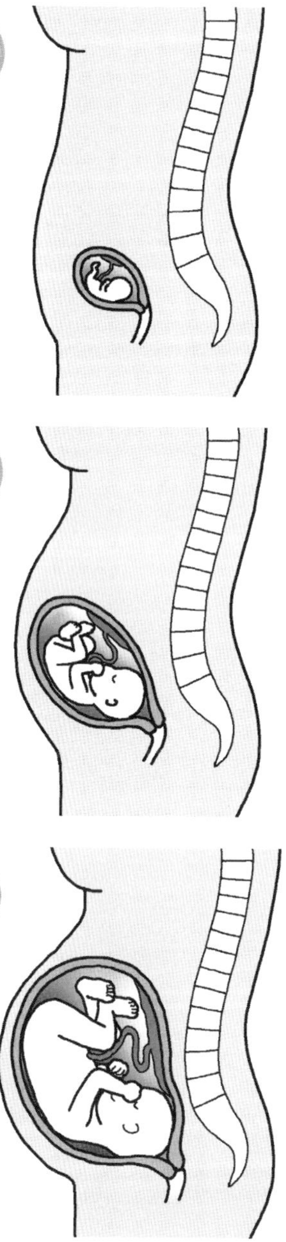

初期 懷孕8～15週

- 手腳、眼睛、耳朵、嘴巴等開始成形。
- 十週左右，能夠自行舞動手腳。
- 媽媽「害喜」最嚴重的時期。

中期 懷孕16～27週

- 長出指甲和頭髮。
- 能夠聽到外面的聲音。
- 喝羊水然後小便。
- 媽媽的孕肚變明顯。

後期 懷孕28～39週

- 骨骼和臟器幾乎長成。
- 開始建立睡眠規律，身體略顯豐滿圓潤。
- 媽媽的孕肚變緊繃。

插圖／杉山真理

孕期容易出現的問題

懷孕期間，多數人會出現想吐、嘔吐等稱為「害喜」的症狀。也容易出現雙腳水腫、貧血、便祕等問題。此外也有人會差點流產或早產，需要躺床靜養或住院。

懷孕期間容易發生的主要症狀

●迫切性流產

有流產風險（流產：懷孕未滿二十二週，肚子裡的胎兒已經死亡。）

●迫切性早產

有早產風險（早產：胎兒在懷孕二十二週零日到三十六週六日期間出生。）

●妊娠高血壓

懷孕引起的高血壓。

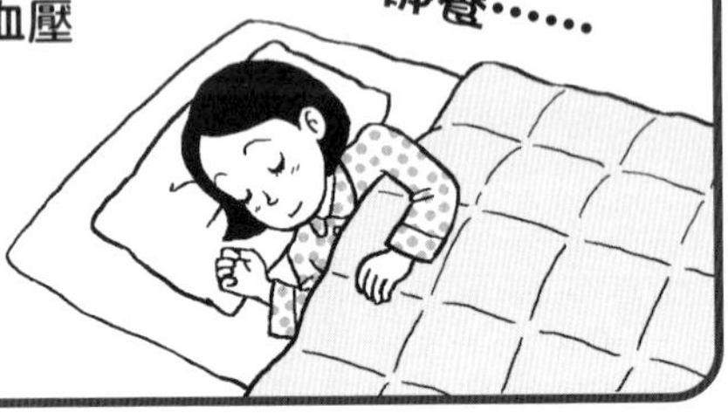

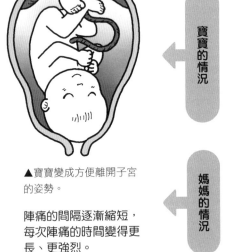

插圖／杉山真理

到生下寶寶為止，分娩過程是如何進行？

寶寶即將出生時，子宮會反覆收縮，想要把寶寶推出媽媽的肚子。子宮用力一縮就會痛，稱為「陣痛」。子宮在短時間內不斷收縮，子宮頸口也跟著張開，準備讓寶寶出來，這就表示分娩開始了。

1. 陣痛

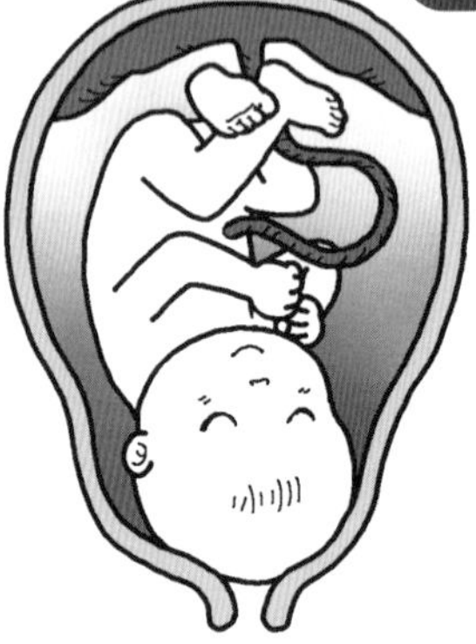

寶寶的情況

▲寶寶變成方便離開子宮的姿勢。

媽媽的情況

陣痛的間隔逐漸縮短，每次陣痛的時間變得更長、更強烈。

插圖／杉山真理

分娩有時也會出問題

寶寶出生的過程稱為「分娩」，分娩時，有時會發生陣痛太弱、子宮頸口沒有張開等情況，這時就必須執行「剖腹生產」的手術。

胎位不正時

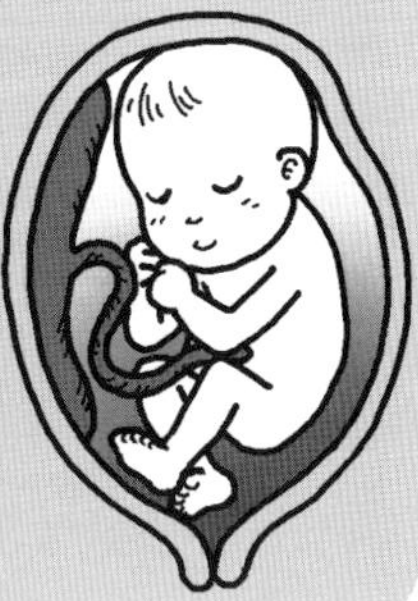

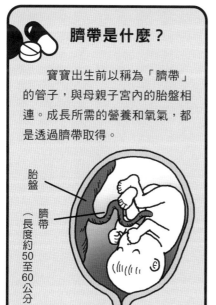

分娩時胎兒的頭朝上，稱為「胎位不正」，這種時候也多半需要「剖腹生產」。

插圖／杉山真理

臍帶是什麼？

寶寶出生前以稱為「臍帶」的管子，與母親子宮內的胎盤相連。成長所需的營養和氧氣，都是透過臍帶取得。

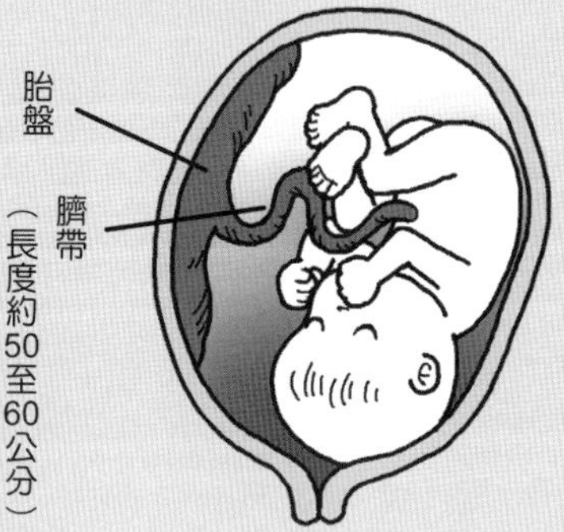

插圖／杉山真理

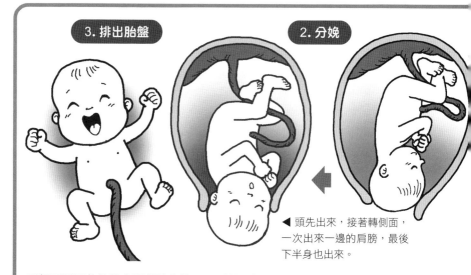

2. 分娩

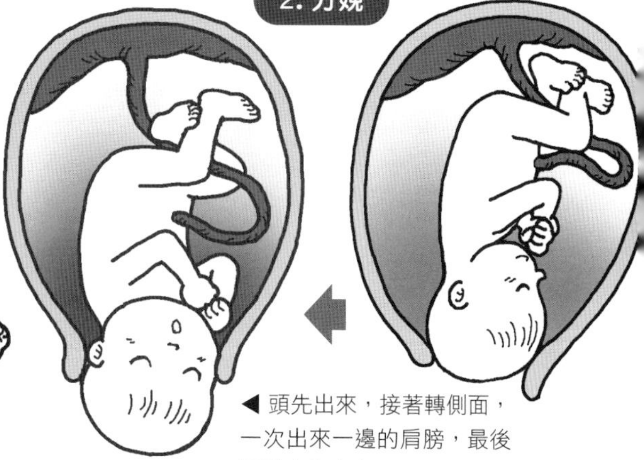

◀ 頭先出來，接著轉側面，一次出來一邊的肩膀，最後下半身也出來。

羊膜破裂，羊水流出。子宮頸口張開約十公分，藉由陣痛和媽媽的用力推，把胎兒推出來。

3. 排出胎盤

已經不需要的胎盤會跟著胎兒排出，臍帶也不再需要，所以會剪掉。剩下的痕跡就變成肚臍。

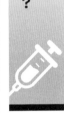

產後休養很重要。剛出生的寶寶有什麼特徵？

子宮的大小是為了用來培育寶寶，因此直到分娩為止，相較於懷孕之前會變大非常多。產後大約六週左右，會逐漸縮回原本的大小。這段期間，媽媽的身體很虛弱，容易出問題，需要好好休養，精神方面也很容易進入「產後憂鬱症」的暫時憂鬱狀態。有爸爸和家人的支持，更能夠得到安全感。

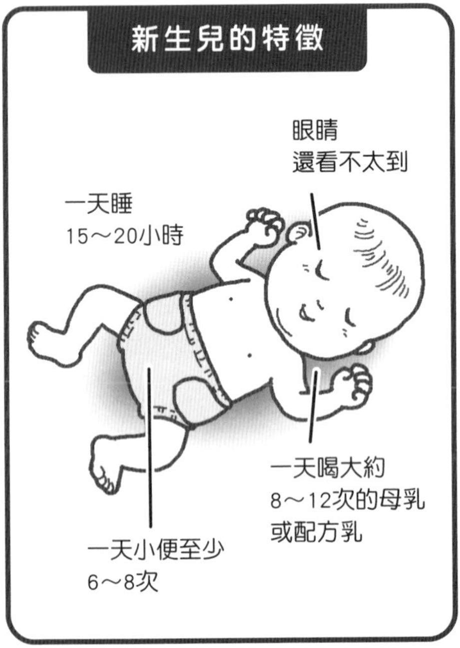
新生兒的特徵
眼睛
還看不太到
一天睡
15～20小時
一天喝大約
8～12次的母乳
或配方乳
一天小便至少
6～8次

插圖／杉山真理

男性也要對女性懷孕分娩表達關心並提供協助

雖然生孩子的是女性，但養孩子是需要父母雙方同心協力的工作，現在會請育嬰假的男性也逐漸增加。

另外，女性在懷孕期間會出現害喜等不適的情況，產後還容易陷入憂鬱，當爸爸的男性必須吸收相關的知識，給予適當的身心支持與支援，讓媽媽身心都輕鬆。

其實無論有無懷孕、婚前婚後，女性常會有女人身體的煩惱，男性都應該要理解並提供協助，這點很重要。

男性需要學習關心女性的身體，具備正確的知識。

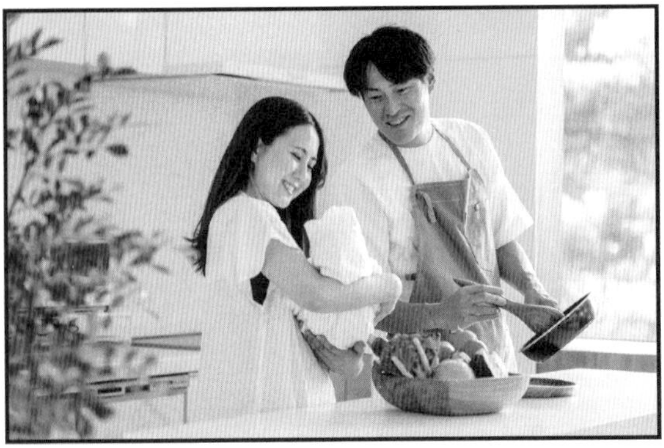

影像提供／photoAC

XYZ線照相機

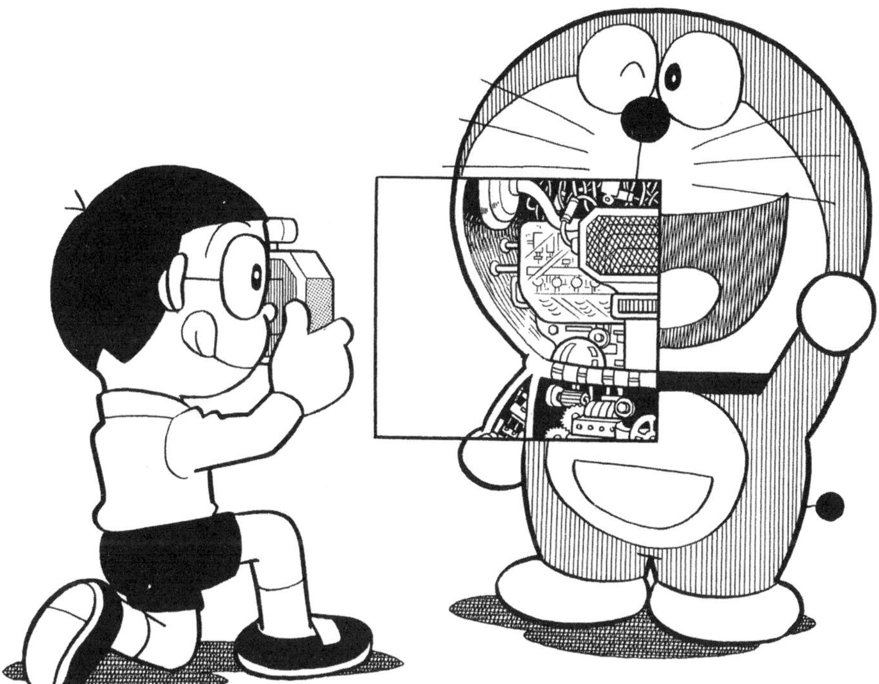

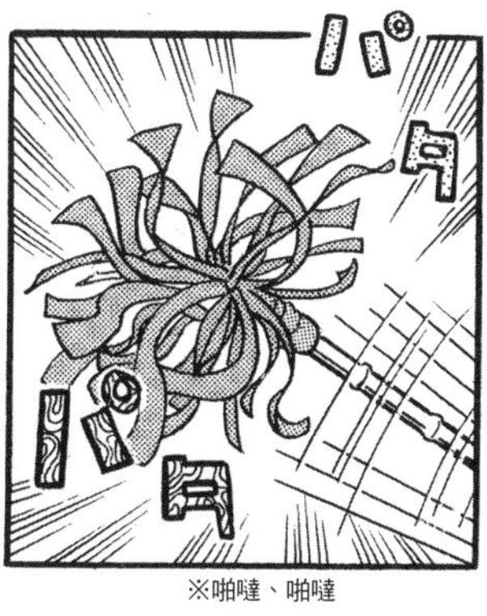
パ
パ

※啪噠、啪噠

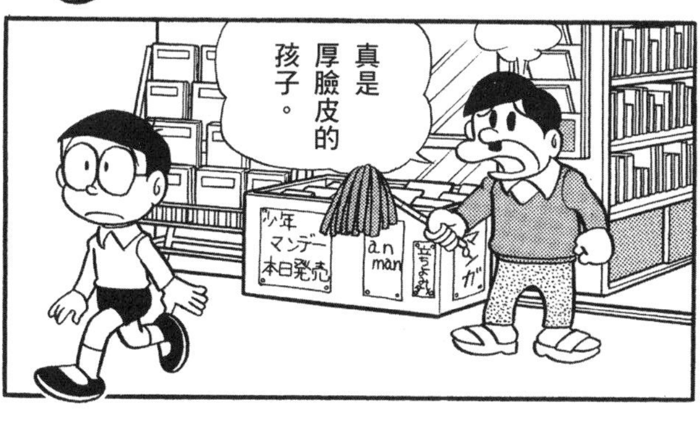
真是厚臉皮的孩子。
少年マンデー本日発売
an man
マンガ

Q 眼睛看不見的輻射隨時都在我們四周。這是真的嗎？

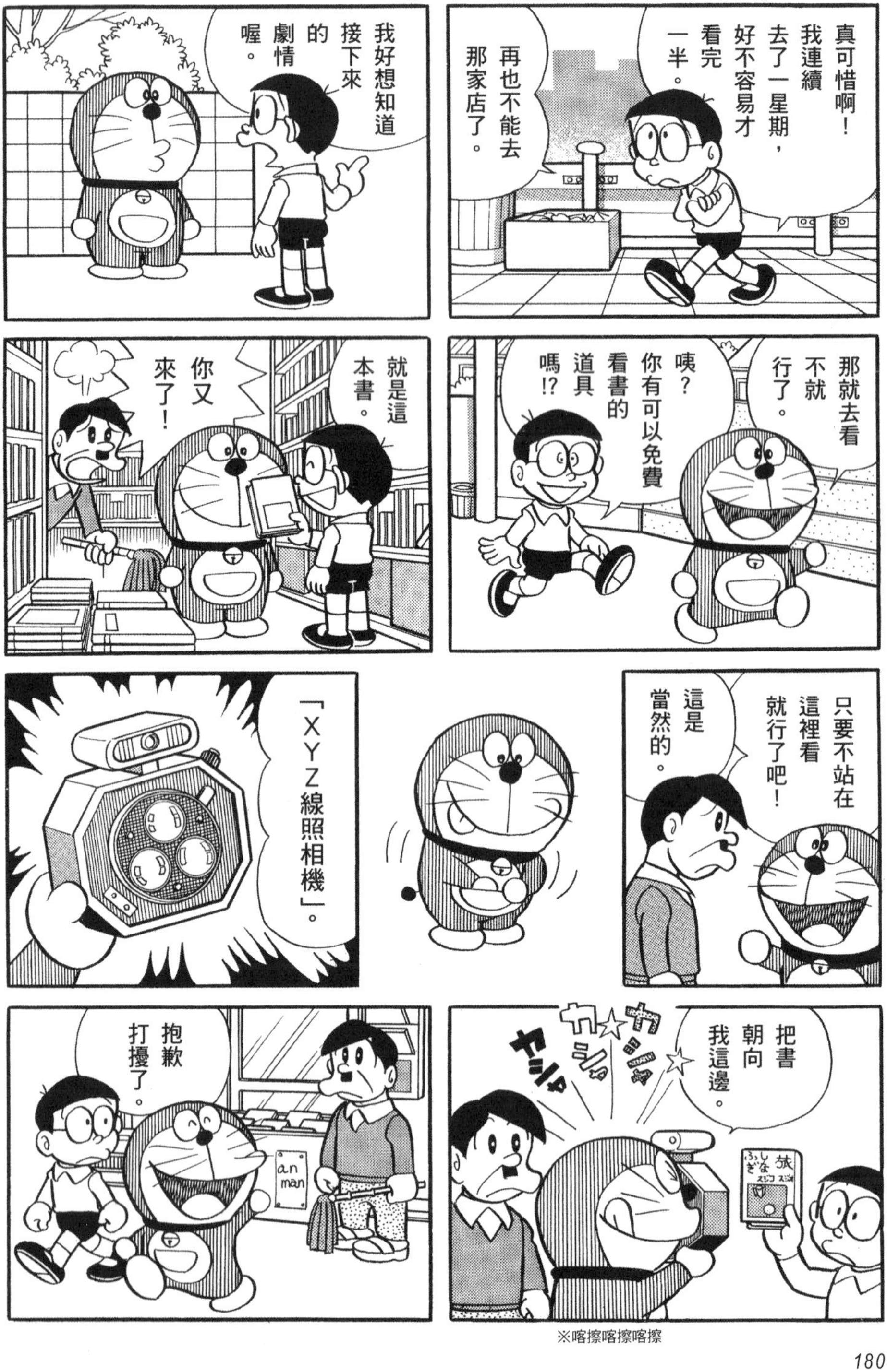
真可惜啊！我連續去了一星期，好不容易才看完一半。
再也不能去那家店了。
我好想知道接下來的劇情喔。
那就去看不就行了。
咦？你有可以免費看書的道具嗎!?
就是這本書。
你又來了！
只要不站在這裡看就行了吧！
這是當然的。
「XYZ線照相機」。
把書朝向我這邊。
抱歉打擾了。
an man

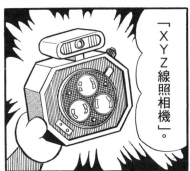

※喀擦喀擦喀擦

A 真的。我們日常生活中的各種東西都有輻射，包括食物、岩石、溫泉，甚至太空也會降下輻射。

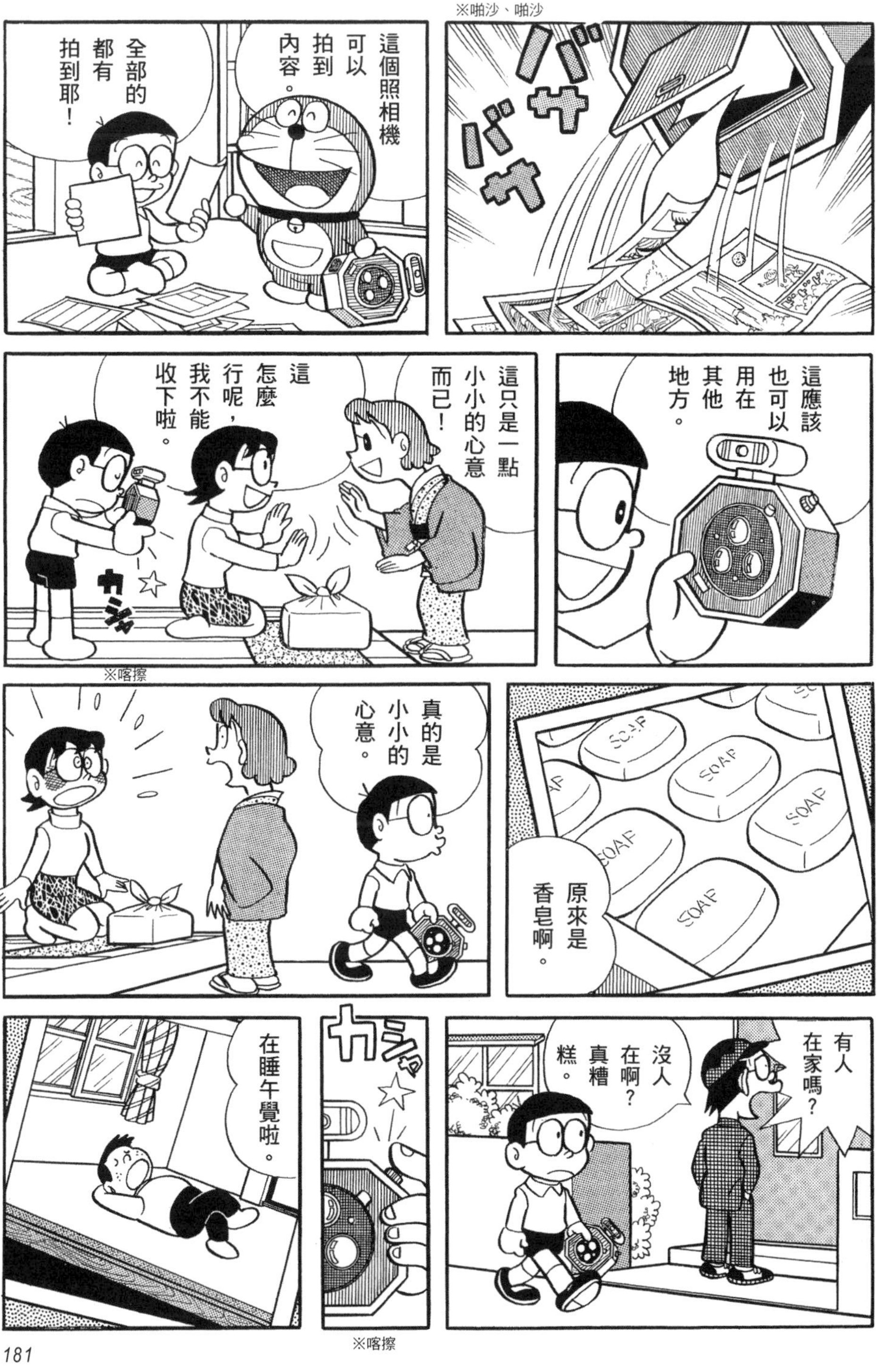

※啪沙、啪沙
バサバサ
這個照相機可以拍到內容。
全部的都有拍到耶！
這應該也可以用在其他地方。
這只是一點小小的心意而已！
這怎麼行呢，我不能收下啦。
カシャ
※喀擦
SOAP
原來是香皂啊。
真的是小小的心意。
有人在家嗎？
沒人在啊？真糟糕。
カシャ
※喀擦
在睡午覺啦。

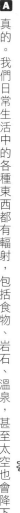

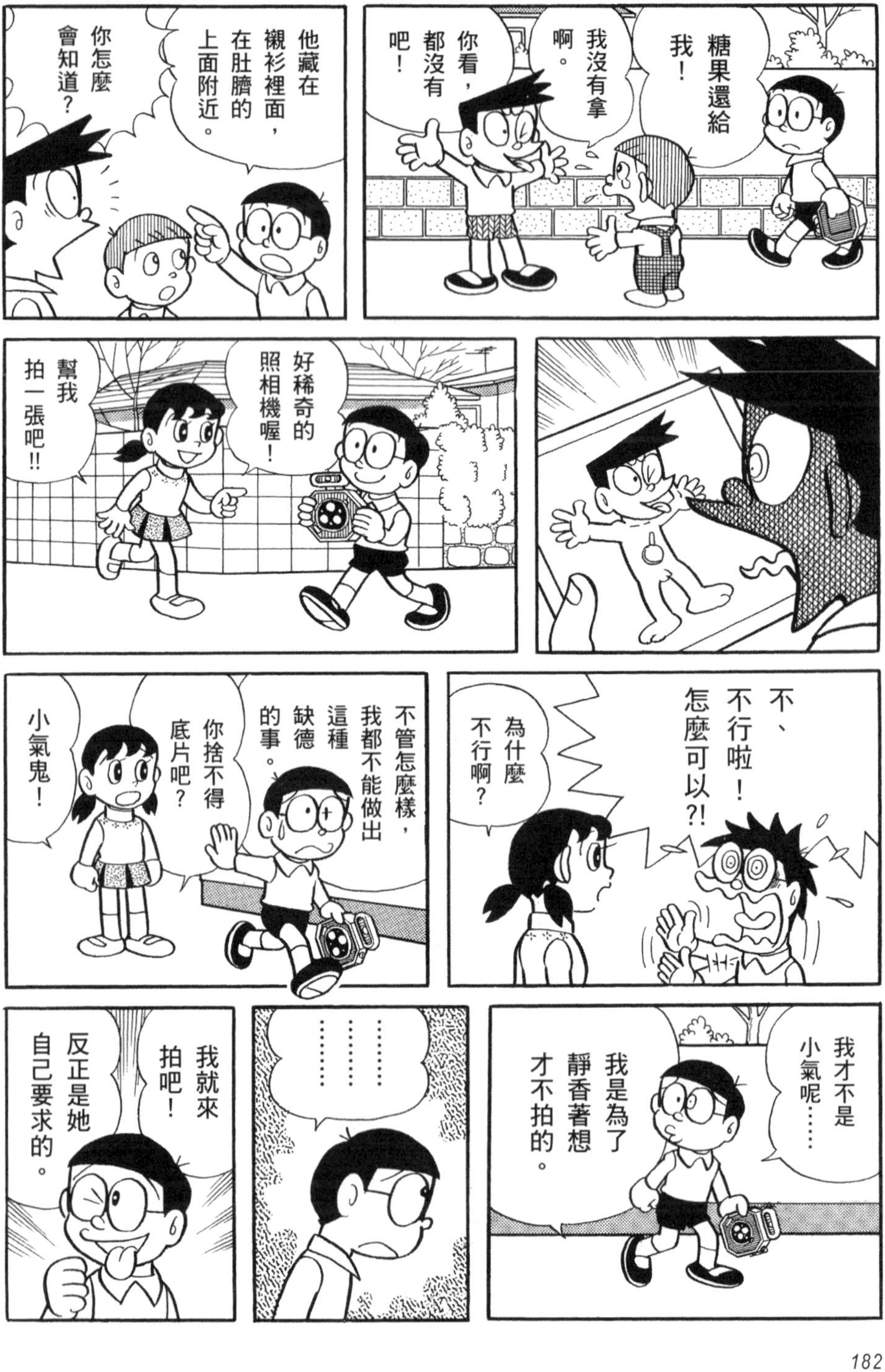
糖果還給我！
我沒有拿啊。
你看，都沒有吧！
他藏在襯衫裡面，在肚臍的上面附近。
你怎麼會知道？
好稀奇的照相機喔！
幫我拍一張吧!!
不、不行啦！怎麼可以?!
為什麼不行啊？
不管怎麼樣，我都不能做出這種缺德的事。
你捨不得底片吧？
小氣鬼！
我才不是小氣呢……
我是為了靜香著想才不拍的。
………
………
………
我就來拍吧！
反正是她自己要求的。

萬能醫生手提包Q&A

Q 日本第一個X光攝影是在倫琴發現X光的一年後。這是真的嗎？

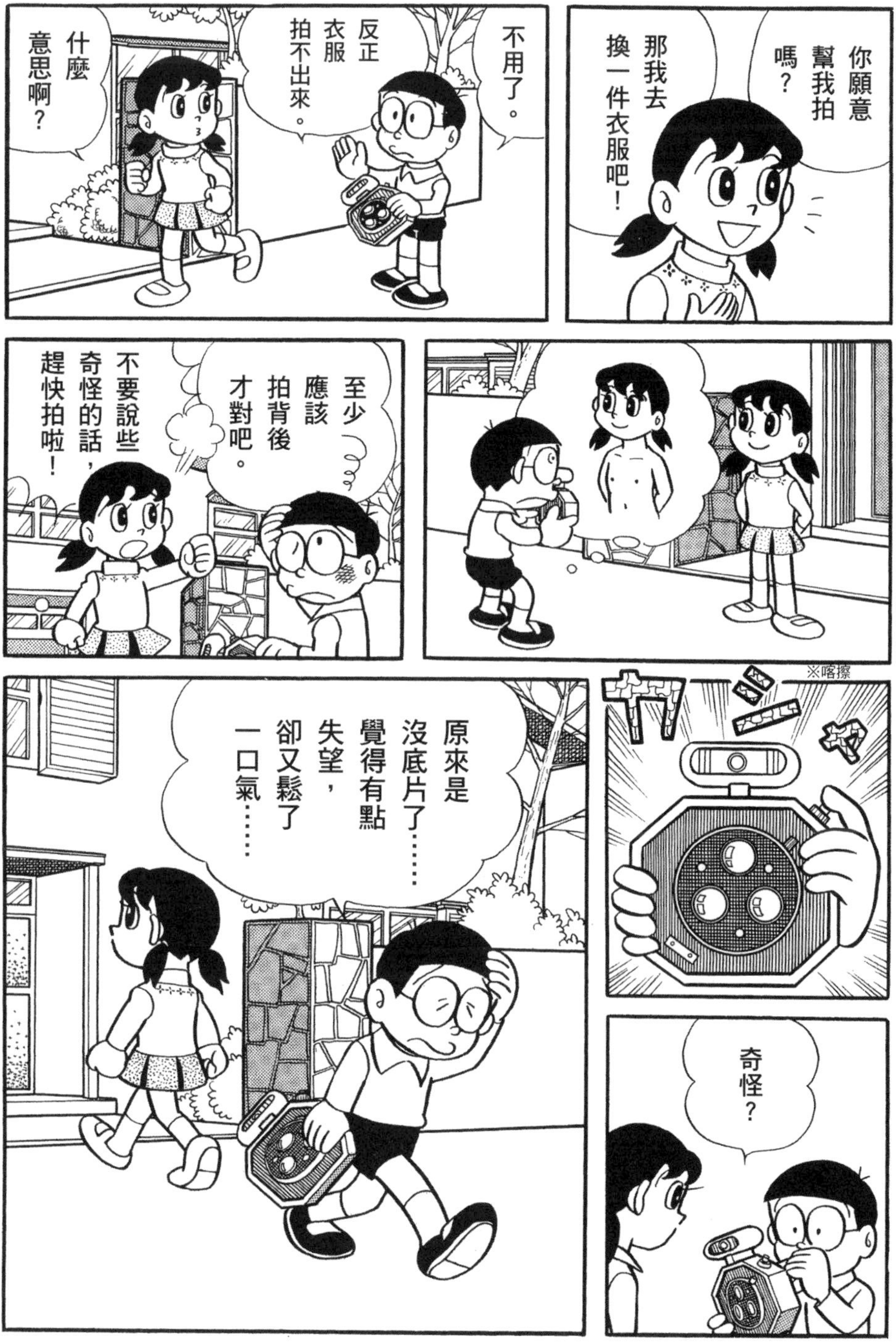

你願意幫我拍嗎？
那我去換一件衣服吧！
不用了。
反正衣服拍不出來。
什麼意思啊？
至少應該拍背後才對吧。
不要說些奇怪的話，趕快拍啦！
※喀擦
奇怪？
原來是沒底片了……覺得有點失望，卻又鬆了一口氣……

A 真的。京都發明家島津源藏於一八九六年成功拍出X光片。後來開發出第一個日本製造的醫用X光裝置。

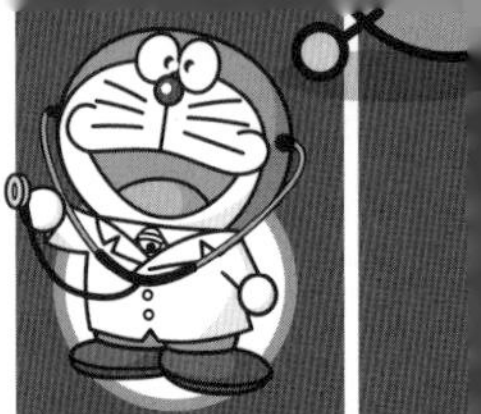

以科學技術支援醫療

看透人體內部的超能力

用眼睛看不見的光，也就是輻射，進行疾病診斷和治療的科別，稱為醫學影像科（或放射科、放射線科）。用X光這種輻射照射人體拍攝，就能夠穿透身體看到體內的模樣。從體外看不出來的骨折狀態、腫瘤情況等，都能夠清楚看見且不破壞身體，也有助於接下來的治療。這可說是現代醫學不可或缺的科學技術之一。

偶然發現的X光

1895 年，德國學者倫琴進行讓電流通過玻璃管的實驗時，發現玻璃管發出眼睛看不見的光。他將這個神祕光線取名為 X 光。

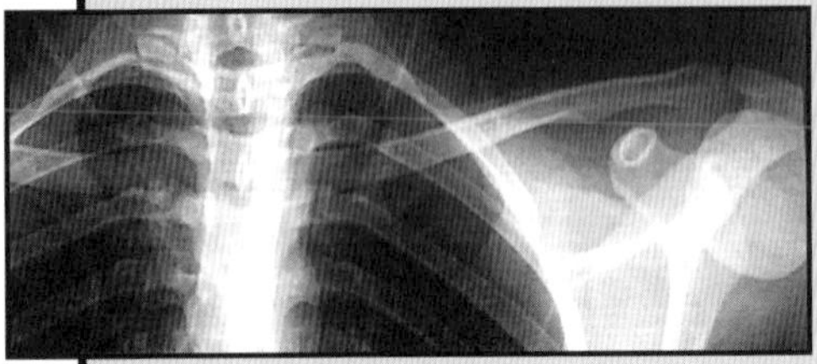

▲利用 X 光的吸收率不同，能夠拍出骨頭和臟器。

影像提供／ Mahdi2ha via Wikimedia Commons

在診斷和治療上很受重用

醫學影像科包括拍攝X光等影像，診斷疾病的「影像醫學部醫師」，以及將輻射能量用於治療的「腫瘤醫學部醫師」。

影像醫學部醫師：根據各種影像診斷儀器拍下的影像，判斷疾病狀態的「看片」專家。最近還可藉由

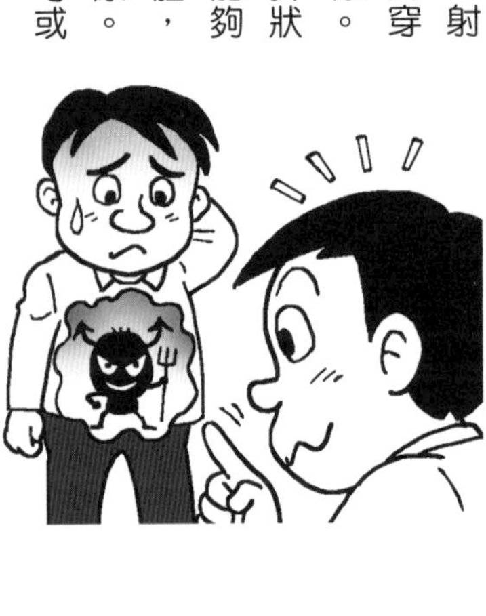

3D影像觀察病灶，使醫師們的判斷解讀更正確。

影像診斷的設備除了X光機之外，還包括使用超頻率聲波的超音波掃描儀、使用磁力的MRI（磁振造影）檢查儀等。

腫瘤醫學部醫師：利用輻射能量，攻擊癌細胞進行治療。根據CT（電腦斷層掃描）等影像診斷設備取得的影像，決定放射線照射癌細胞的劑量與位置，操控大型機器進行治療。

通力合作，協助治療

影像醫學部、腫瘤醫學部與外科、內科等其他負責特定器官與疾病的醫學專科不同，他們會收到各類專科的委託，對病患進行檢查、攝影，並告知影像診斷的結果，與其他專科醫師通力合作，協助治療的進行。

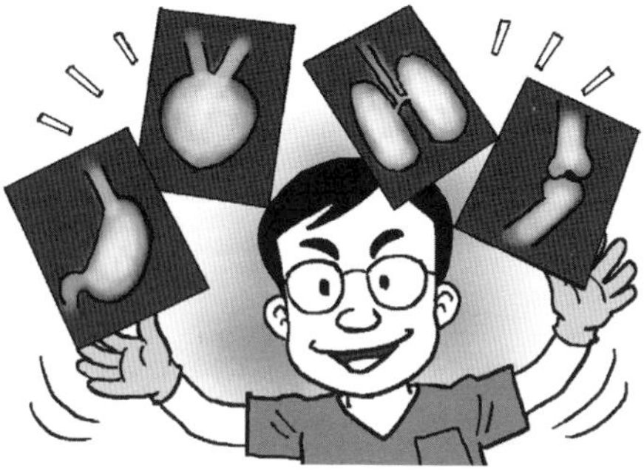

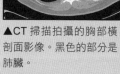

醫療大變革！影像診斷儀器

X光機：照射X光，吸收X光的部分是白色，X光直接穿透的地方則是黑色。這是X光攝影的原理。感染新冠肺炎（COVID-19）時，胸部X光在診斷上提供莫大的幫助。另外，將顯影劑等藥物注入血管，甚至連細小血管都能夠觀察到，在心臟血管堵塞等心肌梗塞的治療上也有長足的進展。

CT掃描儀：也就是「電腦斷層掃描儀」。這是從身體的四周照射X光，取得不同密度的橫剖面影像，再由電腦重組。現在最先進的儀器可以在短短幾秒就取得全身的掃描資料。再

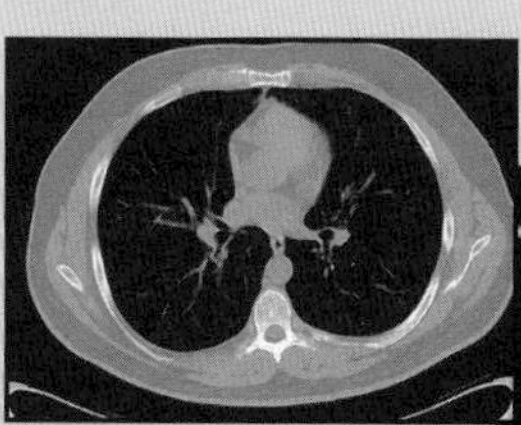

▲CT 掃描拍攝的胸部橫剖面影像。黑色的部分是肺臟。

影像提供／ Ptrump16 via Wikimedia Commons

▼下圖為主動脈的 3D 立體影像，影像可以旋轉。

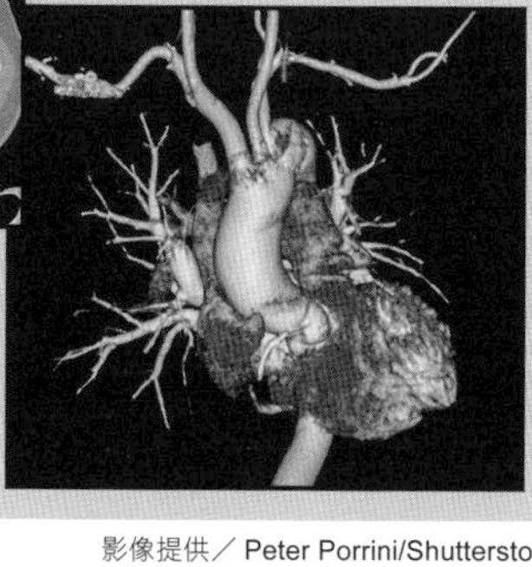

影像提供／ Peter Porrini/Shutterstock

根據這些資料做成3D影像或動態影片，有助於觀察疾病狀態。

核子醫學診斷裝置：核子醫學造影檢查，是利用含微量放射性的「放射性同位素」的檢查方式。注射放射性同位素，去追蹤集結在特定臟器與病灶的物質，再透過特殊攝影機拍攝。這項檢查得到的影像，可清楚了解臟器的功能與病情，搭配CT掃描的結果，就能夠進行更詳細的診斷。

▼癌細胞比一般細胞消耗更多的葡萄糖。注射放射性同位素去追蹤葡萄糖，就能夠找出癌細胞。

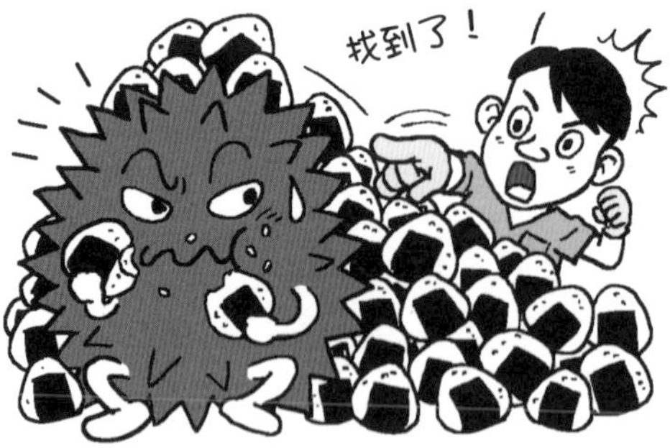

輻射劑量有多少？

我們在拍攝X光這類檢查的過程中所接觸到的輻射劑量，其實遠遠低於會傷害人體的劑量。

也有不使用輻射的裝置

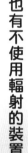

醫用超音波掃描儀：從體外將超高頻的聲波送入體內，再接收反射回來的聲波，轉成影像顯示。可以即時看到正在接受檢查的臟器與血液流動情況等。優點是裝置體積小，檢查過程簡單容易。

MRI磁振造影掃描儀：這是利用磁力共振成像，提供診斷的設備。其特徵是，相較於CT電腦斷層掃描，MRI沒有接觸到輻射的疑慮，影像能夠區分出軟組織，並且看到各種角度的剖面。

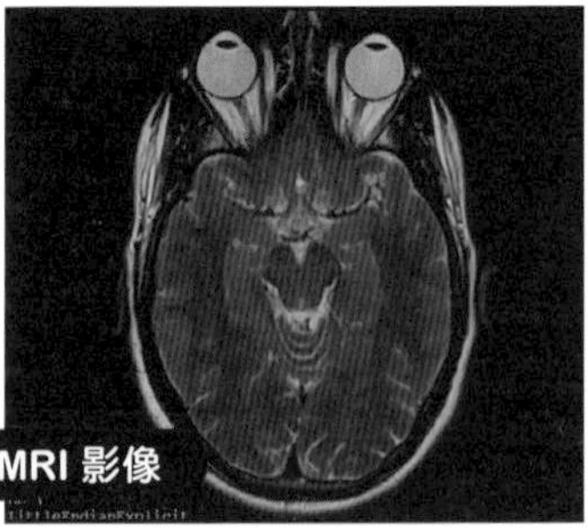

▲適合用於骨頭環繞下的腦與脊髓等的診斷。

影像提供／ Ptrump16 via Wikimedia Commons

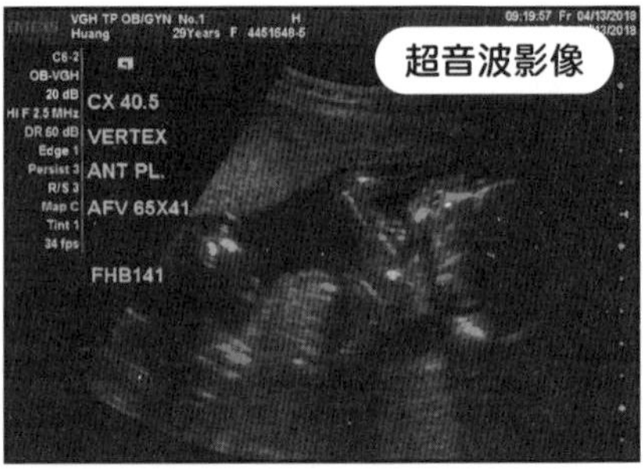

▲沒有使用輻射，因此可用於診斷懷孕期間的胎兒。

影像提供／黃馨瑝

透視體內進行治療

利用X光等影像診斷裝置透視體內，施以治療的技術，稱為「影像輔助介入性治療（Interventional Radiology，縮寫為 IR）」。主要是一邊看著螢幕，一邊將細小的氣球導管（參見十九頁的PTCA）送進血管裡，治療血管阻塞；或是將抗癌藥物注入病灶。另外，車禍等造成大量出血時，也會進行影像輔助手術，一邊看著血管，盡快找到出血點，從血管內側止血。這是在急救場合十分常用的技術。

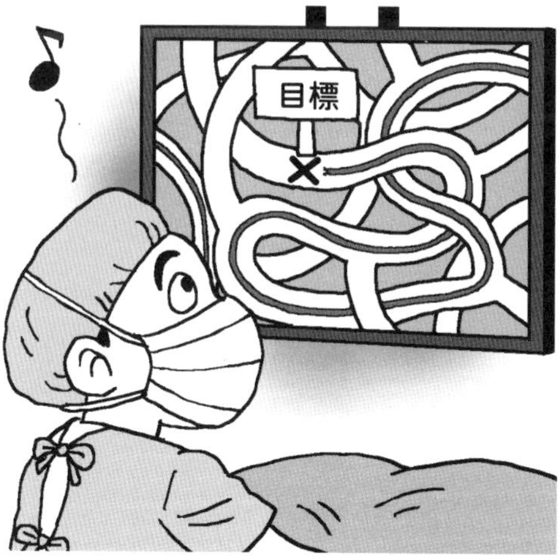

▲相較於一般外科手術，幾乎沒有出血，對人體負擔小，因此高齡患者也能夠安心接受治療。今後的社會持續高齡化，IR 治療也將越來越重要。

不切開身體就能攻擊癌細胞！

利用輻射能量治療癌症的放射治療，現在已經與手術、抗癌藥物並列為治療癌症的三大主要方式之一。經輻射照射後受損的正常細胞，可自行恢復，但癌細胞沒有復原的能力，因此照射輻射可減少癌細胞。最新的放射治療方式是，利用X光鎖定癌細胞的正確位置，再以「呼吸調控放射治療技術（Respiratory Gating Radiotherapy）」配合呼吸起伏的身體動態照射輻射。這樣子不但能夠減少健康細胞承受的輻射劑量，也能夠有效治療癌症。

影像提供／Accuray Incorporated

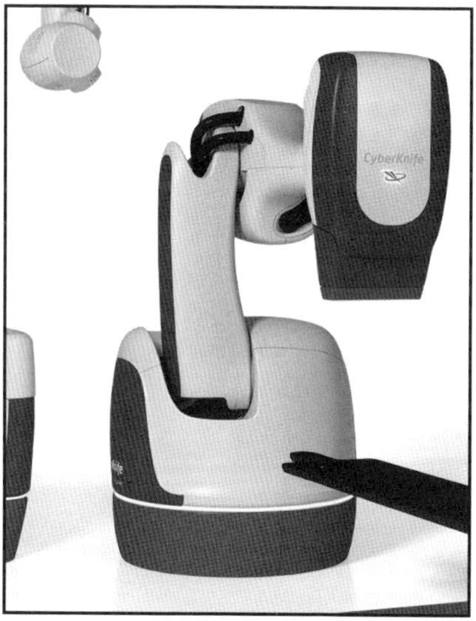

▲這是最先進的治療儀器「電腦刀」。機械手臂前端裝有放射治療裝置，能夠在病患身體四周自由活動，精準鎖定癌細胞，集中照射放射線。

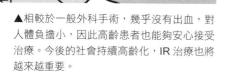

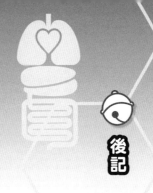

後記

期許各位認識醫院的組織架構之後，能夠擁有健康人生

順天堂大學保健醫療學系特聘教授、日本醫史學會理事長
坂井建雄

一九五三年出生，一九七八年畢業於東京大學醫學院，一九八六年擔任東大醫學院副教授，一九九〇年起擔任順天堂大學解剖生理學教授，二〇一九年成為順天堂大學保健醫療學系特聘教授。專攻解剖學、醫學史，現任日本醫史學會理事長。著作眾多，主要包括《身體的自然雜誌》、《圖解醫學史》等。

我們平時過得健健康康，偶而身體某個地方會覺得痛或受傷，不是很嚴重的疼痛，只要休息一下就會好；如果受了輕傷，只要請家人簡單處理，都能治好。我們的身體擁有自我恢復的能力，疼痛和受傷的地方都會自動痊癒，這種力量稱為「自癒力」。

但是，有時我們會遭遇到強大的細菌和病毒，導致身體某個內臟出問題，甚至面臨嚴重損傷。這種時候你必須去找治病治傷的專家，也就是醫生，讓他們治好你的疾病或傷口。

醫生這項工作自古以來就存在。在法老建造金字塔的古埃及、史書記載的古代中國等，只要有文明、有國家存在的地方，都有醫生在替人治病。古時候的傳統醫學，對於身體和疾病的成因並不是很清楚，因此都是叫你多吃對身體好的食物或服用草藥，在人體自癒力的幫助下治療疾病。

一直到距今約兩百年前，人們對於身體和疾病的成因才有了比較詳細的認識，於是醫學開始走向科學化。他們解剖死人，檢查生病的內臟，找出病因；發明麻醉和消毒法，使內臟和腦的外科手術變得更安全。後來更發現引發疾病的細菌和病毒，因此開發出抗菌、抗病毒藥物和預防藥物，開啟了人類與傳染病的戰爭。到了大約三十年前，人們開始利用CT、MRI等能看見體內的影像診斷技術，找出活人體內生病的位置。

醫學就是像這樣不停的發展，時到今日，我們只要上醫院，就能夠診斷並治好大部分的疾病和傷口。當然，有時疾病不是都能夠完全治癒，但只要知道眼前的病況、知道避免疾病惡化的方法，還是能感到心安。

生病時，別直接往大醫院跑，你家附近應該有你平常會去看診的診所，透過診所醫生的介紹，再轉診去大醫院。大醫院有許多專科、次專科，每個科別有固定負責的疾病，事先認識醫院裡的專科與次專科，生病時也比較放心。

醫院裡的專科，大致上分成內科與外科。內科主要是用藥物治療體內疾病，外科則是動手術摘除生病的部位治病。最近的大型醫院分成更多的次專科，負責治療身上不同內臟與不同類型的疾病。內科部包括胃腸肝膽科、胸腔科、代謝內分泌科、腎臟科、神經內科（神經科）等。替小孩看病的小兒科、診治心理疾病的精神科（精神醫學部），都是內科系底下的專科。外科則包括消化系外科、心臟血管外科、神經外科、骨科、婦產科、泌尿科等。眼科、耳鼻喉科、皮膚科也都是外科系的科別。

希望各位讀完本書，了解醫院各個專科的分類與專責之後，能夠活得更健康。也期待在讀者之中，有人因此決定要從事治病救人的醫療工作。

哆啦A夢科學任意門 24

萬能醫生手提包

●漫畫／藤子・F・不二雄
●原書名／ドラえもん科学ワールド Special —— みんなのための医学入門
●日文版審訂／Fujiko Pro、坂井建雄（順天堂大學保健醫療學系特聘教授、日本醫史學會理事長）
●日文版撰文／泉田賢吾、保科政美、榎本康子、工藤真紀、新村徳之（DAN）、榊原久史（DAN）
●日文版版面設計／bi-rize
●日文版封面設計／有泉勝一（Timemachine）
●日文版編輯／菊池徹

●翻譯／黃薇嬪
●台灣版審訂／林永傑

發行人／王榮文
出版發行／遠流出版事業股份有限公司
地址：104005 台北市中山北路一段 11 號 13 樓
電話：(02)2571-0297　傳真：(02)2571-0197　郵撥：0189456-1
著作權顧問／蕭雄淋律師

參考文獻、網頁
《日本大百科全書（Nipponica）》（小學館）、《Poplardia 大圖鑑　奇異人體》（坂井建雄／Poplar 社）、《原來如此！藥品的原料與效用》（岡希太郎、加藤哲太／素朴社）、《醫學的歷史》（小川鼎三／中公新書）、《醫學全史　從西洋到東洋、日本》（坂井建雄／筑摩新書）、《安心健康懷孕、分娩手冊》（監修・關沢明彥・岡井崇／ Medica 出版）、《簡單解說　婦產科》（小松一／青春出版社）、厚生勞動省網站、一般社團法人日本耳鼻咽喉科頭頸部外科學會網站、坂井耳鼻咽喉科兒童網站、公益社團法人日本皮膚科學會網站、東邦大學網站、第一三共健康 Health Care「皮膚研」

2023 年 12 月 1 日 初版一刷　　2024 年 6 月 5 日 初版三刷
定價／新台幣 350 元（缺頁或破損的書，請寄回更換）

ISBN 978-626-361-393-5
遠流博識網 http://www.ylib.com　E-mail:ylib@ylib.com

◎日本小學館正式授權台灣中文版
●發行所／台灣小學館股份有限公司
●總經理／齋藤滿
●產品經理／黃馨瑝
●責任編輯／李宗幸
●美術編輯／蘇彩金

DORAEMON KAGAKU WORLD SPECIAL —
MINNA NO TAME NO IGAKU NYUMON
by FUJIKO F FUJIO

※ 本書為 2022 年日本小學館出版的《みんなのための医学入門》台灣中文版，在台灣經重新審閱、編輯後發行，因此少部分內容與日文版不同，特此聲明。

國家圖書館出版品預行編目（CIP）資料

萬能醫生手提包 / 日本小學館編輯撰文；藤子・F・不二雄漫畫；黃薇嬪翻譯. -- 初版. -- 台北市：遠流出版事業股份有限公司，2023.12
面；　公分. --（哆啦 A 夢科學任意門；24）

譯自：ドラえもん科学ワールド Special：みんなのための医学入門
ISBN 978-626-361-393-5(平裝)

1.CST: 醫學　2.CST: 漫畫

410　　112018581